총의치 치료 실패하지 않는 포인트 45

- 왜 맞지 않을까? 왜 씹히지 않을까? -

Shinichi Masumi, Chikahiro Ookubo, Shougo Minagi, Shunsuke Minakuchi | 편저자

박인임, 손미경, 노관태 | 역 자

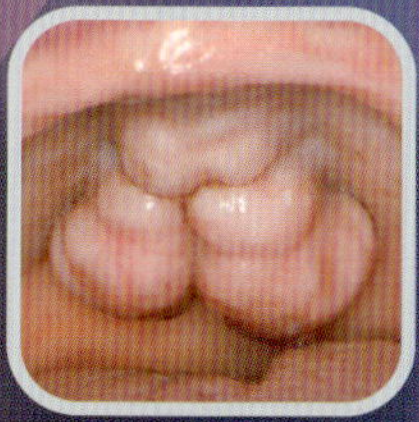
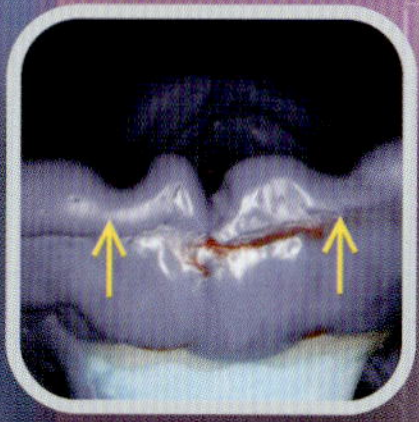
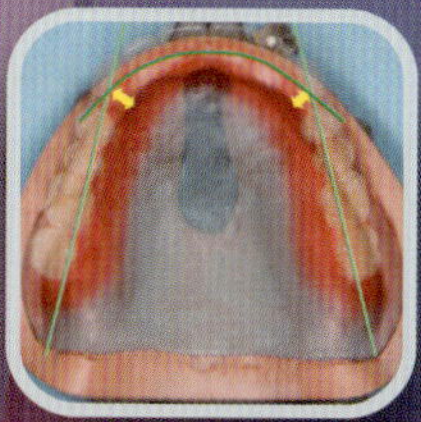
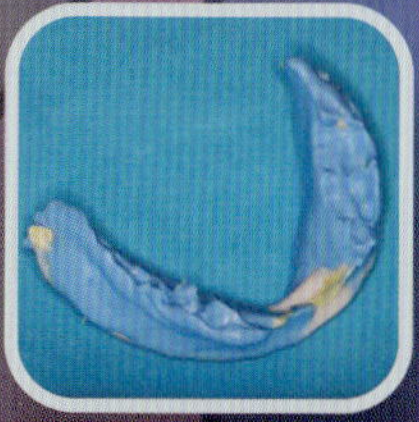
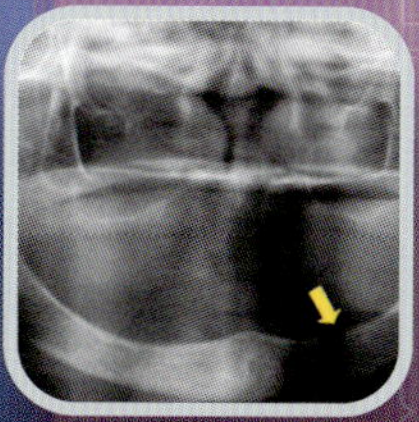
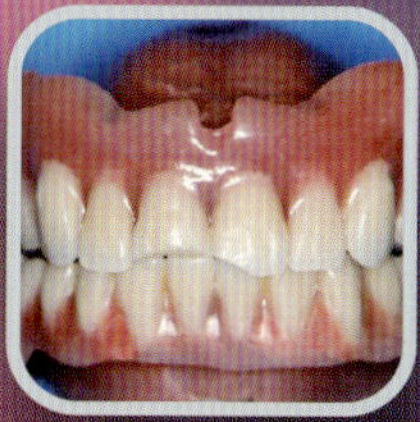
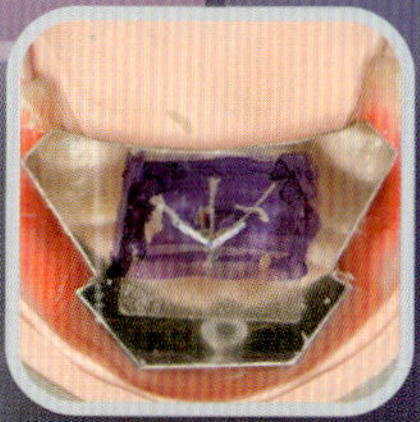
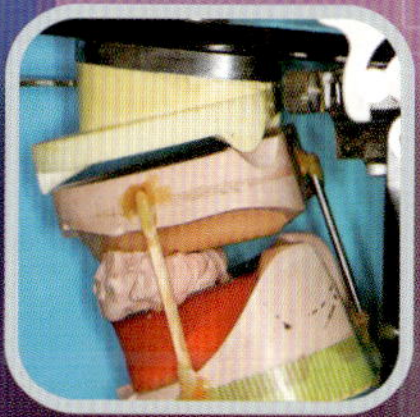
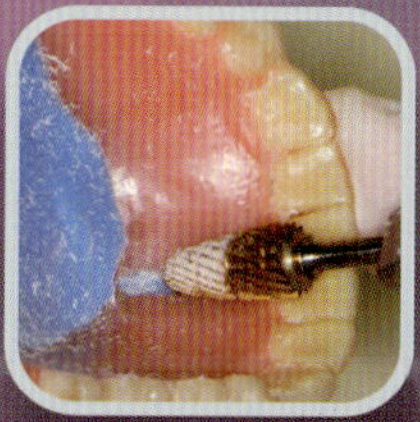

도서출판 웰

서문

어려운 증례라고 말했던 것이 일반적인 증례로 취급되는 시대가 바로 가까이에 와 있지만, 총의치 임상은 지식으로 경험을 커버할 수 있다.

현재, 일본은 지금까지 없었던 초고령 사회를 맞이하여, 치과진료내용도 고령자에 대응하도록 변화되어 왔습니다. 총의치 치료에서도 건전한 치조제(residual ridge)를 갖고 있는 환자뿐 아니라 잔존 치조제가 심하게 흡수되어 의치의 유지안정이 불량한 증례도 적지 않습니다. 또한 구강 운동이상증(oral dyskinesia)이나 인지증 등을 앓고 있는 경우에는 적절한 교합채득을 할 수 없기 때문에 시행착오를 반복해서 완성해야 하는 증례가 있는 것도 사실입니다.

퀸텐센스 출판사에서 발간한 일련의『실패 피하기』시리즈는 과거의 교과서에 구애 받지 않고,『성공하기 위한 지식 · 술식』보다는『실패하지 않기 위한 지식 · 술식』에 대해 알기 쉽게 해설하는 것에 중점을 두었습니다. 본 서도 마찬가지로 실제 임상 현장에서 총의치 치료의 술 전, 술 중, 술 후 발생하기 쉬운 문제의 예시를 통해, 문제의 예방, 발생원인과 그 해결법을 보여줌으로써 단지 과거의 획기적인 이론 · 술식을 설명한 것이 아니라, 일상의 임상에서 발생한 문제에 대해 술자가 신속하게 그 상황을 이해하고, 개선할 수 있는 대처방법을 보여주고 싶어서 기획하였습니다.

본 서를 집필할 때 이러한 취지에 흔쾌히 찬성해주신 동경의과치과대학 대학원의 미나구치 슌스케 교수, 오카야마대학 대학원의 미나기 쇼우고 교수, 츠루미대학의 오오쿠보 치카히로 교수 및 각 교실 의국 선생님들에게 진심으로 감사드립니다.

위 분들은 흔히 총의치의 대가라고 불리는 선생님들에게 사사를 받고, 장기간에 걸쳐 총의치 임상 및 연구에 종사해 오신 분들입니다. 따라서, 선생님들께 배웠지만 교과서에는 쓰이지 않은 독특한 방법, 기술이나 장단점도 습득한 분들이므로, 총의치 임상에 고민하고 있는 선생님들은 이 책을 통해 몇 가지 해결의 실마리를 발견할 수 있을 것이라고 생각합니다.

이 책은 진단편(Diagnostic Edition), 치료편(Treatment Edition), 유지편(Maintenance Edition) 의 3 부분으로 구성되었고, 진단편에서는 유치악에서 무치악으로 된 원인이나 구강건조증, 운동이상증(Dyskinesia) 등의 질환을 가진 환자에게 총의치 치료 시의 대처, 환자와의 신뢰관계(Rapport) 형성 등의 술 전 처치를 중심으로 기술하였고, 치료편에서는 인상채득 실패의 원인, 적절한 교합채득을 얻기 위한 가상교합평면의 설정법, 교합고경 결정법, 총의치 전복을 피하기 위한 인공치 배열법 등에 대해서 설명하였습니다.

마지막으로 유지편에서는 환자가 자신의 의치와 잘 공존할 수 있도록 조언과 의치 세정제 사용을 포함한 의치의 취급방법, 환자로부터 '씹을 수 없다', '볼이나 혀를 씹는다' 라는 불평을 들었을 때의 문제해결 방법(trouble shooting) 등을 중심으로 정리하였습니다. 어느 것이든 총의치 임상에서 실패를 피하기 위한 중요한 포인트만으로 구성하였습니다.

총의치 임상은 지식이 있더라도 경험이 축적되지 않으면 곤란하다고 말합니다만, 초고령사회를 맞이한 오늘날, 이러한 것들을 피하기는 불가능한 시대가 되었습니다. 게다가 이전에는 어려운 증례라고 말했던 것이 일반적인 증례로 취급되는 시대가 바로 가까이 와 있다는 것을 실감하고 있습니다.

한편 젊은 임상가 선생님들은 임상경험이 짧기 때문에 총의치는 아직 잘할 수 없다고 생각할지 모르겠습니다. 그러나 지식으로 경험을 커버할 수 있다는 것도 사실입니다. 이 책이 일상의 임상에서 문제해결에 조금이라도 도움이 되기를 바랍니다.

아직 부족한 부분이 많습니다만, 본 서의 출판에 기회를 주신 퀸텐센스 출판사 사장이신 사사키 씨 및 기획 · 편집 · 교정에 힘써주신 서적편집부의 오오야 씨에게 진심으로 감사 드립니다.

2014년 7월

편저자· 저자 대표 **마쓰미 신이치**

편저자 약력

Shinichi Masumi(마스미 신이치)

1981년　큐슈치과대학 졸업

1985년　큐슈치과대학 대학원 치의학 연구과 수료(치의학박사), 큐슈치과대학 치과보철학 제1강좌 조수

1992년　UCLA Dental Research Institute로 유학

1993년　큐슈치과대학 치과 보철학 제1강좌 강사

2001년　큐슈치과대학 치과 보철학 제1강좌 조교수

2003년　큐슈치과대학 치과 보철학 제1강좌 교수

2004년　큐슈치과대학 구강기능학 강좌 악구강 결손재구축학 분야 교수

2008년　큐슈치과대학 이사, 부속 병원장

2010년　큐슈치과대학 대학원 연구과장

2012년　큐슈치과대학 이사, 부학장

2013년　큐슈치과대학 대학원 부속 도서관장 겸임

현재에 이름

• 소속학회 등

일본 자기치과학회 이사, 일본 악안면보철학회 이사장, 일본 악관절학회 이사, 일본 악구강기능학회 이사, 일본 구강안면통학회 이사, 일본 치과보철학회 감사 등

Chikahiro Ookubo(오오쿠보 치카히로)

1986년　츠루미대학 치의학부 졸업

1990년　츠루미대학 대학원 수료

1990년　츠루미대학 치의학부 치과보철학 제1강좌 조수

1996년　Baylor College of Dentistry에 유학

2004년　University of Uruguay에 유학

2005년　츠루미대학 치의학부 치과보철학 제1강좌 강사

2009년　츠루미대학 치의학부 치과보철학 제1강좌 교수

2011년　츠루미대학 치의학부 유상의치 보철학강좌 (구 치과보철학 제1강좌) 교수

현재에 이름

• 소속학회 등

일본 치과보철학회 이사·전문의 · 지도의, 일본 구강임플란트학회 전문의 · 지도의, 일본 악안면임플란트학회 전문의 · 지도의, 일본 자기치과학회 이사, 일본 치과이공학회 감사 등

Shougo Minagi(미나기 쇼우고)

1982년 히로시마대학 치의학부 졸업

1986년 히로시마대학 대학원 치의학 연구과 수료

1986년 히로시마대학 치의학부 부속병원 조수

1987년 국가공무원 등 공제조합 연합회 오공제 병원 치과의장

1989년 오카야마대학 치의학부 조수

1990년 오카야마대학 치의학부 부속병원 강사

1995년 미국 미시간 대학 객원강사

1996년 오카야마대학 치의학부 조교수

2002년 오카야마대학 대학원 의치학 종합연구과 (현 오카야마대학 대학원 의치약학 종합연구과 구강 · 악 · 안면 기능 재생 제어학 강좌 교합·유상의치 보철학분야) 교수

현재에 이름

• 소속학회 등

일본 치과보철학회 지도의, 일본 노년치과의학회 지도의, 일본 악관절학회 지도의, 일본 악구강기능학회, 일본 구강안면통학회 등

Shunsuke Minakuchi(미나구치 슌스케)

1983년 동경의과치과대학 치의학부 치의학과 졸업

1987년 동경의과치과대학 대학원 치의학 연구과 수료

1989년 동경의과치과대학 치의학부 고령자치과학 강좌 조수

2005년 동경의과치과대학 대학원 의치학종합연구과 고령자치과학 분야 조교수

2008년 동경의과치과대학 대학원 의치학종합연구과 전부상의치 보철학분야 교수

2013년 동경의과치과대학 대학원 의치학종합연구과 고령자치과학 분야 교수

현재에 이름

• 소속학회 등

일본 치과보철학회 이사 · 지도의 · 전문의제도위원회 위원장, 일본 노년치과의학회 이사 · 지도의 · 지부조직 검토위원회 위원장, 일본 자기치과학회 이사, 일본 의치케어학회 이사

저자 목록(게재 순)

Keiko Nakamura(나카무라 케이코) / 큐슈치과대학 구강기능학강좌 악구강결손재구축학분야

Toshihiro Kawano(카와노 토시히로) / 큐슈치과대학 구강기능학강좌 악구강결손재구축학분야

Yusuke Sato(사토 유스케) / 도쿄의과치과대학대학원 의치학종합연구과 고령자치과학분야

Masahiro Arita(아리타 마사히로) / 큐슈치과대학 구강기능학강좌 악구강결손재구축학분야

Mayumi Yagi(야기 마유미) / 큐슈치과대학 구강기능학강좌 악구강결손재구축학분야

Eri Makihara(마키하라 에리) / 큐슈치과대학 구강기능학강좌 악구강결손재구축학분야

Kotobuki Akiba(아키바 코토부키) / 도쿄의과치과대학대학원 의치학종합연구과 고령자치과학분야

Yohei Sato(사토 요헤이) / 츠루미대학치학부 유상의치보철학강좌

Yukinori Maruo(마루오 유키노리) / 오카야마대학병원 교합 · 의치보철과

Manabu Kanazawa(카나자와 마나부) / 도쿄의과치과대학대학원 의치학종합연구과 고령자치과학분야

Mai Ookubo(오오쿠보 마이) / 도쿄의과치과대학대학원 의치학종합연구과 고령자치과학분야

Tetsuya Hara(하라 테츠야) / 오카야마대학대학원 의치약학종합연구과
구강악안면기능재생 제어학강좌 교합 · 유상의치보철학분야

Masakazu Morokuma(모로쿠마 마사카즈) / 츠루미대학치학유상의치보철학 강좌

Goro Nishikawa(니시카와 고로) / 오카야마대학병원 교합 · 의치보철과

Naoto Maeda(마에다 나오토) / 오카야마대학대학원 의치약학종합연구과
구강악안면기능재생 제어학강좌 교합 · 유상의치보철학분야

Kazuhiro Oki(오키 카즈히로) / 오카야마대학대학원 의치약학종합연구과
구강악안면기능재생 제어학강좌 교합 · 유상의치보철학분야

Maiko Iwaki(이와키 마이코) / 도쿄의과치과대학대학원 의치학종합연구과 고령자치과학분야

Shigehisa Kawakami(카와카미 시게히사) / 오카야마대학대학원 의치약학종합연구과
구강악안면기능재생 제어학강좌 교합 · 유상의치보철학분야

Daisuke Araki(아라키 다이스케) / 오카야마대학대학원 의치약학종합연구과
구강악안면기능재생 제어학강좌 교합 · 유상의치보철학분야

목차

제1부 진단편 (Diagnostic Edition)

제2부 치료편 (Treatment Edition)

제3부 유지편 (Maintenance Edition)

총의치 치료를 고찰한다

초고령사회를 맞이하여 치과치료는 더욱 더 고령자에게 대응할 수 있도록 변화를 요구하고 있다. 총의치 치료에서도 총의치를 장착한 환자는 매우 고령화되었고, 또한 치과치료, 생활습관의 변화 등에 의해 심한 치조제 흡수를 시작으로, 구강건조증, 운동이상증 등의 질환을 가진 증례가 적지 않다. 이것은 『현재의 통법』이라고 했던 것이 『통법』으로 통용하기 어려운 시대가 되었다는 것을 의미한다.

또한 의치완성 · 장착을 했다고 해서 치료가 끝난 것이 아니라, 그 후에 환자와 총의치와의 공존생활이 시작되기 때문에 치과의사는 의치의 적절한 취급방법의 교육 · 지도, 장착 후에 일어나는 다양한 문제를 방지하거나 해결해야 한다. 극단적으로 말하면 총의치 치료는 환자의 전 생애에 걸친 치료가 되기 때문이다.

● 힘의 조절과 치아의 상실

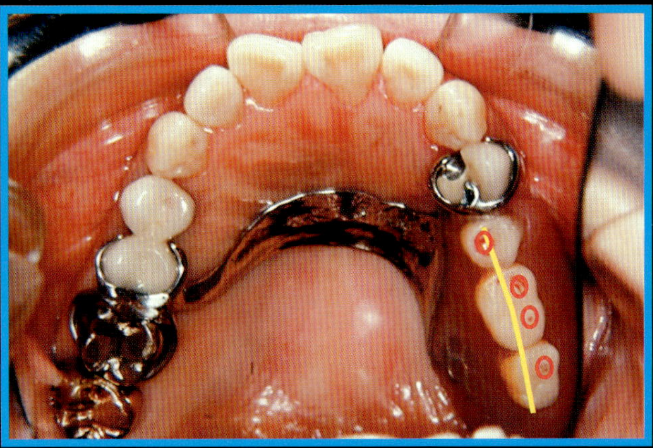

• 장착 14년째의 국소의치. 교모에 의해 적색 원의 위치로 교합접촉점이 이동했다. 이 상태가 계속되면 클라스프가 헐거워진 것을 자각한다. 클라스프를 조절하면 저작 시에 지대치(clasped tooth) 에 위화감이 생긴다. 그대로 방치하면, 지대치를 상실한다 (진단편 1 참조).

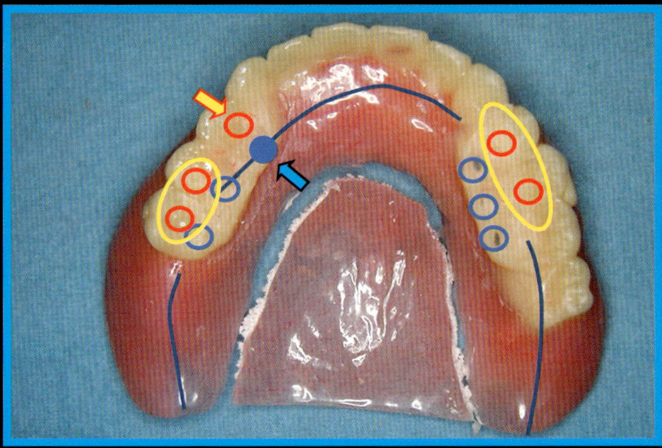

• 4개 치아가 잔존한 피개의치 (overdenture). 원래 교합접촉점은 그림 중앙의 적색 원이다. 황색 화살표가 가리킨 교합접촉점을 청색 화살표가 가리킨 위치로 변경한 후에 지대치의 위화감이 크게 감소했다 (진단편 1 참조).

● 하악 이상기능의 배경

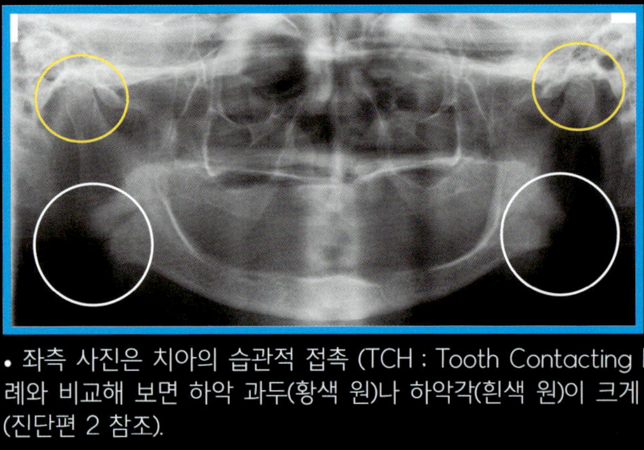

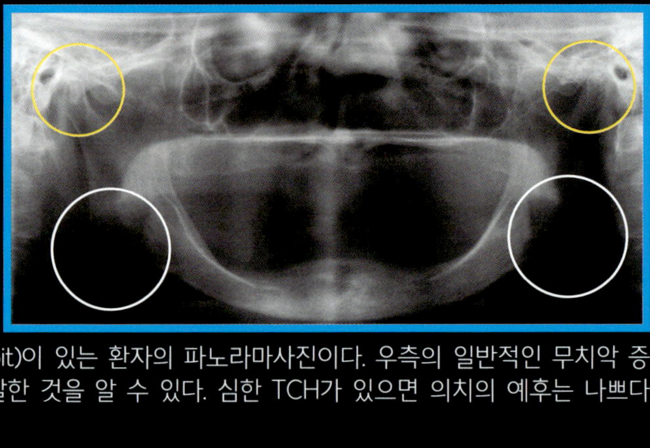

• 좌측 사진은 치아의 습관적 접촉 (TCH : Tooth Contacting Habit)이 있는 환자의 파노라마사진이다. 우측의 일반적인 무치악 증례와 비교해 보면 하악 과두(황색 원)나 하악각(흰색 원)이 크게 발달한 것을 알 수 있다. 심한 TCH가 있으면 의치의 예후는 나쁘다 (진단편 2 참조).

● 오버덴쳐 (overdenture) 의 선택

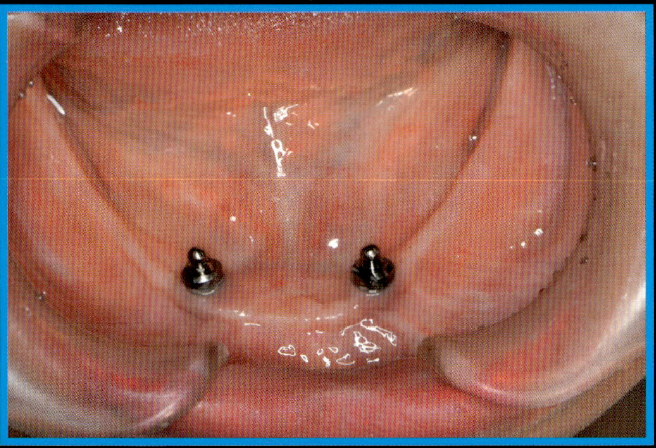

• 하악의 임플란트 오버덴쳐는 이미 표준적 치료법이지만, 그 선택은 신중해야 한다 (진단편 4 참조).

● 구개융기의 릴리프 (relief)

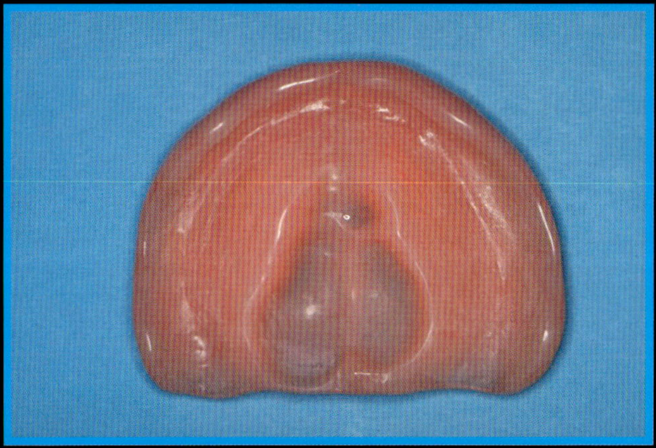

• 환자가 구개융기의 제거를 희망하지 않기 때문에 거대한 구개융기를 릴리프해서 제작한 총의치 (진단편 10 참조).

● 하악 트레이의 선택

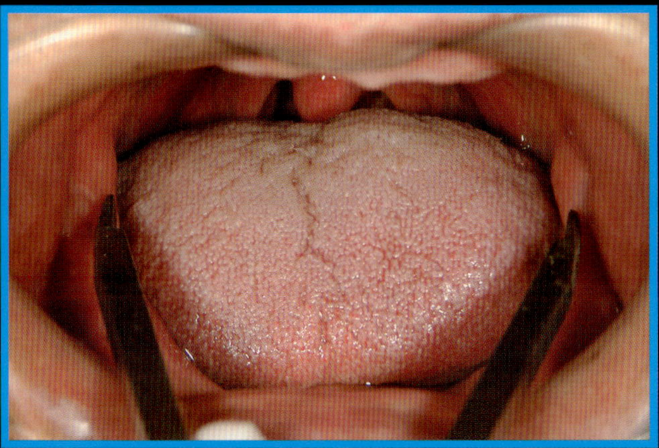

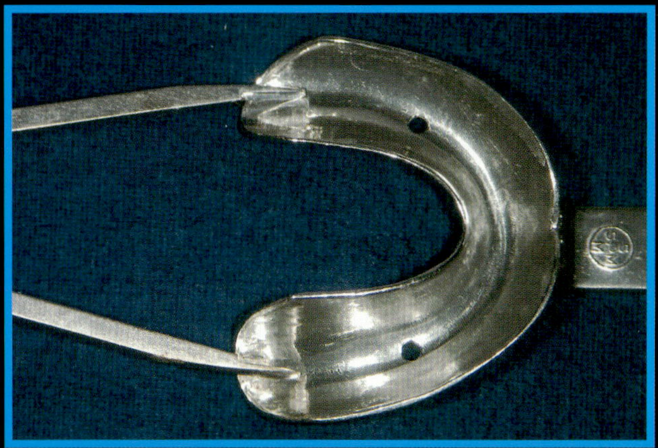

• 좌우 Retromolar pad 간 거리와 전치부 치조정에서 Retromolar pad 까지를 계측하고, 트레이의 폭경, 전후 폭경의 참고로 한다 (치료편 2 참조).

● 알지네이트 2회 인상법

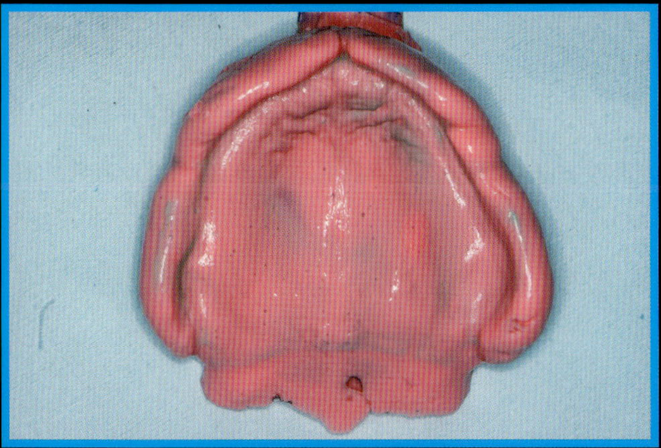

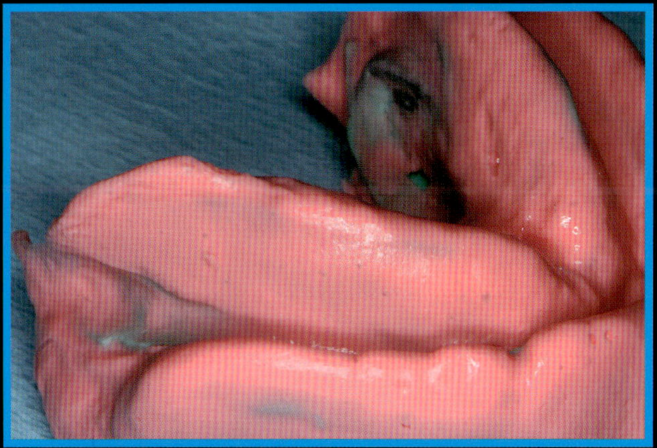

• 알지네이트 2회 인상법으로 채득한 인상체는 변연(border)의 두께나 길이가 적절하고, 소대 부위도 선명하게 재현된다 (치료편 3 참조).

● 의치상 후연의 landmark

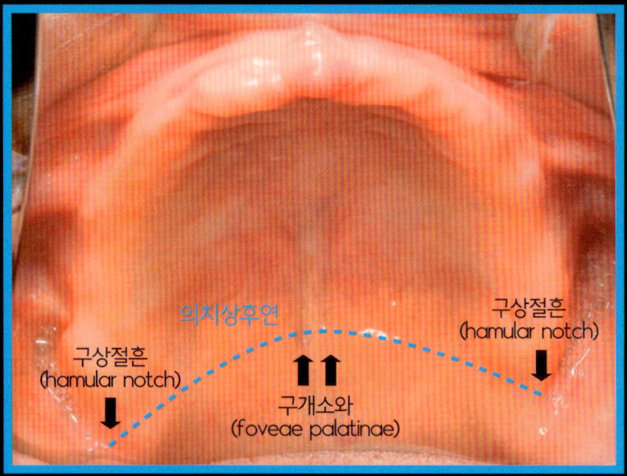

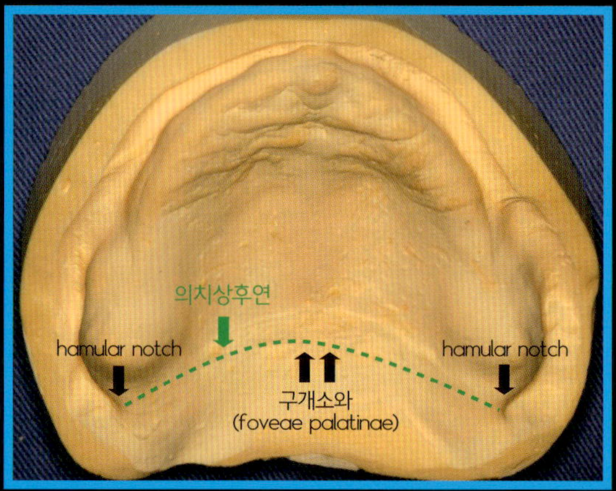

• 의치상 후연은 Ah-line에 일치하게 설정하지만, 이때 foveae palatinae가 유용한 해부학적 지표가 된다 (치료편 8 참조).

● 하악 의치 형태의 이미지

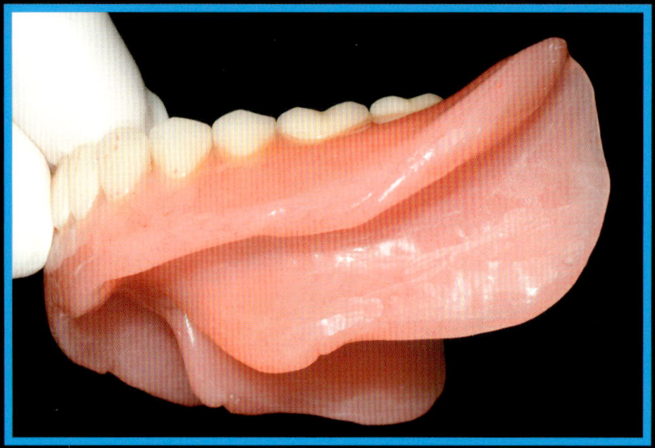

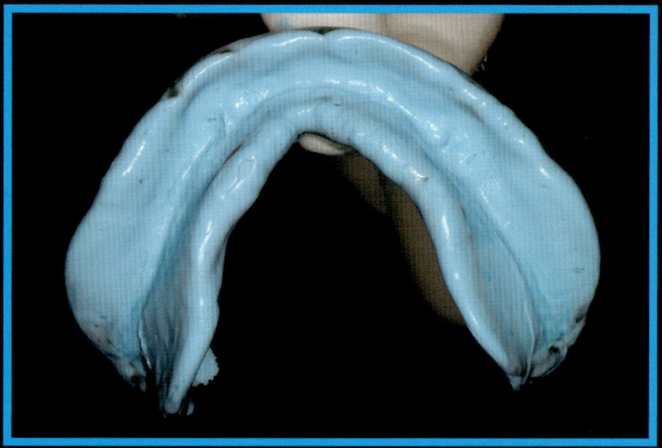

• 하악 의치는 그 형태의 이미지를 갖고 있으면 좋다. 그 이미지를 가지고 구강 내나 인상, 변연 형성(border molding) 중의 개인 트레이를 검사한다 (치료편 11 참조).

● 유지력 부족 방지

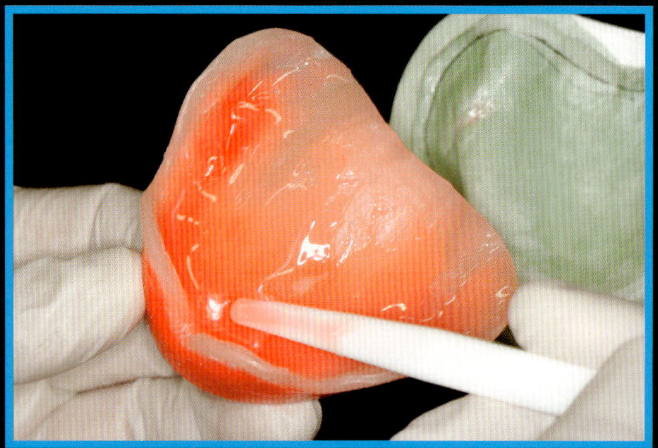

• 레진 중합 시 발생하는 수축은 적합불량과 유지력 부족을 발생시킨다. 이것을 보상하기 위해 교합상 기저면에 이장재(relining material)를 첨상한다 (치료편 12 참조).

● 중립대 (neutral zone) 의 기록

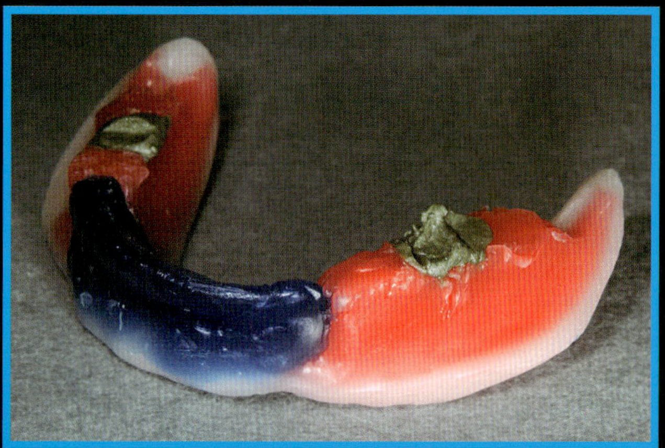

• 하악 전치부의 중립대를 기록함으로써 전치부의 심미성을 확인함과 동시에 하악 전치의 배열 위치도 명확하게 할 수 있다 (치료편 13 참조).

● 너무 낮은 교합고경

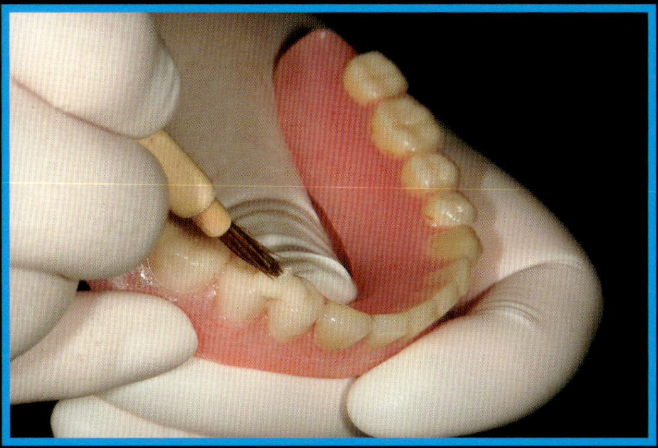

• 교합고경이 낮고, 근육이나 악관절 부위의 이상이 확인된 경우에는 인공치 교합면에 레진 첨가를 여러 번 반복한다 (치료편 15 참조).

● 고딕아치 묘기법

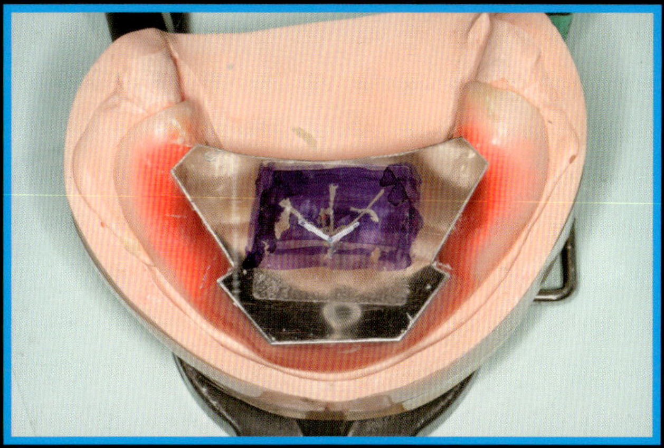

• 수평적인 한계운동을 묘기하고, 악간관계를 결정하고 진단한다. 운동경로의 길이나 묘기침의 전개각 변화를 해석할 수 있을 것 (치료편 16 참조).

● 교합 지도 (Occlusal map)

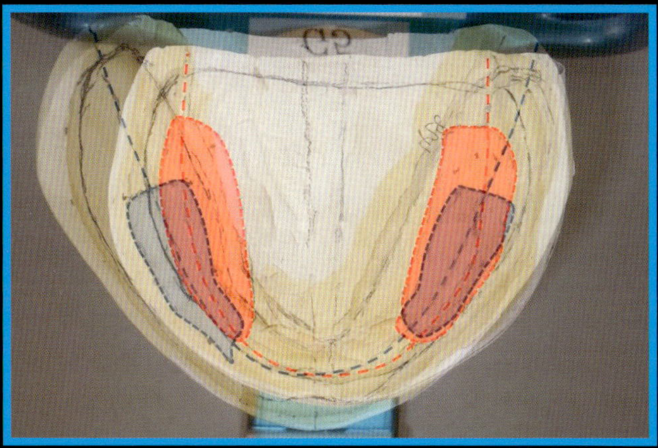

• 상하악 잔존 치조제의 대향관계를 디지털 화상처리를 이용하여 시각적으로 표현한다. 적색 부분은 상악 치조제, 청색 부분은 하악 치조제다. 인공치 배열의 지표로서 효과적 (치료편 20 참조).

● FBI (Functional Bite Impression) technique

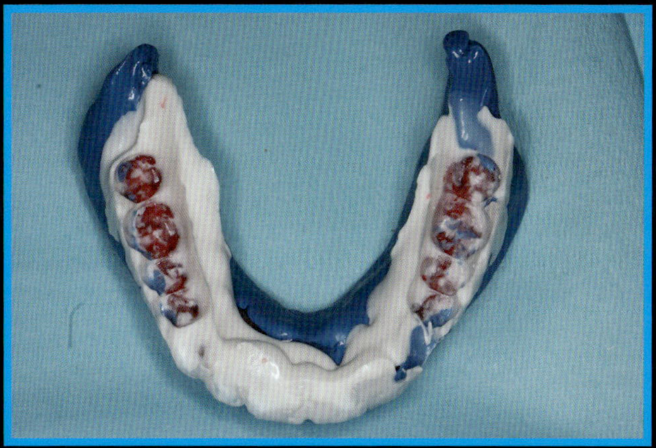

• 장착 시에 조정이 적은 총의치 제작을 시행하기 위해서는 FBI technique을 사용한다. 사진은 채득한 FBI technique에 의한 인상체 (치료편 24 참조).

● Flange technique

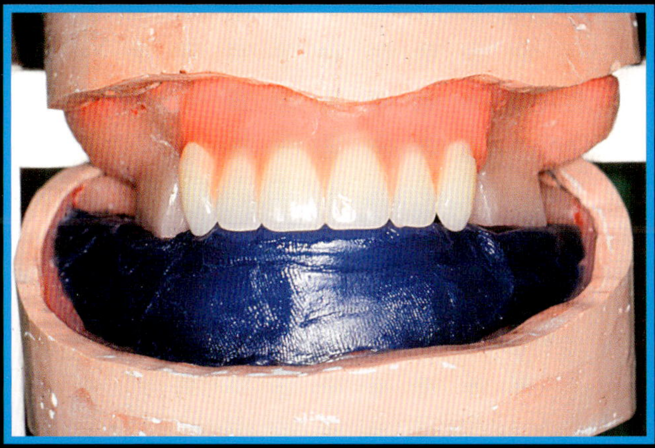

• Flange technique은 의치에 가해진 기능압을 유지압으로 치환하는 술식이다. 잔존 치조제 흡수가 심한 증례에 대해서 의치의 유지안정을 도모한다 (진단편 25 참조).

● Piezography

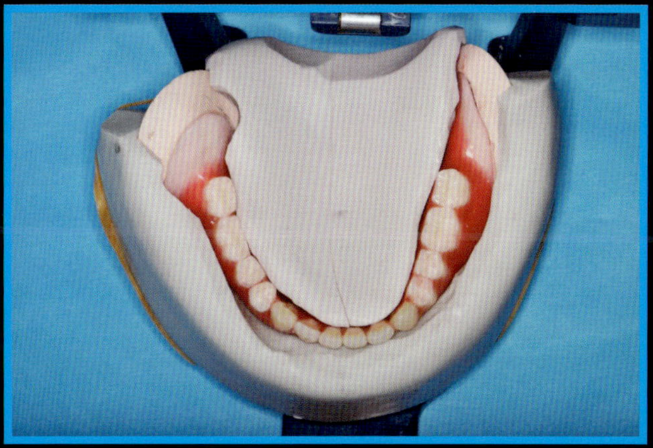

• 발음기능을 이용해서 만든 Denture Space (Piezographic space)에 인공치를 배열한다. 의치의 생리적 안정과 향상을 위해서이다 (치료편 26 참조).

● 의치상 기저면(basal surface)의 조정

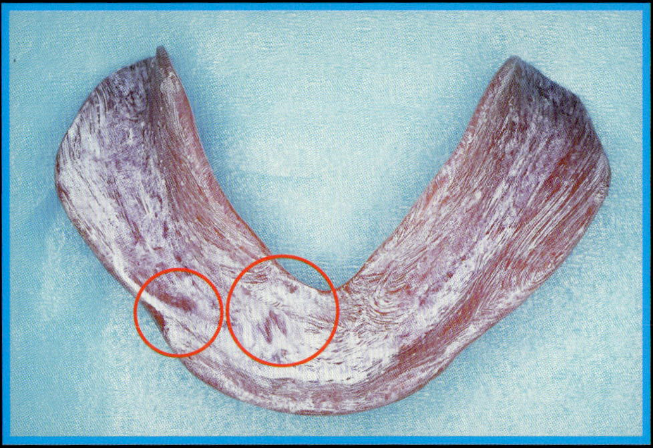

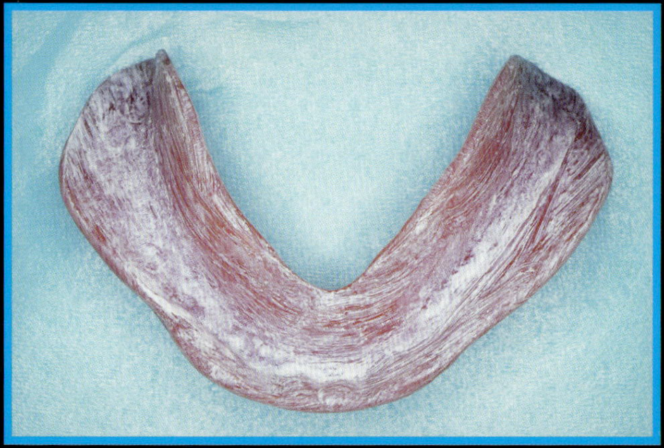

• 의치상 점막에 기인한 동통은 적합 검사재를 이용하여 검사한다. 좌측 사진은 조정 전. 우측 사진은 조정 후 (유지편 2 참조).

● 의치상의 파절과 수리

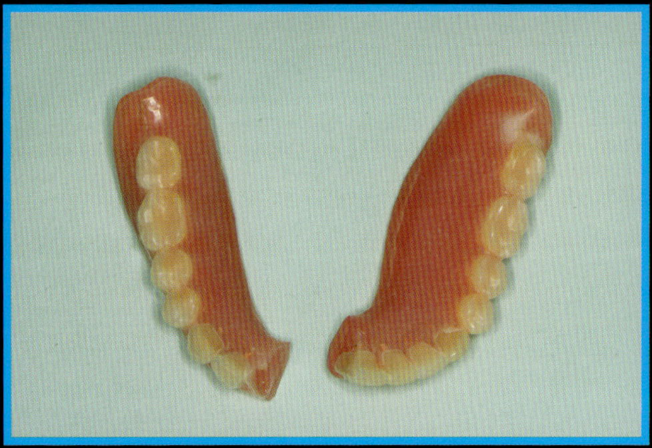

• 환자의 부주의에 의한 의치를 떨어뜨림. 의치상용 레진의 피로. 의치상의 두께 부족. 과도한 교합력 등의 원인으로 의치상의 파절이 일어난다 (유지편 6 참조).

● 의치 세정제

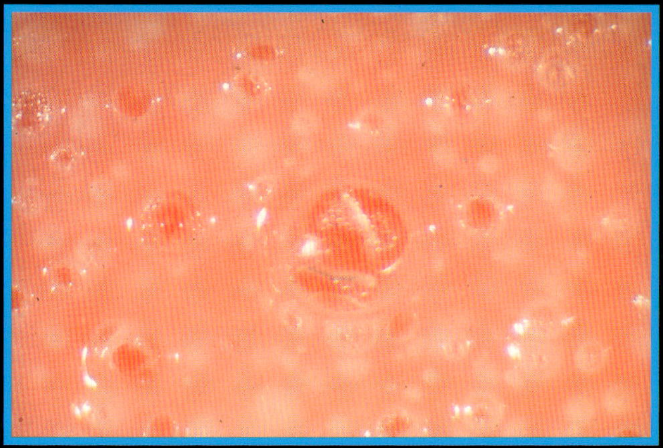

• Tissue Conditioner 등으로 첨상한 의치에 의치 세정제를 사용하면 면이 거칠어지는 경우가 발생한다(유지편 8 참조).

● 의치 안정제를 사용한 증례

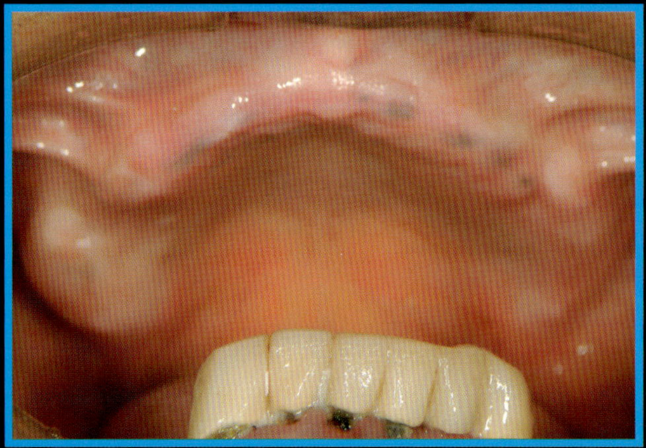

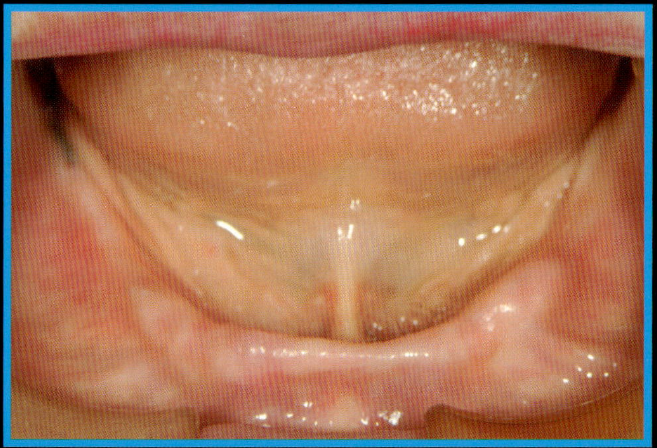

• 좌측 사진은 해부학적인 이유나 대향관계에서 의치 안정제를 사용해야 하는 상악 무치악 증례. 우측 사진은 안정성이 강하게 요구된 하악 무치악 증례. 의치 안정제의 사용에 관해서는 치과의사의 정기검진이 필수 (유지편 9 참조).

제 1 부

진단편

(Diagnostic Edition)

성공적인 총의치 치료를 위해서는 초진 시 진찰·진단이 매우 중요합니다. 문진에 의해 전신질환, 기호식품 등 저작에 관한 것, 의치 이력, 현재 사용하는 의치나 심미성에 대한 불만, 경제적인 문제 등의 정보를 수집함과 동시에 환자와의 대화 중에서 환자의 성격을 읽고, 앞으로 환자와의 관계형성에 대해 생각하는 것도 중요한 일입니다.

따라서, 진단편에서는 유치악에서 무치악으로 변하게 된 원인을 찾는 것에서 방사선 진단을 이용한 치조제의 검사나 총의치 치료에 필요한 해부학적 지표(landmark) 등의 기본적인 사항을 정리하였습니다.

또한 최근 임상에 응용되는 임플란트 지지 오버덴쳐의 적합여부 외에 환자의 요구를 듣고, 무엇을 버릴 것인가에 대한 문제에 대해서도 논하고자 합니다.

더불어 치아를 잔존시킬 때의 단점을 고려하고, 총의치 치료에 들어가야 하는 증례, 처음으로 총의치를 장착하는 환자와 총의치를 이미 경험한 환자에 대한 대응의 차이, 구강 건조증이나 운동이상증 등의 질환을 가진 환자의 총의치 치료 시 대처법 등 많은 선생님이 고민하는 문제에 대해서도 다루고 있습니다.

한편, 술 전 처치로서 목적에 맞는 치료용 의치나 궤양, 가동 치은(flabby gum), 날카로운 뼈(sharp bone), 골융기 등의 구강 내 이상을 발견한 경우의 대처 방법에 대해서도 기술하고 있습니다.

모든 치과치료에 해당하겠습니다만, 환자의 초진은 매우 중요하고, 진단을 잘못하면 환자를 불행한 길로 이끌고 맙니다. 기본에 충실하면서도 정확한 진단을 신중하게 하시기를 바랍니다.

또한 환자와 술자 간의 신뢰관계가 형성되지 않으면, 최선을 다한 치료라도 실패하게 됩니다. 특히 총의치의 경우에는 완성한 의치를 환자가 앞으로 사용할지의 여부에 영향을 미치기 때문에 주의가 필요합니다.

Diagnostic Edition 1

무치악이란 무엇인가, 무치악이 된 원인을 생각해 보자

I 왜 치아를 상실했나?

왜 무치악이 되었을까? 물론 치아를 상실했기 때문이지만 일반적으로 치아는 『충치』『치주질환』 때문에 상실한다는 것은 말할 필요도 없습니다. 그러나 이들의 배경에는 간접적인 원인이 있습니다. 고령자가 『폐렴』으로 사망하는 배경에 잘못 삼킨 것(오연)과 관련이 있는 것과 같은 이치입니다.

치아상실의 배경에는 힘의 문제가 있습니다. 이 중 ① 힘을 발생한 측의 문제로서는 일상 중의 이악물기 습관(clenching habit)이 있고, ② 발생한 힘을 조절한 측의 문제로서는 의치의 질이 있습니다. ②에 대해서는 발생한 힘을 국소의치가 잘 조절해 줌으로써 예후는 매우 안정됩니다.

반면, 국소의치로 잘 조절하지 못한다면 무치악으로 진행되고, 무치악이 되더라도 잔존 조건의 악화로 연결됩니다. 의치에 가해진 힘의 조절이 예후나 잔존조직의 건강에서 가장 중요하다고 말해도 과언이 아닙니다.

II 국소의치 지대치를 상실하지 않기 위한 교합과 힘

힘의 조절 측면에서 생각해 보면, 의치의 교합은 단순하게 생각할 수 있습니다. 요점은 상악에서

● 교합과 힘

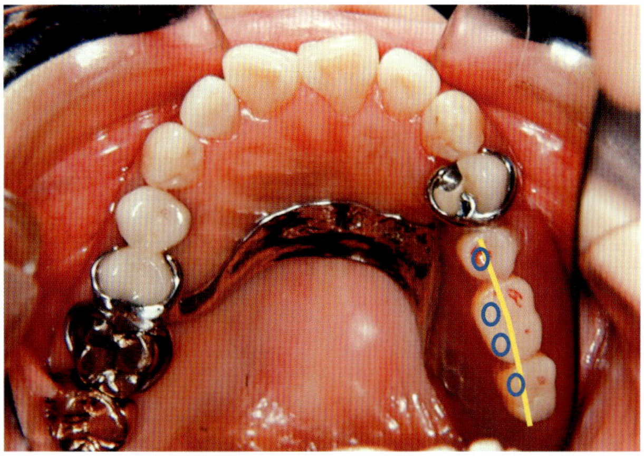

그림 1-1-1a 장착 14년 후의 재내원 시 의치의 상태. 황색 선은 치조정의 위치를 나타낸다. 청색 원은 장착 시에 부여한 교합접촉점의 위치를 나타낸다.

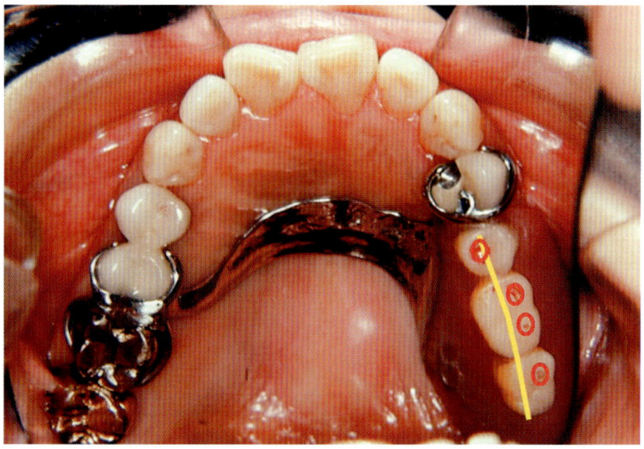

그림 1-1-1b 그림 1-1-1a와 같은 의치. 황색 선은 치조정의 위치를 나타낸다. 적색 원은 재내원 시의 교합접촉점의 위치를 나타낸다. 교모에 의해 교합지 인기점은 치조정보다도 협측으로 위치해 있다.

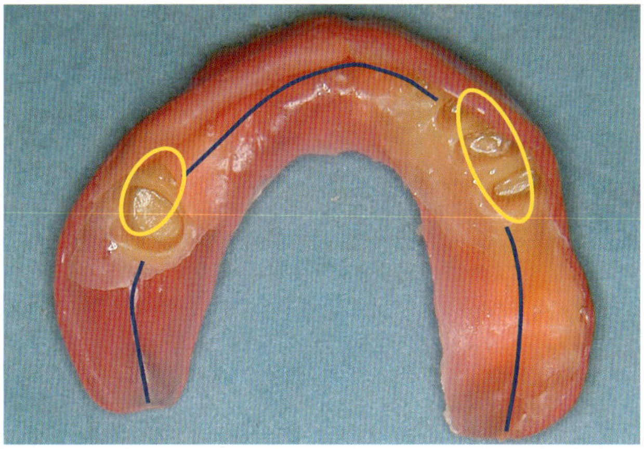

그림 1-1-2a 복제 의치(잔근상)의 점막면. 지대치는 텔레스코프 내관 형태 (그림 1-1-2b와의 비교를 위해 좌우 반전). 청색 선은 치조정선. 황색 원은 지대치 존재 부위.

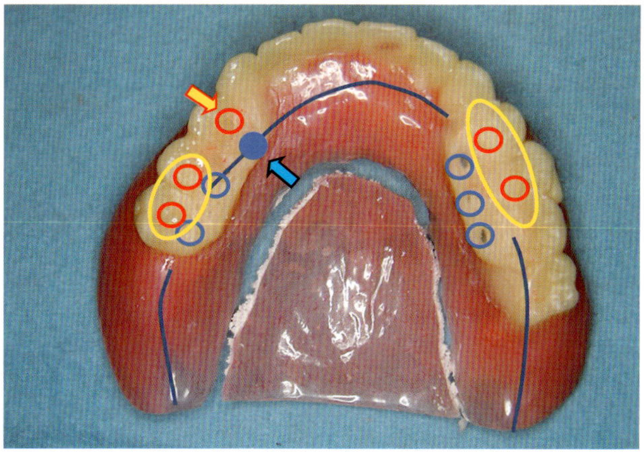

그림 1-1-2b 구개 부위를 삭제 중인 그림 1-1-1a 의 의치 교합면. 적색 원은 조정 전의 교합접촉점. 청색 원은 조정 후의 교합접촉점. 청색 선은 치조정선. 황색 원은 지대치 존재 부위. 처음에 화살표 부분의 교합을 변경했다.

는 교합평면에 대해 수직 방향으로 발생하는 힘을 1mm라도 치조정보다는 구개 측에서 받도록 하는 것입니다. 힘이 발생할 장소는 교합지로 인기되는 점이라고 생각해 주십시오.

그림 1-1-1a, b의 증례는 의치 장착 14년 후 재내원한 환자의 의치상태입니다. 현재는 22년째를 맞고 있지만, 잔존 조건은 그 어느 것도 변화하지 않았습니다. 황색 선이 치조정선입니다. 장착 시나 재내원하여 조정한 후에는 1-1-1a의 청색 원에서 보여준 설측 교두정만이 교합접촉하도록 했지만, 교모에 의해 1-1-1b의 적색 원의 위치로 교합접점이 이동되었습니다.

그림 1-1-1b의 상태에서는 클라스프가 느슨해진 것을 자각하게 됩니다. 만약 이 교합상태대로 두고 클라스프만을 조이면 환자는 저작 시 지대치의 불편감을 느끼게 됩니다. 이 불편감을 방치하면 지대치의 상실로 이어집니다.

이 관찰에서 몇 가지를 이해할 수 있습니다.

① 클라스프가 헐거워진 것은 교합력을 받은 의치상이 움직이게 되어 발생한다.

② 교합접촉점과 치조정과의 위치관계를 교합평면에 대해서 수직 방향으로 관찰함으로써 발생하는 힘에 대해서 생각해 볼 수 있다.

Ⅲ 오버덴쳐 지대치를 상실하지 않기 위한 교합과 힘

조금 더 결손이 진행된 증례에서는 어떨까요? 그림 1-1-2a, b는 4개 치아가 잔존된 오버덴쳐입니다. 복제한 의치를 이용하여 형태를 수정하고, 교합을 바꾸어 줌으로써 안정을 얻고, 구개 부분을 잘라준 의치로 이행한 증례입니다. 지대치는 텔레스코프 내관과 같은 형태를 하고 있습니다. 청색 선이 치조정을 나타냅니다. 그림 1-1-2a 는 좌우를 바꾸어서 그림 1-1-2b와 이미지를 중첩시킬 수 있습니다.

환자의 기존 의치에서는 적색 원으로 보여준 부위에 교합접촉점이 존재하였습니다. 일상생활에서 저작 시 환자는 특별한 불만은 없었습니다. 그러나 원

● 의치상 형태와 힘

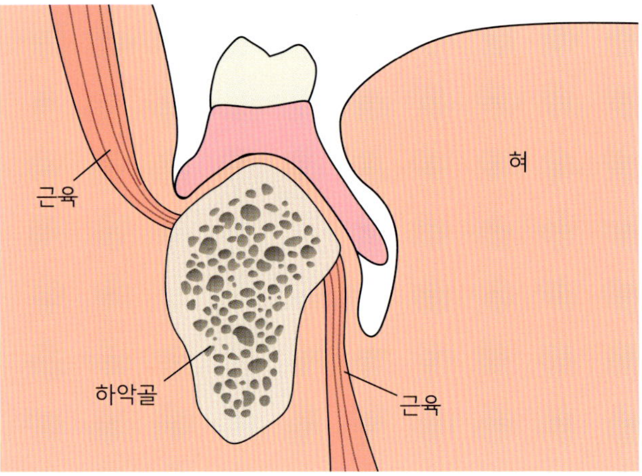

그림 1-1-3 최대한으로 연장된 의치 변연과 주위 조직 (안정 시).

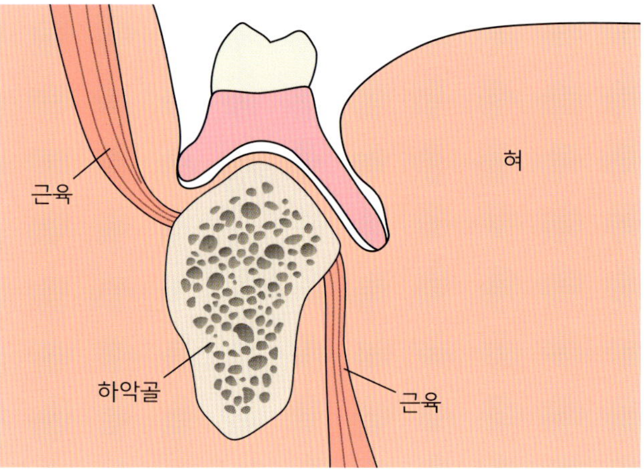

그림 1-1-4 최대한으로 연장된 의치 변연과 주위 조직 (강한 기능운동 시). 과도한 기능운동 시 혹은 강한 운동 시에 약간 들어 올려지는 경우도 있을 수 있다.

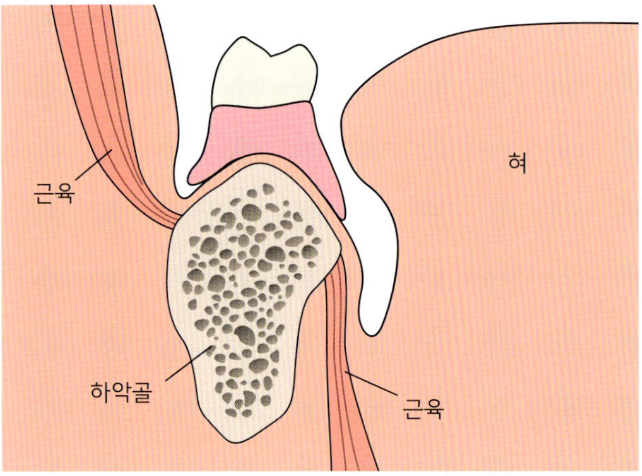

그림 1-1-5 국소의치의 의치 변연 형태와 주위 조직 (안정 시).

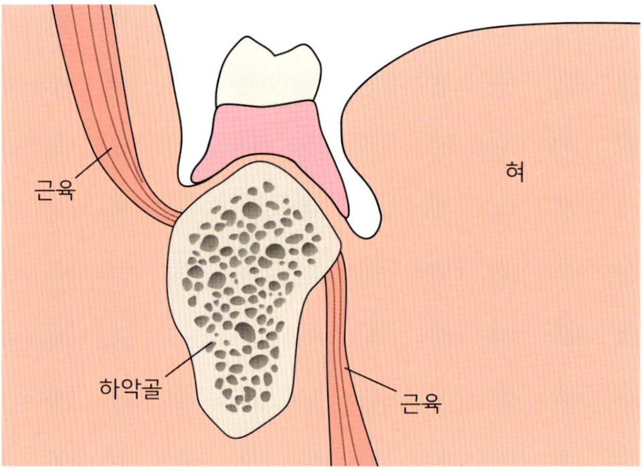

그림 1-1-6 국소의치의 의치 변연 형태와 주위 조직 (강한 기능운동 시). 의치 변연을 약간 짧게 설정함으로써 강한 운동 시에 들어 올려지는 것을 피할 수 있다.

래 황색 화살표로 표기된 부분의 교합접촉점만을 청색 화살표로 표기된 위치로 변경하였는데, 환자는 이 부위에서 육류 등을 저작할 때 느꼈던 지대치의 불편감이 크게 감소하였습니다. 그 후 모든 교합접촉점을 청색 원의 위치로 수정하였고, 동시에 구개 부위의 의치상을 제거하였습니다. 전치부에서 음식을 자를 때 이외에는 지대치에 대한 부담감은 없어졌습니다.

이 증례에서도 교합접촉점과 치조정과의 위치관계를 생각할 때, 교합평면에 대해서 수직 방향으로 관찰함으로써 발생할 힘을 고려할 수 있게 되었음을 알게 됩니다.

장기적으로 안정된 예후를 얻기 위해서는 이렇게 1개 치아 단위에서 교합접촉점에서 발생한 힘을 조절함으로써 지대치에 가해지는 힘을 제어할 필요가 있고, 환자는 그 차이를 실감합니다.

Ⅳ 국소의치 지대치를 상실하지 않기 위한 의치상의 형태와 힘

의치상의 변연 형태가 국소의치와 총의치 간에 달라야 한다는 것을 강조할 기회가 그다지 많지 않았습니다. 그러나 이들은 별개의 것으로 이해할 필요가 있습니다.

그림 1-1-3은 총의치에서 보여주는 것처럼 기능운동을 침해하지 않은 범위에서 최대한 연장된 의치 변연에 대한 모식도입니다.

한편, 그림 1-1-4, 5는 국소의치의 변연에 대한 모식도입니다. 특히 주위 연조직의 기능 운동이 강한 경우에 그림 1-1-4와 같이 약간 들뜰 때가 있더라도 총의치라면 들뜬 것이 매우 작으므로 곧바로 교합력이 가해져서 의치상은 잔존 치조제를 압박하기 때문에 의치가 순간적인 헐거움 이외에 크게 나쁜 영향은 없습니다. 물론 이러한 헐거움도 바람직한 것은 아닙니다만, 밀가루를 물에 용해한 것 같은 음식물 잔사액이 의치상 내면에 부착하는 정도로 끝납니다.

한편 국소의치의 변연이 이렇게 아슬아슬할 때까지 연장되어 있고, 강하게 기능운동이 작용한 경우라면 그림 1-1-4처럼 의치상을 들어올리는 힘이 발생하게 됩니다. 지대치가 튼튼하다면 현실적으로 의치상은 들뜨지는 않지만, 환자가 무의식적으로 의치를 들어올리는 힘을 발생시킬 기회가 많다는 것을 쉽게 상상할 수 있습니다.

이때 클라스프가 걸쳐진 치아에 과다한 힘이 가해지게 됩니다. 국소의치에서 변연의 길이는 그림 1-1-5, 6에서 보여준 것처럼 강한 기능운동이 일어나는 경우라도 의치상을 들어 올리지 않도록 설정하는 것이 필요합니다.

Diagnostic Edition 2

무치악 환자의 방사선 진단
~ 의치에 의한 동통과 화상진단의 관계 ~

I 무치악인데 방사선 진단이 필요할까?

상태가 좋은 총의치를 사용함으로써 시간이 경과한 후에도 두경부 영역에 어떠한 문제도 없는 증례에서는 일부러 방사선 진단을 할 필요는 없습니다. 그러나 상태가 좋지 않은 총의치를 사용한 환자에서는 방사선 진단을 하지 않으면 파악할 수 없는 문제가 잠재되어 있는 경우가 많고, 치료계획을 잘 세우기 위해서도 상하악의 상태를 파악할 수 있는 파노라마 방사선 검사 등을 시행하는 것은 필요합니다.

II 방사선 진단을 시행할 필요성이 높은 경우

방사선사진을 사용하여 진단한 후 치료를 변경해야 하는 증례로서는 아래와 같은 경우가 있습니다.

① 염증성 병변이 존재한다고 생각된 경우
② 종양성 병변이 존재한다고 생각된 경우
③ 골절이 존재한다고 생각된 경우
④ 하악 기능이상으로 인해 의치의 상태가 좋지 않다고 생각된 경우
⑤ 하치조신경 관련의 장애가 존재한다고 생각된 경우

이들 중 ①~③에 대해서는 무치악에만 한정되지 않은 기본사항이고, 구강외과적인 진단에 맞추어 시행하는 것이 필요합니다. 여기에서는 무치악인 총의치 치료에 있어 특징적인 ④와 ⑤에 대해서 설명하겠습니다.

● 하악 기능이상

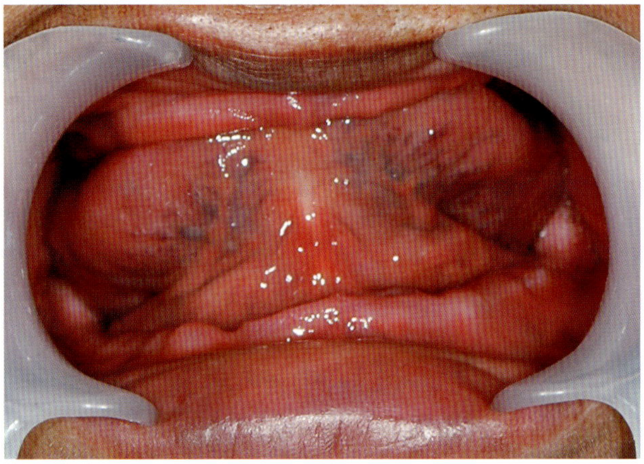

그림 1-2-1 일상생활에서 이악물기 습관이 존재한다고 생각되는 증례의 하악 잔존 치조제. 치조정 부위를 중심으로 치조제가 하얗게 보이는 증례에서는 평소에 지속적으로 약하게 이악물기 습관이 있다고 생각된다.

● 습관적 치아접촉 (TCH :Tooth Contacting Habit) 증례와 일반적인 무치악 증례

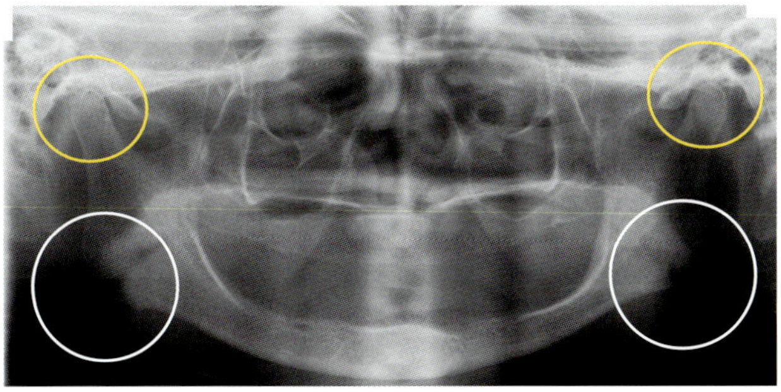

그림 1-2-2 그림 1-2-1 증례의 파노라마사진. 하악 과두 (황색 원)가 크게 발달되어 있음을 알 수 있다. 그림 1-2-3의 일반적인 증례와 비교해 보면 그 차이가 매우 크다. 하악각 (mandibular angle, 흰색 원)도 현저히 발달되어 있음을 알 수 있다.

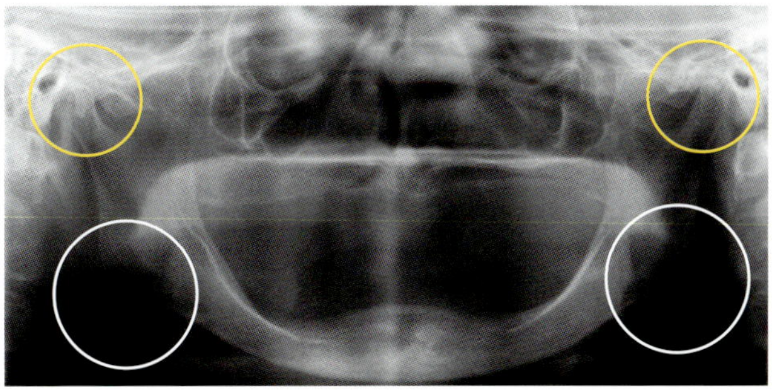

그림 1-2-3 일반적인 무치악 증례의 파노라마사진. 하악 과두 및 하악각의 발달은 일반적이다. 그림 1-2-2의 증례의 하악 과두 (황색 원)나 하악각 (흰색 원)과 비교하면 형태적으로 차이가 분명하다.

III 하악 기능이상으로 인해 의치의 상태가 좋지 않다고 생각된 경우

총의치 상태가 좋지 않다고 호소하는 환자의 대표적인 증상은 말할 필요도 없이 의치의 동요 · 탈락과 의치에 의한 동통입니다. 이 중 교합력을 부담하는 부분의 치조점막의 손상과 동통은 크게 두 가지로 분류할 수 있습니다.

① 의치상 점막면을 재차 조정하더라도 부위를 바꾸어 가면서 여러 부위에 생긴 비교적 깊은 욕창성 궤양과, ② 치조정을 중심으로 비교적 넓은 범위에 점막의 압박 소견이 보이고, 그 범위나 변연부에 조금씩 장소를 바꾸어가면서 반복적으로 생긴 비교적 얕은 욕창성 궤양의 두 가지 입니다.

①은 교합이나 의치의 형태로 인해 생긴 의치의 동요가 원인으로 발생하는 경우가 대부분입니다. 이것은 방사선 소견과는 특별한 관계가 없습니다.

한편, ②는 환자의 하악위 기능이상, 특히 일상생활의 이악물기 습관이 원인이 되어 발생하고 있음을 많이 볼 수 있습니다. 최근에는 악관절증에 관련된 TCH (Tooth Contacting Habit)라고 부르며, 매우 약한 힘으로 상하 치아를 물고 있는 것이 문제가 되고 있습니다.

그림 1-2-1은 이러한 증례의 하악 잔존 치조제의 전형적인 점막 소견을 보여줍니다. 이러한 증례에서는 전악에 걸쳐 치조정 부위 (특히 하악)가 하얗게 보이는 경향이 있습니다.

이 증례의 파노라마사진을 그림 1-2-2에 보여줍니다. 그림 1-2-2에서 특징적인 것은 양측 하악 과두가 둥글고 크며, 하악각이 잘 발달되어 있다는 것입니다. 이 하악각 · 하악 과두의 크기와 형태는 그림 1-2-3에서 보여주고 있는 일반적인 무치악 환자의 파노라마사진과 비교해 보면 매우 특징적인 것을 알 수 있습니다.

이러한 형태적인 특징은 유치악일 때부터 존재한 TCH 등 하악 기능이상 때문이라고 생각할 수 있습니다. 그러므로 하악 총의치 관련의 장기간 지속된 동통이 의치의 불량이 원인이 아니라 본인의 하악 기능이상이 원인이 된 부분이 있다는 것을 설명하고, 적극적인 인지행동요법으로 연결하기 위한 진단자료로서 환자에게 유용하게 사용할 수 있습니다.

강한 TCH가 있다면, 의치의 예후는 저절로 좋지 않게 됩니다. 새로운 의치를 제작한 후에 TCH에 대해서 언급한다면, 환자의 입장에서 불량한 의치에

하악 치조 신경관련의 장애

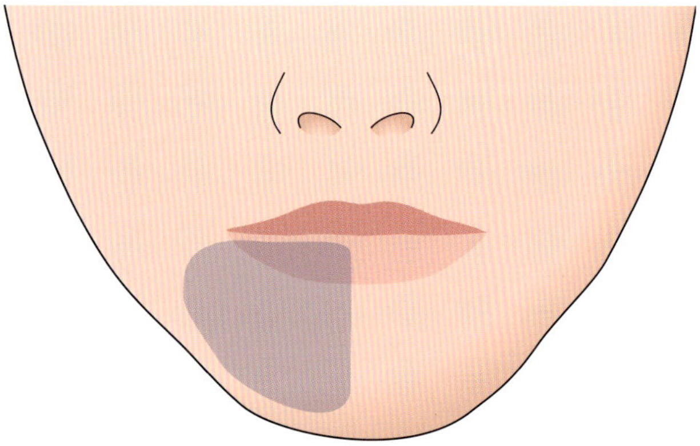

그림 1-2-4 이신경 (mental nerve)마비의 영역. 이공 (mental foramen) 개구부가 의치에 의해 압박됨으로써 자색의 영역에 지각이상이 발현된다. 이신경의 지배영역을 따라서 발현하고, 정중부에 명료한 경계가 존재한다는 것을 알 수 있다.

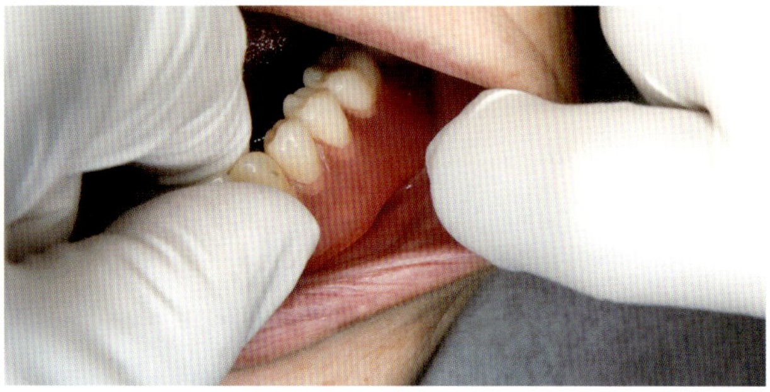

그림 1-2-5 하악 총의치에 의한 이신경 마비 증례. 의치 변연 부위에 의해 협소대 가까운 부위에서 이공의 개구부를 압박하고 있었다.

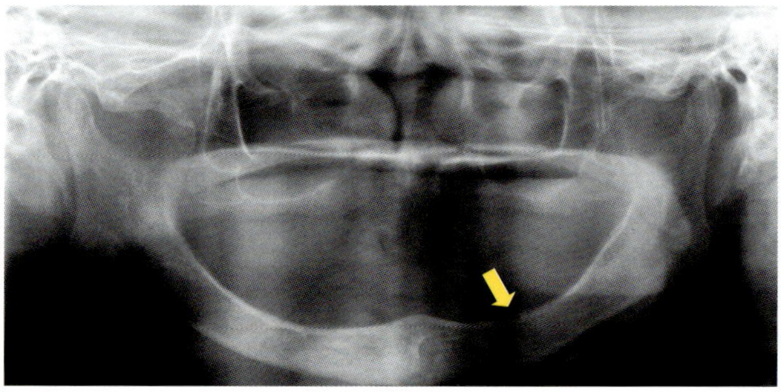

그림 1-2-6 하악 총의치에 의한 이신경 마비 증례의 파노라마 사진. 방사선사진 상으로 이공의 개구부를 확인할 수 있다. 단, 이공이 방사선사진 상에서 치조정보다도 약간 하방에 보이는 경우라도 의치상이 기능적으로 압박하고 있는 경우도 있다.

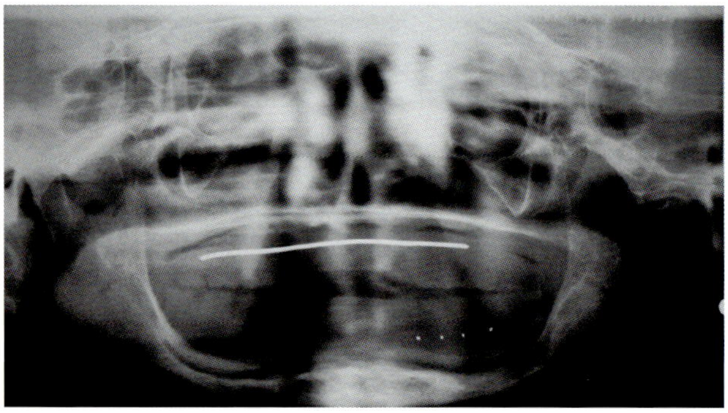

그림 1-2-7 하치조관의 상연부분의 뼈가 넓게 상실된 증례. 이공 뿐 아니라 하치조관의 상연부분의 골이 넓은 범위에 걸쳐서 상실되어 있는 증례도 있다. 의치 형태를 신경 압박 부위에 적절하게 대응하기 위해서는 방사선 검사가 필요하다.

대한 변명이라고 오해를 불러일으키고, 치료가 실패로 이어질 수 있습니다. TCH 그 자체가 원래 자각하지 못하는 행동이기 때문에 고령환자에게 TCH를 자각하게 하면서 실패를 피하기 위해서는 치료 시작 전에 객관적인 자료로서 파노라마사진을 제시하여 TCH의 시정·지도를 치료계획에 포함시켜 놓는 것이 필요합니다.

Ⅳ 하치조신경 관련의 장애가 존재한다고 생각된 경우

일반적으로 이공의 압박에 의해 이신경의 지각장애가 발생한 경우에는 파노라마 방사선 촬영에 의해 그 문제에 관한 정보를 얻는 것이 바람직하다고 생각할 수 있습니다. 이신경의 압박에 의한 지각 장애는 그림 1-2-4처럼 이신경의 지배영역을 따라 지각이상이 발현되고, 일반적으로 정중부에 명확하게 경계가 존재합니다.

그림 1-2-5, 6에서 보여준 증례는 하악 총의치 상태가 좋지 않다고 호소하여 치과에 내원하였고, Tissue conditioner를 사용하여 점막 조정 후에 하악 총의치의 첨상을 치료실에서 직접법으로 시행한 증례입니다.

첨상을 한 지 5일 후부터 좌측 이공 부위의 마비와 가끔 전기충격통을 자각하였고, 반복하여 연질이장재를 적용하였지만 증상이 개선되지 않았기 때문에 의뢰되어 내원하였습니다. 이때에는 방사선 검사를 포함한 신경압박 부위의 분류와 확실한 릴리프(relief)가 필수적입니다. 신경 압박증상이 있는 경우에는 Tissue conditioning에 의한 과잉압력의 균등화만으로는 신경증상이 개선되지 않는 경우가 많기 때문에 확실하게 릴리프를 시행하는 것이 필수적입니다.

그림 1-2-7은 하치조관 상연 부위의 골이 넓게 상실되어 있는 증례의 파노라마사진입니다. 이신경의 압박이라면, 이공의 위치만으로 눈을 돌리지만, 그림 1-2-7처럼 이공뿐 아니라, 하치조관의 상연 부위 골이 넓은 범위에 걸쳐 상실된 것 같은 증례도 있습니다. 그러므로 의치에 의한 신경압박에 적절히 대응하기 위해서도 파노라마사진을 촬영하는 것은 필요하고, 골 형태의 특징을 의치에 반영시키는 것이 필요합니다.

Diagnostic Edition 3

필요한 해부학 지식

I 전체가 나오도록 확실한 인상채득을…

총의치는 변연봉쇄를 얻기 위해 모든 의치 변연부가 확실하게 나오도록 인상을 채득해야 합니다.

상악에서는 치은순측 이행부(mucolabial fold, labial vestibule), 치은협측 이행부(mucobuccal fold, buccal vestibule), 상악결절(maxillary tuberosity), 경구개와 연구개의 경계, 또한 하악에서는 치은순측 이행부(순측 전정), 치은협측 이행부(협측 전정), 치조설구(alveololingual sulcus), 후구치 삼각융기(retromolar pad)가 변연봉쇄에서 중요한 부위입니다.

이들 부위의 인상채득 시 저작·발음·연하 등의 움직임에 대해서 의치상이 방해받지 않도록 통상적인 기능운동을 시행하면서 이 부위의 형태를 기록합니다.

II 해부학적 지표

또한 총의치를 제작할 때 상악에서는 잔존 치조제, 상순 소대, 협소대, 절치유두, 구개추벽, 정중구개능선, 구개융기, 후구개 소와(foveae palatinae), Ah 라인, 상악결절, 익돌상악절흔(구상절흔, hamular notch), 익돌하악봉선(pterygonmandibular raphe), 치조정선, 또한 하악에서는 잔존 치조제, 하순 소대, 협소대, 설소대, buccal shelf, 후구치 삼각융기(retromolar pad), pterygomandibular raphe, 외사선, 치조설구, 악설골융선(mylohyoid ridge), 하악융기, 전악설골와(premylohyoid fossa), 후악설골와(retromylohyoid fossa), 이공, 설하주름(sublingual fold), 설하소구(sublingual caruncle), 교근절흔 등의 해부학적 지표가 인기되어야 합니다(그림 1-3-1, 2)[1-3].

특히 아래의 ①~⑫의 부위는 총의치에서 중요한 부위입니다. 확실하게 파악하는 것이 중요하기 때문에 조금 더 상세하게 해설하겠습니다.

또한 표 1-3-1에 의치상 변연 형성 시에 관여하는 근육과 환자에게 시행할 운동을 보여 드리겠습니다.

III 파악해 두어야 할 해부학적 지표

① 협붕(buccal shelf): 협소대와 후구치 삼각융기, 치조정선과 외사선에 둘러싸인 부위입니다. 치밀한 피질골로서 하악 의치의 지지역으로서 가장 적당한 부위입니다[3]. 또한 협근섬유의 주행 상태가 의치 변연과 평행으로, 의치를 상방으로 들어올리는 힘이 적기 때문에[4], 의치 변연을 가급적 넓게 형성할 수 있습니다. Buccal shelf의 외측에 외사선(external oblique line)이 전후로 주행하고 있어서 이 외사선을 1~2mm 넘게 연장할 수 있습니다[4].

② 후구치 삼각융기(retromolar pad) : 전방부의

● 해부학적 지표

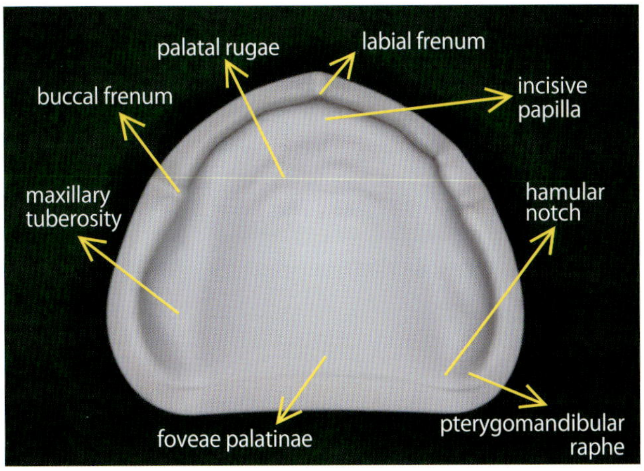

그림 1-3-1 상악 무치악의 해부학적 지표

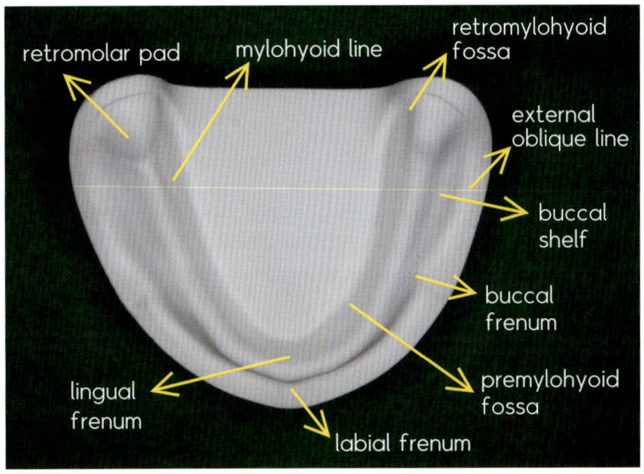

그림 1-3-2 하악 무치악의 해부학적 지표

표 1-3-1 변연 형성 시에 관여하는 부위와 환자에게 시킬 운동[1]

근육	부위	운동
구륜근	치은순측 이행부, 치은협측 이행부	상순 신전, 구순 돌출
협근	치은순측 이행부, 치은협측 이행부	검지 흡인
구각하제근	치은협측 이행부	구각 견인
외측익돌근	상악결절 협측부	하악 좌우측방운동
측두근	상악결절 협측부	하악 좌우측방운동
구개범거근, 구개범장근	연구개 경계	아 발음, 비인두강 폐쇄
Pterygonmandibular fold	상악결절 후방부, retromolar pad 후방	최대 개구
교근	협측 후방부 , retromolar 후방부	폐구 (이악물기 , clenching)
상인두수축근, 구개설근	Retromylohyoid fossa	연하 및 혀의 전방돌출
내설근	Retromylohyoid fossa, Premylohyoid fossa, 설소대부	연하
이설근	대구치부 설측, Premylohyoid fossa, 설소대부	혀의 돌출
악설골근	Premylohyoid fossa, 설소대부	연하, 개구
내측익돌근	상악후연부	이악물기 (clenching)

결합조직과 후방부의 선조직으로 되어 있고, 변연봉쇄는 후방의 연조직에서 담당합니다. 의치 후연은 후구치 삼각융기를 1/2~2/3 덮고 있지만, 과도하게 연장하면 동통이나 의치를 들어올리는 원인이 됩니다[3].

③ 교근구(masseter groove): 교근전연이 수축하면 협근을 밀어내고, 협측 후방부에 오목한 부분이 생기는데, 이를 교근절흔이라고 말합니다[3]. 교합압을 이용한 인상을 채득하거나, 트레이를 잡는 손가락에 힘을 가해서 교근을 어느 정도 활동하게 함으로써[4] 형성할 수 있습니다.

④ 설하 주름(sublingual fold): 설측 변연이 설하 주름에 접촉하게 운동을 시키면, 변연이 봉쇄됩니다[3]. 특히 Sublingual fold 부위에 스폰지 상태의 부드러운 조직이 풍부한 경우에는 강한 봉쇄를 기대할 수 있습니다[5].

⑤ 악설골융기(mylohyoid ridge): 연하나 개구 시에 mylohyoid m.은 수축하고, 설골은 거상하며 구강저는 얕게 됩니다. 설측 의치 변연은 mylohyoid ridge를 4~6mm 넘게 설정합니다. 저작 시 동통이 있는 경우에는 mylohyoid ridge를 따라 의치상 내면을 삭제해서 릴리프합니다[4].

⑥ 후악설골와: mylohyoid ridge의 후단에 위치합니다. 상인두 수축근의 영향을 받기 때문에, 연하, 혀운동을 충분히 시행하지 않고 인상을 채득하면, 혀의 손상이나 연하통이 발생합니다[3].

⑦ 전악설골와: 설측 의치 변연에서 전방의 설하선 부위와 후방의 mylohyoid ridge 부위의 경계이고, 구강저에서 가장 얕은 부위입니다. 의치상 설측변연의 S자 형 커브의 변곡점이 됩니다[3].

⑧ 상악결절 협측부: 하악 근돌기(coronoid process)는 전방운동 및 측방운동 시에 상악결절의 외측에 근접하고 있습니다. 또한, 측두근은 폐구 시에 같은 부위를 압박하기 때문에 충분히 운동을 시키고, 같은 부위의 두께를 조절할 필요가 있습니다[3]. 너무 풍융하면 개폐구운동 시에 근돌기가 간섭하게 되어 상악 의치탈락의 원인이 됩니다[2].

⑨ Buccal space: 협근 부착 부위의 후방 상악결절 외측부는 근육의 부착이 없기 때문에, 의치 변연을 연장할 수 있습니다. 협근 부착의 위치에 의해 buccal space의 넓이가 변화하고, 의치의 유지에 영향을 미칩니다[3].

⑩ 구상절흔(hamular notch): 크게 개구시켜서 채득합니다.

⑪ 구개융기, 하악융기, 이공, 구개융선, 절치유두: 동통을 동반하기 때문에 릴리프가 필요한 부위입니다.

⑫ 상순소대, 하순소대, 협소대, 설소대, 이근 부착부: 의치 변연을 충분히 피할 필요가 있습니다.

❖ 참고문헌

1. 細井紀雄, 平井敏博(編). 無歯顎補綴治療学. 東京 : 医歯薬出版, 2004 ; 94-101.
2. 豊田静夫, 守川雅男. コンプリートデンチャー —その考え方と臨床—. 東京 : クインテッセンス出版, 1993 ; 66, 70, 544.
3. 小林賢一. 総義歯臨床の押さえどころ. 東京 : 医歯薬出版, 2001 ; 14-48.
4. 早川 巖. コンプリートデンチャーの理論と臨床 —総義歯をイメージする—. 東京 : クインテッセンス出版, 1995 ; 22-27.
5. 阿部二郎, 小久保京子, 佐藤幸司. 4-STEPで完成 下顎吸着義歯とBPSパーフェクトマニュアル—全歯顎症例に対応—. 東京 : クインテッセンス出版, 2011 ; 61-64.

Tea Time ① 의치상의 넓이「현재 · 과거」

정말 놀랄 일입니다. 흔히 총의치의 명인이라고 불리는 저명한 선배들의 책이나 아틀라스를 열어볼까요? 강한 충격을 받는 것은 모델이 된 환자들의 젊음 때문인지도 모릅니다. 현재는 통법이라고 되어 있는 각종 기법의 소개 중, 완성된 의치를 장착하고 있는 환자들 중에는 40대로 밖에 보이지 않는 젊은 사람(?)의 웃는 얼굴도 있습니다. 『현재의 통법』은 『지금보다도 훨씬 젊은 무치악 환자를 타깃으로 하여 완성했을지도~』라고 생각하지 않을 수 없습니다.

반면 필자들이 매일 만나는 총의치 환자는 훨씬 더 고령입니다. 적어도 필자의 주변에는 많은 고령환자가 눈에 띕니다. 재택진료이든지, 시설의 치과이든지, 지금은 총의치 환자의 대부분은 꽤 고령입니다.

젊었을 때가 머리가 좋고 날렵하며 적응능력이 뛰어날지도 모르지만, 건강한 어르신도 꽤 머리가 좋고 날렵합니다. 물론 어딘가 장애를 가지면 상황은 급변합니다. 고령자에서는 신체를 생각한 대로 움직인다고 할 수는 없습니다. 대다수는 뇌에 어떤 장애를 갖게 되면 크게 변화합니다.

예를 들어 한쪽에 마비가 있는 환자의 혀운동을 생각해 봅시다. 바르게 『라』나 『타』의 발음을 할 때 환측의 설첨은 구개에 도달할 수 없습니다. 마비가 없는 측의 혀는 건강할 때보다 더 크고 강하게 움직입니다. 요구되는 기능을 달성하지 않으면, 운동이 소통이라는 목적에 도달할 수 없기 때문에 최선을 다해 움직이려고 합니다. 저작할 때도 마찬가지입니다. 구순의 움직임도 같습니다. 지금까지 오랫동안 잘 사용했던 의치도 장애가 발생해서 입원하면 갑자기 사용이 어렵습니다. 혀나 구순이 지금까지 습관적으로 움직였던 범위를 넘어서 과잉으로 움직이면 의치도 구강 내에서 상태가 별로 좋지 않게 됩니다.

넓은 의치상은 초고령자에게는 좋지 않습니다. 개념을 바꾸어 볼까요? 예전보다도 의치상은 폭을 좁게. 과잉으로 움직이는 혀나 구순의 움직임을 방해하지 않도록. 의치상연이 너무 길고, 하악 양측 제1소구치 간의 인공치 위치가 너무 순측으로 위치되어 있는 불량의치가 요즘 초고령 환자들에서 많이 발견되고 있습니다.

오카야마대학 대학원 의치약학 종합연구과 구강 · 악안면 기능재생제어학 강좌 교합 · 유상의치 보철학분야 교수
미나기 쇼우고

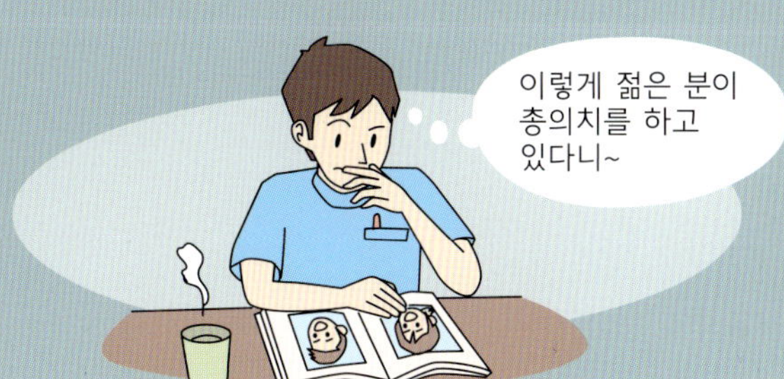

Diagnostic Edition 4

무치악 환자에게 임플란트 치료를 시행하지 않는 이유는 왜일까?

I 왜 임플란트 오버덴쳐의 적용이 적을까?

하악 무치악 환자에 대해 2개의 임플란트를 지대주로 한 임플란트 오버덴쳐는 이미 표준적인 치료법이라는 합의를 얻고 있습니다(그림 1-4-1). 잔존 치조제의 흡수가 심한 하악 무치악의 증례에서 총의치를 치조제에 흡착시키고, 유지 안정을 확보하면서 환자에게 충분한 만족을 얻기는 매우 어려운 반면, 소수의 임플란트를 식립한 것만으로도 의치의 비약적인 유지·안정의 개선을 얻을 수 있기 때문입니다(그림 1-4-2).

특히, 하악의 임플란트 오버덴쳐는 성공률이 매우 높고, 예지성이 훌륭한 치료법으로 알려져 있습니다. 일본에서도 환자의 삶의 질(QOL; Quality of life)의 향상을 목적으로 임플란트 오버덴쳐는 무치악 보철에서 필수불가결한 치료옵션이 되었고, 앞으로는 부분결손을 포함하여 임플란트를 활용한 국소의치 보철이 최우선 치료옵션으로 정착될 가능성이 있습니다.

그러나 이러한 상황임에도 임플란트 오버덴쳐의 보급률은 매우 낮고, 대부분의 하악 무치악 환자는 총의치를 장착하고 있습니다. 그러면 왜 훌륭한 치료법이라고 합의된 임플란트 오버덴쳐의 적용이 적을까요?

한편, 상악 무치악에서는 임플란트 고정성 보철이 가철성 보철보다 성공률이 높습니다.

하지만 치조제 흡수가 커서 입술지지가 필요한 경우나 경제적 부담을 고려하면, 의치상이 있는 형태가 유

● 오버덴쳐의 치료

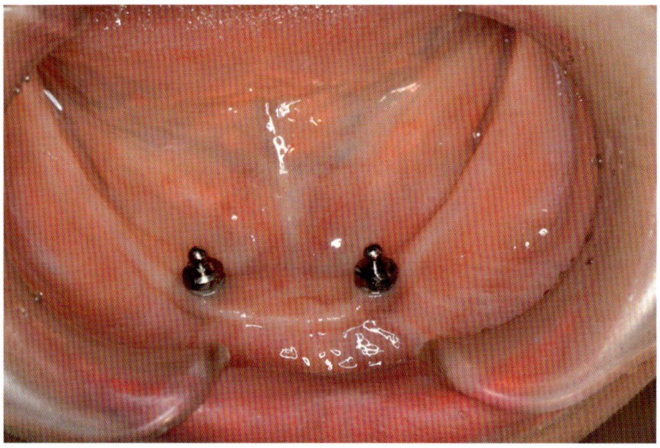

그림 1-4-1 하악 무치악 증례에서 2개의 임플란트를 지대주로 한 임플란트 오버덴쳐는 이미 표준적인 치료법으로 되어 있다.

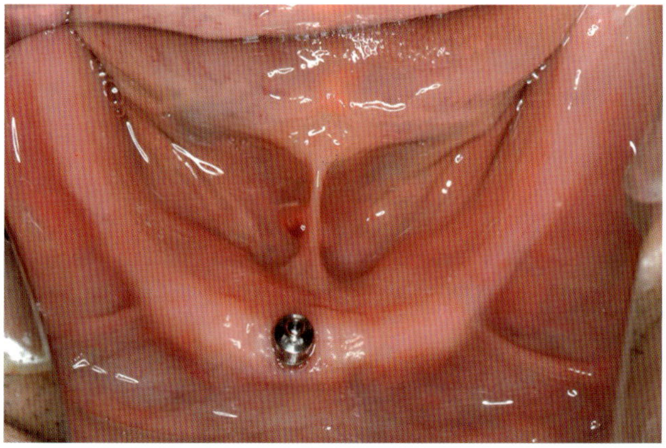

그림 1-4-2 예를 들어 1개의 임플란트라도 의치의 유지, 안정의 개선을 얻을 수 있다.

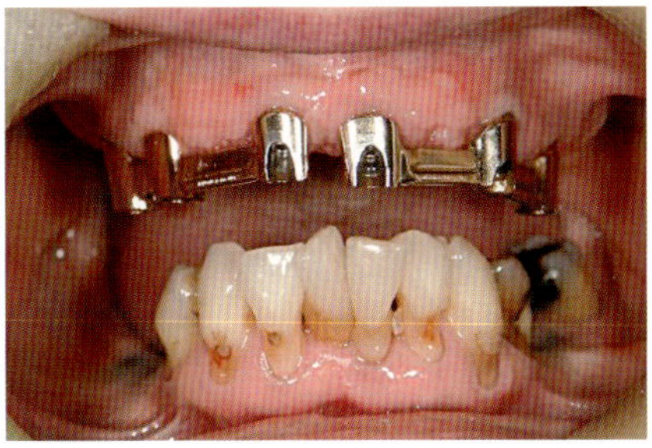
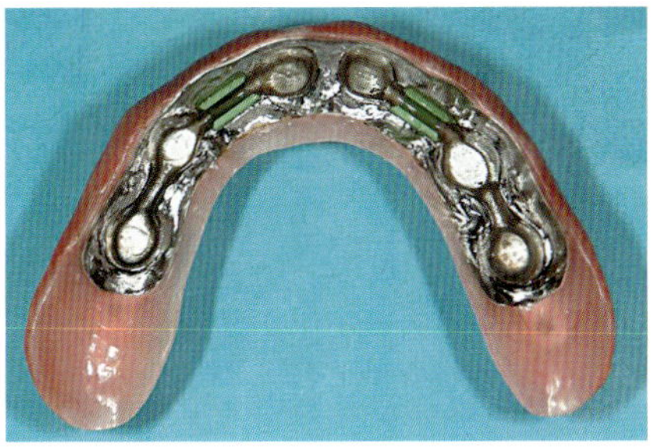
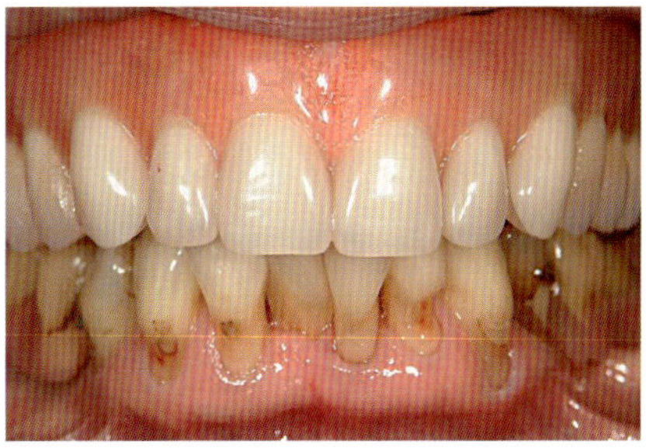

그림 1-4-3a~c 상악 무치악에서 치조제 흡수가 커서 입술지지가 필요한 경우나 경제적 부담을 고려하면 의치상이 있는 형태가 유리하여 임플란트 오버덴쳐가 적용된다. a|b|c

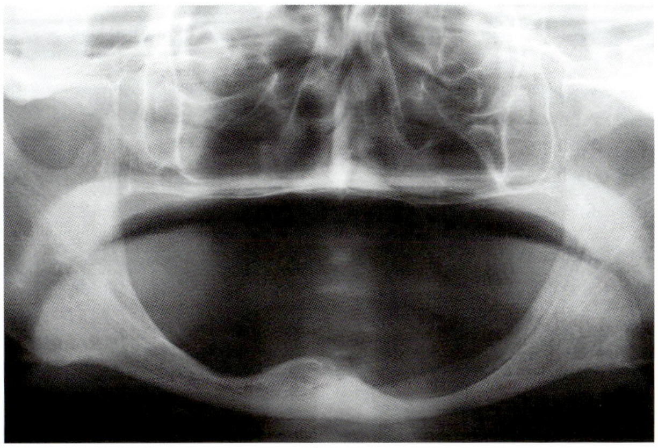

그림 1-4-4 상하악의 심한 치조제 흡수 증례. 하악의 이극부위는 상대적으로 흡수가 적고, 어느 정도의 골량이 잔존하는 경우가 많다.

리한 경우도 있어서, 임플란트 오버덴처를 적용합니다(그림 1-4-3). 그러나 많은 증례에서는 임플란트가 없더라도 상악 총의치는 유지 안정을 얻을 수 있기 때문에 임플란트 치료를 희망하지 않은 경우도 많이 있습니다.

II 임플란트 치료를 할 수 없는 이유는…

임플란트 치료를 시행하지 않은, 혹은 시행할 수 없는 이유로는 환자의 건강상태, 해부학적 제약, 경제적 제약, 구강 내 환경 등입니다.

1. 건강상태

임플란트 치료에는 반드시 식립 수술이 필요하기 때문에 외과적 처치가 금기인 건강상태를 가진 환자에게는 임플란트 오버덴처를 적용할 수 없고, 총의치가 적용됩니다. 특히 고령자는 통상적으로 만성질환을 가지기 때문에 임플란트 치료가 곤란한 경우가 많이 있습니다. 당뇨병, 골대사 질환, 류머티스성 질환 등은 골유착(osseointegration)이나 예후에 좋지 않은 영향을 끼칠 가능성이 크므로 충분히 조절되지 않은 경우에는 금기가 됩니다.

또한 순환기질환, 내분비질환, 신장질환, 혈액질환, 면역부전 등은 외과수술 그 자체가 위험을 동반하므로, 많은 경우에 임플란트 치료는 피하게 됩니다.

● 골절의 위험성

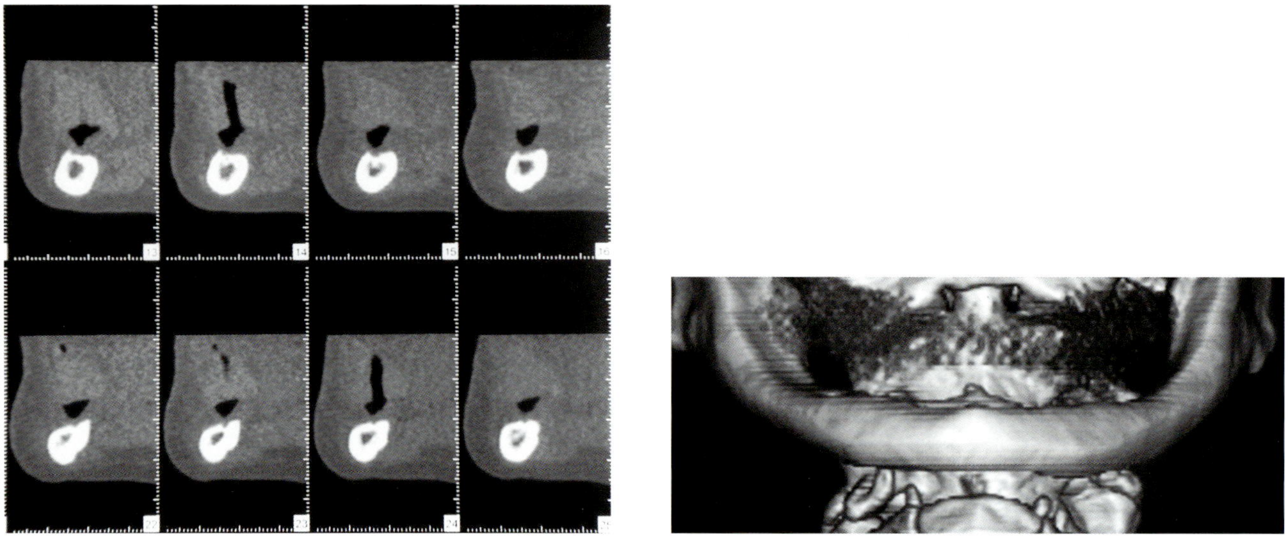

그림 1-4-5a, b 치조제 흡수가 심한 경우에는 임플란트 치료는 곤란하고, 식립이 가능하더라도 골절의 위험성이 높다. a|b

2. 해부학적 제약

불안정한 의치로 인해 임플란트가 필요한 환자는 잔존 치조제 흡수가 심한 증례가 많고, 식립에 필요한 골량이 부족한 경우에는 임플란트 치료의 적응증이 될 수 없습니다. 그러나, 심한 치조제 흡수를 보이는 하악에서 이극(mental spine) 부분은 흡수가 적고, 해부학적으로도 안전한 양측의 이공(mental foramen) 사이에는 어느 정도의 골량이 존재하는 경우가 많습니다(그림 1-4-4).

그러나 같은 부위라도 흡수가 심한 경우에는 임플란트 치료는 곤란하고(그림 1-4-5), 식립이 가능하더라도 골절의 위험성이 높습니다.

한편, 치조제가 심하게 흡수된 상악의 증례도 적지 않습니다(그림 1-4-4 참조). 고령의 무치악 환자에 대해 상하악 모두 골이식술(bone graft)을 실시하면서까지 임플란트 치료를 강행하는 것은 피해야 합니다.

3. 경제적 제약

임플란트 오버덴쳐는 임플란트 시술 뿐 아니라 상부구조가 되는 오버덴쳐도 보험치료가 적용되지 않기 때문에 고가의 치료입니다.

QOL의 향상이 확실하더라도 고가의 진료비가 부담되어 임플란트 치료를 적용하기 어려운 환자도 많습니다.

4. 구강 내 환경

고령자의 구강위생관리는 청장년층보다 어렵고, 구강 내는 불결하게 되기 쉽겠지요. 대부분의 고령자는 치주질환에 이환되어 있고, 치주병원성 세균은 골유착을 방해하는 인자이기 때문에 충분하게 치태조절이 되지 않은 경우에는 임플란트 치료를 피해야 합니다.

어찌되었든, 무치악 환자에 대한 임플란트 치료의 실패를 피하기 위해서는 전신의 건강상태나 구강 내 환경을 충분히 파악하고, 특히 고령자에 대해서는 절대로 무리하지 않는 것이 중요합니다.

Ⅲ 임플란트 치료를 보류한 이유는…

1. 환자의 연령

예를 들어 고령이더라도 환자의 건강상태 혹은 결과가 좋은 경우도 있기 때문에 임플란트 치료의 적부를 단순히 환자의 연령으로 판단할 수는 없습니다. 그러나 예측불허의 사태가 예상되는 초고령자에게는 적극적인 임플란트 치료를 보류해야겠지요.

2. 주소(C.C.)의 해결 여부

환자의 주소가 의치의 유지·안정불량이고, 임플란트 치료가 주소 해결책이 된다면 적용을 검토합니다. 반대로 사용 중인 총의치의 조정이나 재제작에 의해 주소가 해결된다면 임플란트 치료를 할 필요는 없습니다. 심미·발음, 의치의 파절, 가철성의 번거로움 등은 의치 특유의 문제이기 때문에 임플란트 오버덴쳐를 적용하더라도 해결되지 않을 수도 있기 때문입니다.

3. 구강 위생관리의 문제

일본의 고령자는 서양에 비해서 관혈적 처치를 싫어하고, 발치가 필요한 치아의 발치에 대해서도 동의를 얻을 수 없는 경우가 많습니다. 그러므로 실제 임상에서 임플란트 오버덴쳐의 적용은 그다지 많지 않습니다.

초고령화가 진행되고 있는 일본에서는 건강장수가 요구되는 한편, 돌봄이 필요한 환자들 경우에서의 구강위생관리에 대해서도 문제가 산적해 있습니다. 임플란트 치료 그 자체가 고령자의 구강위생관리를 곤란하게 하는 경우를 부정할 수 없는 오늘날, 적극적인 임플란트 개입을 고민할 수밖에 없습니다.

확실히 하악의 임플란트 오버덴쳐는 표준적인 술식입니다. 그러나 환자의 연령(aging)을 고려해야 하고, 총의치 치료가 미숙하기 때문에 임플란트 오버덴쳐를 적용한다는 안이한 선택은 고민해야 할 것입니다.

Diagnostic Edition 5

환자의 요구의 무엇을 듣고, 무엇을 버릴까
~ 저작, 심미, 발음기능 중 어느 것을 우선으로 할까? ~

I 모든 것을 만족시키지 못할 때도 있다

총의치 치료에서 저작, 심미, 발음은 필수불가결한 요소이고, 동시에 생각하지 않으면 안 될 문제입니다. 이때문에 환자가 요구한 대로 어떤 요소만을 우선해서는 안 될 때가 있습니다.

환자의 희망사항을 잘 청취하고, 경우에 따라서는 모든 것에 대해서 기대에 부응하지 못할 가능성도 이해시킨 후에 총의치를 제작합니다.

II 입술지지와 교합고경

최근에는 환자의 심미성에 대한 요구는 높아졌고, 이것은 총의치 치료에서도 마찬가지입니다. 젊게 보이고 싶어하는 환자에게는 교합고경을 거상하든지 입술지지를 강하게 하는 것이 유용합니다. 하악전돌 등 상하악의 위치관계에 불일치(discrepancy)가 있는 경우에는 교합고경을 거상시킴으로써 어느 정도 확실하게 심미성을 회복시킬 수 있습니다.

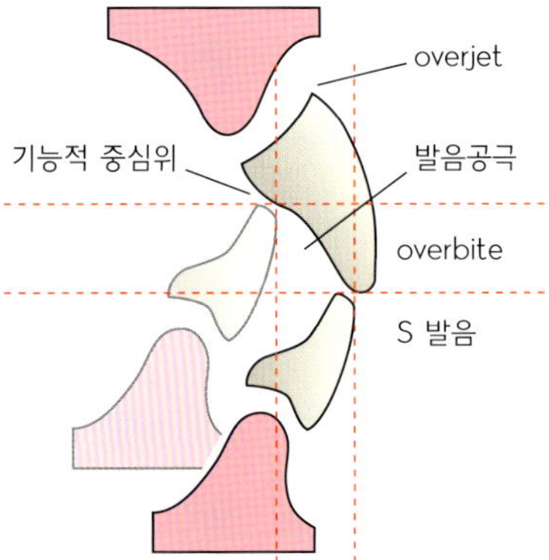

그림 1-5-1 S음을 부드럽게 발음하기 위해서는 수직적 · 수평적으로 약간의 공간이 필요하다. 의치의 고경이 너무 높으면 이 공간이 확보되지 않고, 발음 기능이 방해받는다(참고문헌 1 인용 발췌).

그러나 일반적으로 심미성이 우선되면 교합고경이 너무 높게 되는 경향이 있습니다. 교합고경을 너무 높이면 의치상 하부 점막 동통의 원인이 되거나 발음에 방해가 되는 경우가 있으므로 주의가 필요합니다.

발음기능으로 고경이 너무 높지 않은가를 확인하는 방법으로서, 의치의 시적 시 환자에게 S음(일본어 사행)을 발음하게 합니다. S음 발음 시에는 상하악 치아 간에 소위 최소 발음공극이 필요하게 되고, 고경이 너무 높게 되면 부드럽게 발음할 수 없습니다(그림 1-5-1).

이 경우에는 고경을 약간 감소시킵니다. 고경을 낮춤으로써 안모가 허전하게 된 경우에는 입술지지를 강하게 함으로써 심미성을 회복시킵니다.

그러나 풍융을 너무 강하게 하면 의치와 주위 연조직과의 조화를 잃게 되고, 구순폐쇄 부전이나 기능 시 동통이나 탈락의 원인이 됩니다. 입술지지와 교합고경은 보상적으로 균형을 얻으면서 심미와 기능을 개선하는 요소라고 말할 수 있습니다(그림 1-5-2).

III 인공치의 선택

전치부에서 인공치의 선택은 심미성의 중요한 요소 중의 하나입니다. 일반적으로 일본인, 특히 여성환자

● 입술지지(lip support)

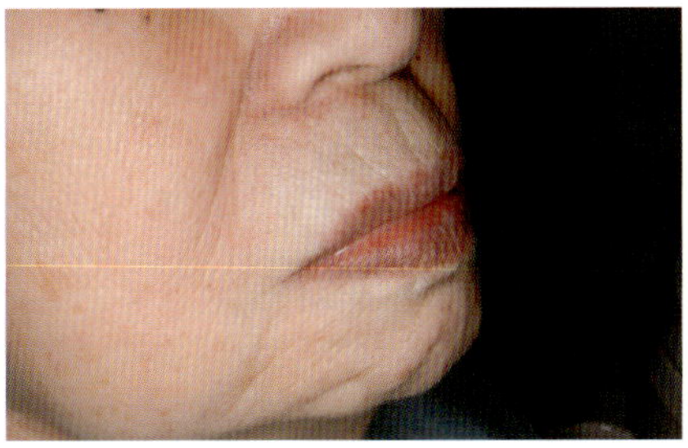

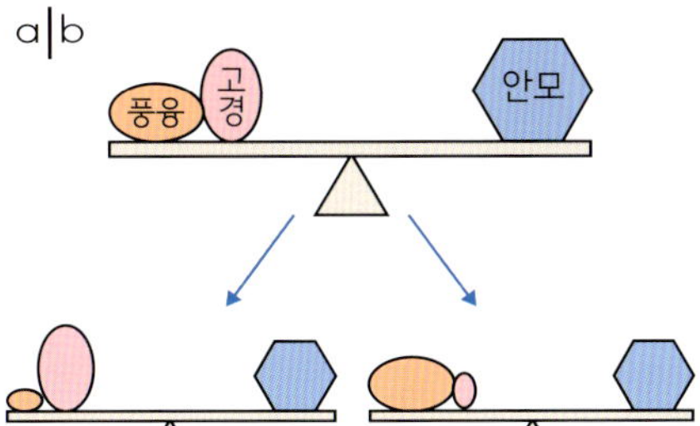

그림 1-5-2a, b a: 주름을 없애기 위해 풍융을 강하게 하는 것만으로는 심미성이 개선되지 않는다. 이 증례에서는 풍융을 감소시키고 고경을 약간 거상하는 편이 더 젊게 보이는 안모가 된다. b: 풍융을 적게 했을 때에는 교합고경을 증가시켜서 균형이 잡혔는지를 검토한다.

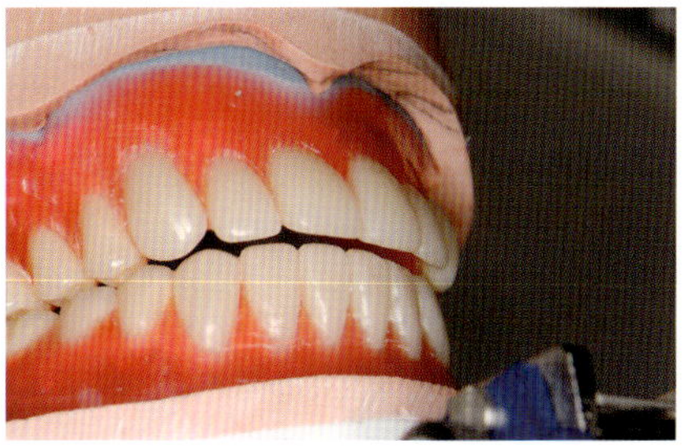

그림 1-5-3 총의치의 전치부에는 보통 3~4mm의 수평피개와 1mm의 수직피개를 부여한다. 수평피개는 구치부의 교합조정에 의해 약간 감소한다.

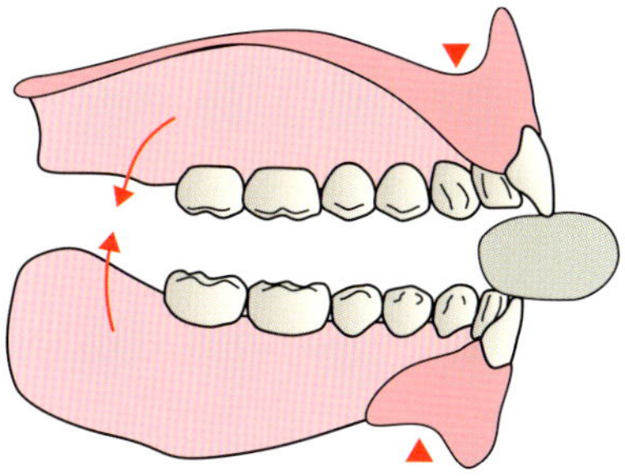

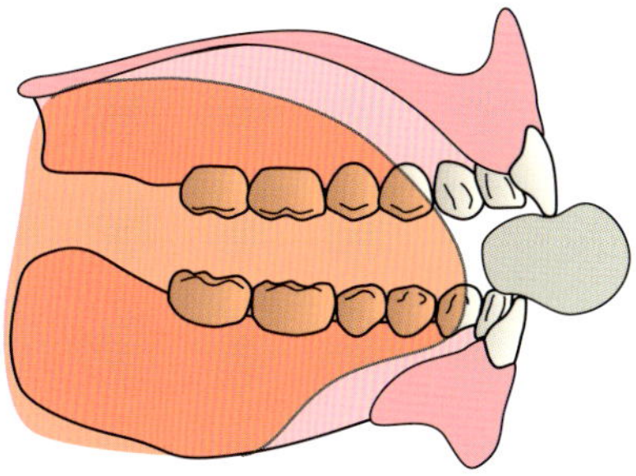

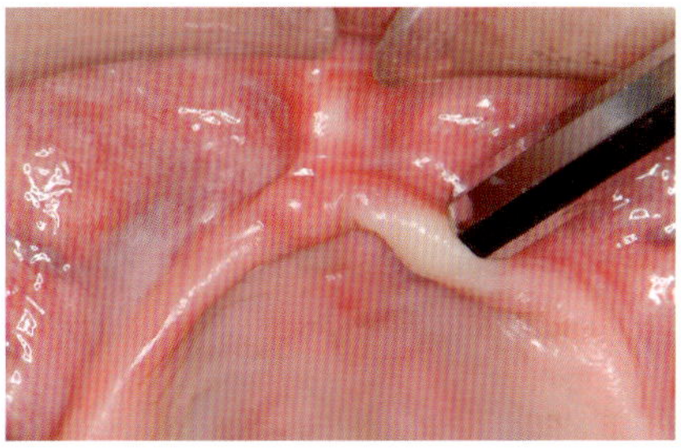

그림 1-5-4a~c a, b: 전치부에서 교합 시, 의치의 후연봉쇄가 상실되어 의치는 탈락한다. 유지가 있어 보여도 실제로는 그림 b처럼 혀로 의치를 잡고 있다고 생각된다(참고문헌 2 인용). c: 상악 전치부 치조제에서의 강한 교합력은 가동성 잇몸 (flabby gum)의 원인이 된다. a|b|c

는 하얗고 작은 크기의 인공치를 선호하는 경향이 있습니다. 그러나 전치부에 폭경이 작은 인공치를 사용하면 치열궁이 작게 되고, 혀공간(tongue space)을 침해할 때가 있습니다.

총의치에서 협소화된 혀공간은 발음, 저작기능에 매우 나쁜 영향을 끼칩니다. 또한 고령환자에게는 하얗고 작은 인공치를 사용하면 오히려 부자연스럽게 보이는 경우도 많습니다. 환자의 기호뿐 아니라 심미와 기능의 균형을 고려한 인공치 선택이 요구됩니다.

IV 수평피개의 부여

총의치 배열 시 보통 전치부에 약간 큰 수평피개를 부여합니다(그림 1-5-3). 그러나 전치로 음식물을 자르고 싶은 희망이나 심미, 발음 문제로 인해 이러한 전치부 배열이 환자의 마음에 들지 않는 경우가 있습니다. 이러한 때에는 환자의 요구를 충분히 청취한후에 전치가 강하게 교합접촉함으로써 예상되는 문제, 구체적으로 의치의 탈락이나 가동조직의 야기에 대해서 환자에게 쉽게 설명합니다(그림 1-5-4).

잔존 치조제의 조건이 매우 양호한 경우 외에는 전치에서의 음식물을 자르는 것은 총의치에서 요구되는 저작기능이라고는 말할 수 없습니다. 음식물을 작게 잘라서 구강 내에 넣도록 지도하는 것이 중요합니다.

❖ 참고문헌

1. Pound E. Utilizing speech to simplify a personalized denture service. J Prosthet Dent, 1970 ; 24 (6) : 586-600.
2. 早川　巌：コンプリートデンチャーの理論と臨床. ―総義歯をイメージする―. 東京：クインテッセンス出版. 1995 ; 76.

Diagnostic Edition 6

총의치로 이행하게 되는 증례란
~치아를 남기는 단점을 환자에게 알게 하자~

I 심리적인 영향의 배려와 사전 신뢰관계

보철치료에서도, 최소 개입(MI; minimal intervention)의 관점에서 가급적 치아는 보존해야만 합니다. 물론 전악재건(Full mouth reconstruction) 증례에서는 예후가 의심스러운 치아의 발치가 필요한 경우도 있지만, 동통이나 염증소견이 없는 치아를 발치한다는 것은 엄밀하게 말하면 좋은 것은 아닙니다.

특히 소수치아 잔존에서 무치악으로 이행할 때는 환자에게 주는 심리적 영향도 충분히 배려하고, 사전에 신뢰관계의 구축과 총의치로 했을 때의 장점에 대한 설명이 중요합니다.

II 의치의 유지 · 안정을 얻기 어려운 경우

전치나 대구치가 단독으로 잔존하는 경우 등에서 클라스프 덴쳐의 유지·안정을 충분히 얻을 수 없을 때가 있습니다. 보통 클라스프 덴쳐에서는 레스트를 중심으로 한 의치 회전현상을 억제하기 어렵습니다. 이러한 경우에는 텔레스코프 덴쳐로 대응하는 방법도 있지만, 발치해서 총의치로 이행함으로써 비교적 쉽게 유지·안정을 얻을 수 있습니다.

치아가 잔존할 때에는 의치 착탈 방향의 문제로 언더컷(undercut)이 있는 치조제라도, 총의치 제작 시에는 유지안정을 위해 유용하게 활용할 수 있습니다.

● 총의치로 해서 안정된 증례

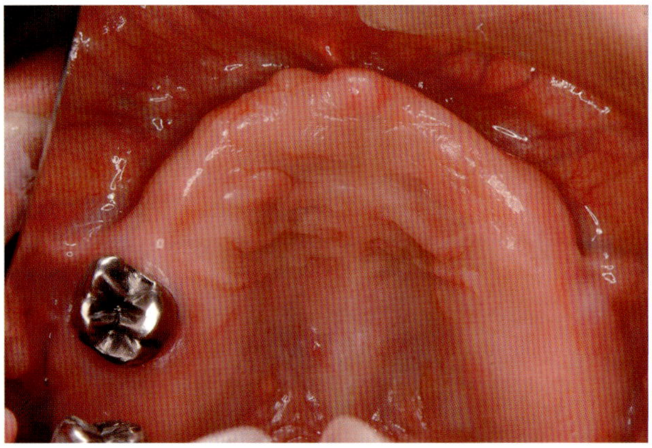

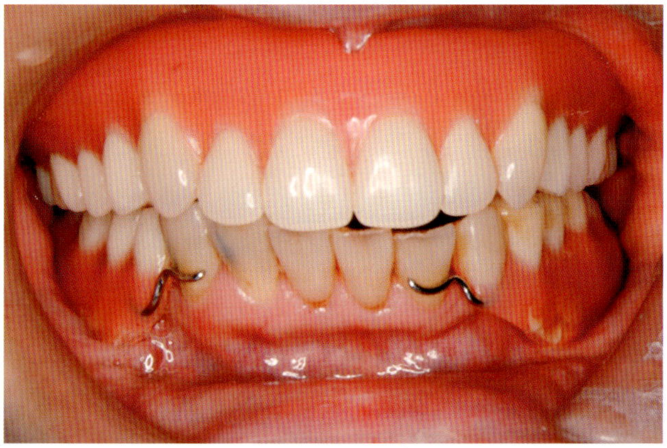

그림 1-6-1a, b 상하악 잔존치아 때문에 클라스프 덴쳐의 안정을 얻지 못한 증례. 상악을 총의치로 이행함으로써 의치의 안정은 개선되었다. a|b

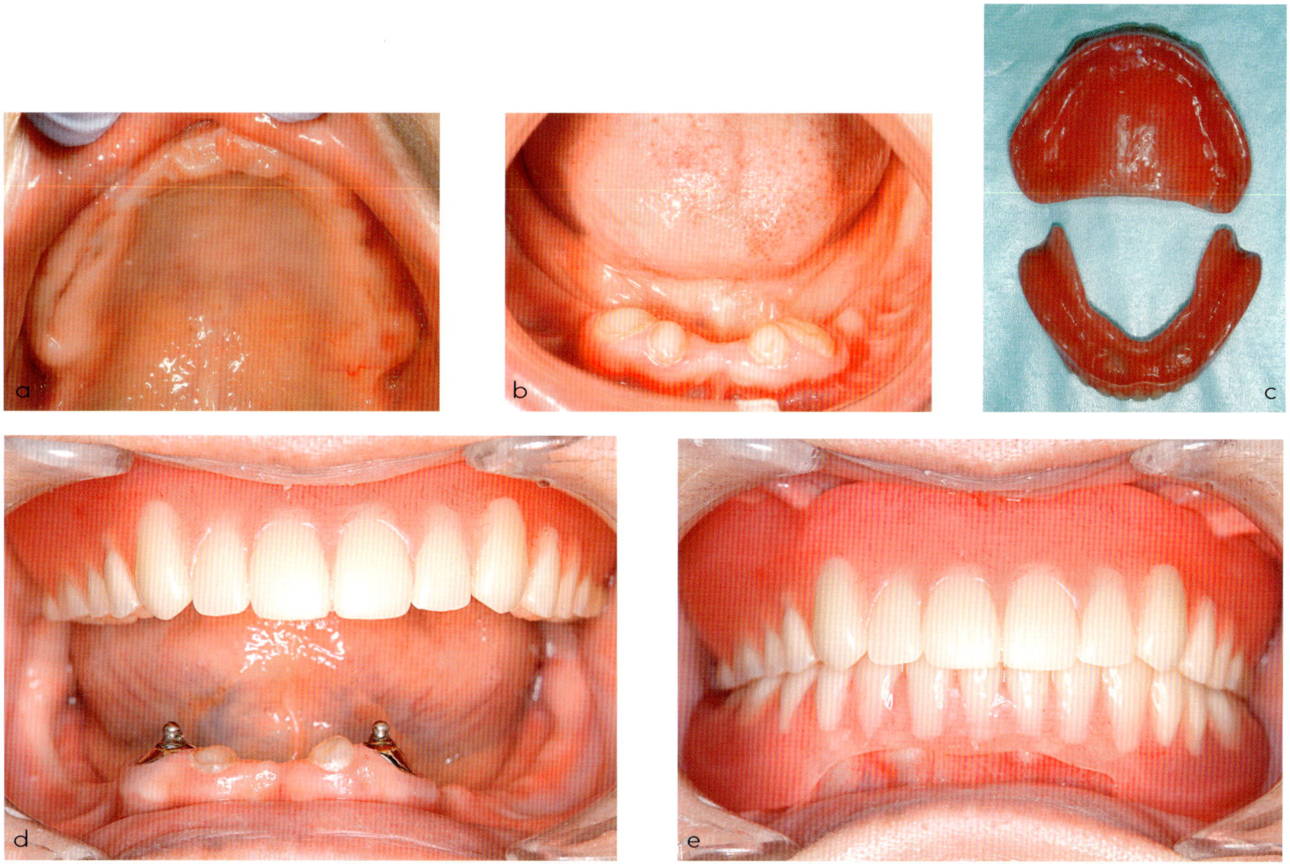

그림 1-6-2a~e 구치부 잔존 치조제가 흡수되어 있다. 조건이 나쁘더라도 잔존치아를 어태치먼트로 사용가능하다면 하악 의치의 유지안정은 비약적으로 증가하기 때문에 적극적으로 활용해야만 한다.

특히 상악의 경우에는 총의치로 이행함으로써 의치의 유지·안정이 현저히 향상되고, 환자도『빨리 뺐더라면 더 좋았을걸』하고 말하는 것을 경험합니다(그림 1-6-1).

한편, 하악의 경우에는 혀의 존재 때문에 총의치의 유지·안정을 얻는 것이 상악보다도 어렵습니다. 변연봉쇄를 확실하게 시행함으로써 안정 시 흡착을 얻는 것은 가능하지만, 기능 시 흡착을 유지하는 것은 쉽지 않습니다. 조건이 불량한 잔존치아가 있더라도 적극적인 활용을 고려해야만 합니다.

하악 무치악 치료법으로서 임플란트 오버덴쳐의 유효성이 많지만, 우선은 무치악으로 하지 않고, 잔존치아를 어태치먼트로서 이용할 수 있는지 생각해 봅시다(그림 1-6-2).

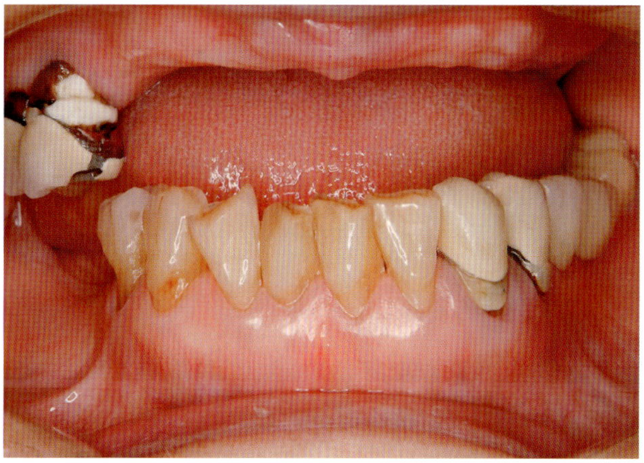

그림 1-6-3 하악의치 잔존 치조점막의 동통이 심한 증례. 상악 잔존치아의 치근 우식증은 가급적 충전재로 충전하였지만, 이러한 경우에는 치아보존에 연연하지 말고 전략적으로 발치하는 것도 선택 중의 하나이다.

인지증이 진행하여 총의치로 이행한 증례

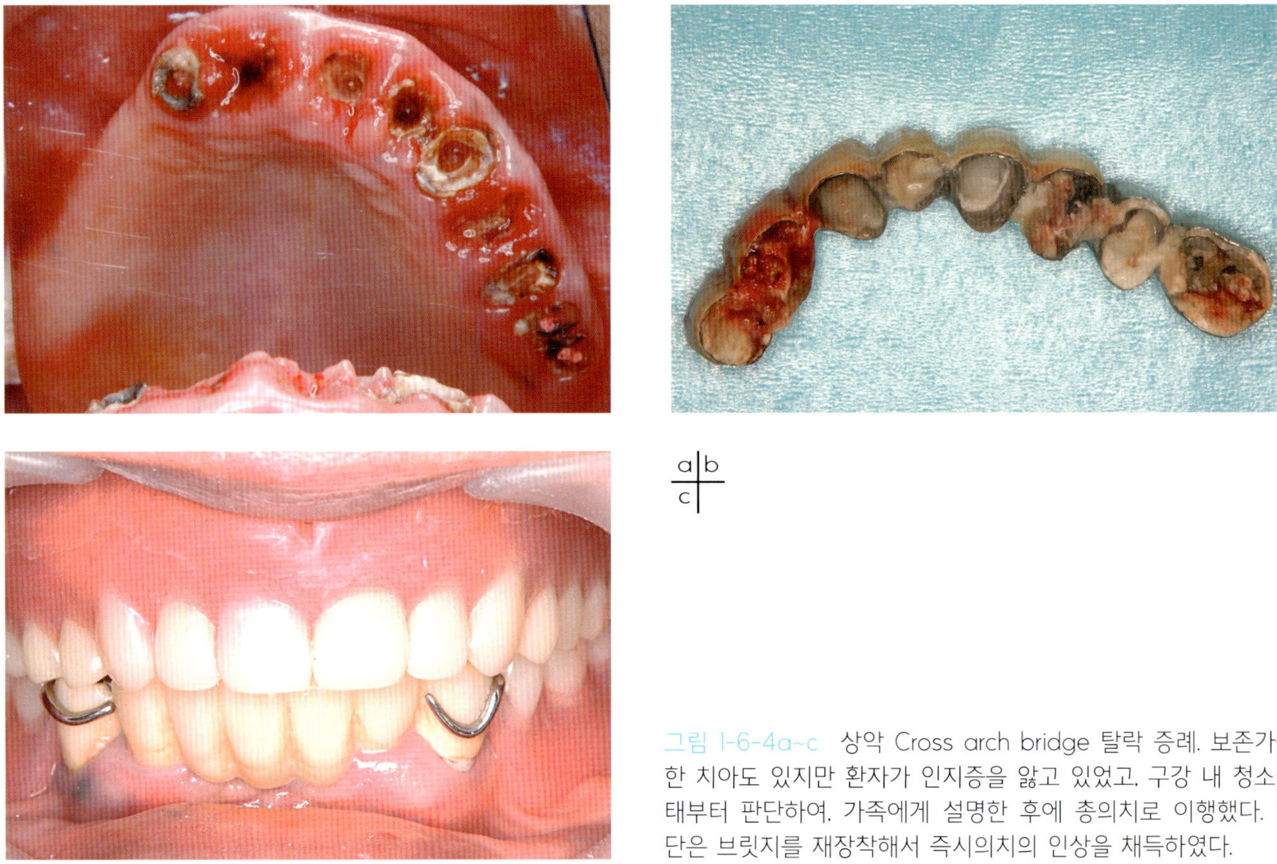

그림 1-6-4a~c 상악 Cross arch bridge 탈락 증례. 보존가능한 치아도 있지만 환자가 인지증을 앓고 있었고, 구강 내 청소상태부터 판단하여, 가족에게 설명한 후에 총의치로 이행했다. 일단은 브릿지를 재장착해서 즉시의치의 인상을 채득하였다.

구강위생과 전신과의 관계

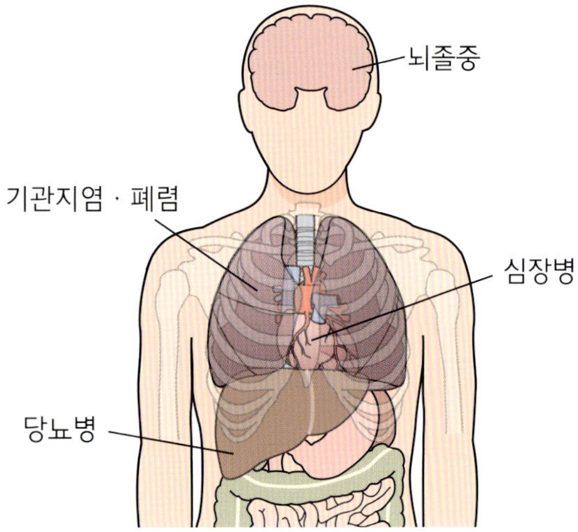

그림 1-6-5 불량한 구강위생상태는 고령자의 전신 건강에 중대한 영향을 끼칠 가능성이 있다. 상황에 따라서는 구강위생의 관점에서 총의치로 전환시킬 필요가 있다.

Ⅲ 동통의 조절

저작 시 동통을 조절하기 위해 총의치로의 이행이 유리한 증례도 있습니다. 엇갈린 교합을 클라스프 덴쳐로 보철했을 때 조직변위량의 차이와 강한 교합력 때문에 결손부의 동통에 대한 대응이 어려운 경우가 있습니다. 임플란트로 응용이 가능하면 좋겠지만, 현실적으로 대규모의 보철개입이 곤란한 경우가 있습니다.

임상적으로 최후의 수단으로서 발치해서 엇갈린 교합상태를 의도적으로 제거함으로써 문제를 피할 수 있는 경우도 있습니다(그림 1-6-3).

Ⅳ 구강 유지관리가 곤란한 경우

고령자가 되어 인지기능·신체기능이 저하되면 그 전까지 가능했던 구강 위생관리가 곤란하게 됩니다. 복잡한 보철물의 청소상태가 불량하게 되고, 이차우식증이나 변연성 치주염을 조절할 수 없게 되었을 때는 환자나 가족과 상담해서 총의치로 결정하고 치료를 시작할 필요가 있습니다.

시설에 입소하거나 인지증이 진행된 후에 대규모의 보철개입은 시술의 난이도가 어려워질 뿐 아니라 환자의 순응에도 곤란을 겪습니다.

긴 고정성 보철물(long-span bridge)을 총의치로 치환하는 것 같은 큰 변화는 순응성이 있는 전신상태에 있을 때 시행해야 합니다. 흡인성 폐렴의 위험성 등을 포함해서, 치아를 남기는 단점을 설명할 필요가 있습니다(그림 1-6-4, 5).

Diagnostic Edition 7

처음 총의치를 장착하는 환자와 의치 장착 유경험자와의 진단 차이 ~ 환자의 쇼크나 불신감을 누그러뜨린다~

I 환자 동의서(Informed Consent)

최후의 잔존치아를 발치하고, 총의치로 이행하지 않으면 안 되는 증례에서는 동의서가 매우 중요합니다. 치과의사는 발치하지 않으면 안 되는 이유에 대해서 환자에게 설명하고, 발치한 후의 상황에 대해서도 가능한 알아듣기 쉽게 설명해야 합니다.

대다수의 환자는 발치의 필요성에 대해서는 이해하지만, 발치 후의 상태에 대해서는 상상할 수 없습니다. 치과의사는 동의서를 받았으니 환자가 이해했다고 생각할지 모르지만, 발치 후 총의치 치료에 대해서 불만을 가진 환자가 적지 않습니다.

예를 들어『틀니가 너무 쉽게 빠진다』『전보다도 씹기 힘들다』하면서 국소의치에서 총의치로 이행한 것에 대한 불만부터,『원래로 되돌려 주었으면 좋겠다』『정말은 빼지 않아도 좋지 않았을까?』라고 불신감에 가득 찬 말에 이르기까지 여러 불만을 말하는 환자도 있습니다(그림 1-7-1).

II 정중한 문진과 진찰

처음으로 총의치를 만드는 환자는 과거에 치과치료를 받았던 환자로서, 국소의치를 장착하고 있었던 경우도 많겠지요. 또한 술자 자신이 오랫동안 치료한 환자가 무치악으로 되는 경우나, 지금까지 여러번 의치를 장착해 온 환자의 경우도 있을 것입니다. 눈앞에 있는 환자와 어떠한 관계이든지 간에 항상 새로운 기분으로 문진이나 진찰을 시행합니다. 선입관을 가지고 환자에게 문진이나 진찰을 시행하면 잘못 판단할 수도 있고, 진단 시 중요한 언어나 징후를 놓치고 맙니다.『경험은 느낌을 낳는다』는 말이 있습니다만, 숙련된 치과의사는 환자가 살짝 내뱉은 말 중에서 진짜 말하고 싶어하는 것을 발견합니다.

환자의 쇼크나 불신감을 누그러뜨리기 위해서는 발치의 필요성과 함께, 발치 후의 상태에 대해서 발치 전 의치와 어떻게 다른지, 발치하지 않은 경우의 의치의 문제점에 대해서 비교하면서 설명해야만 합니다.

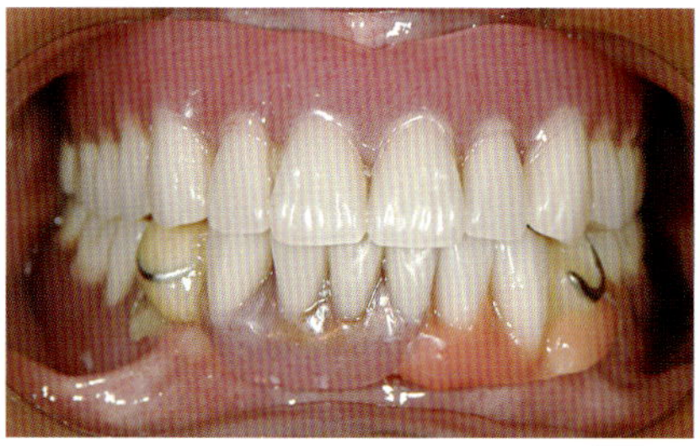

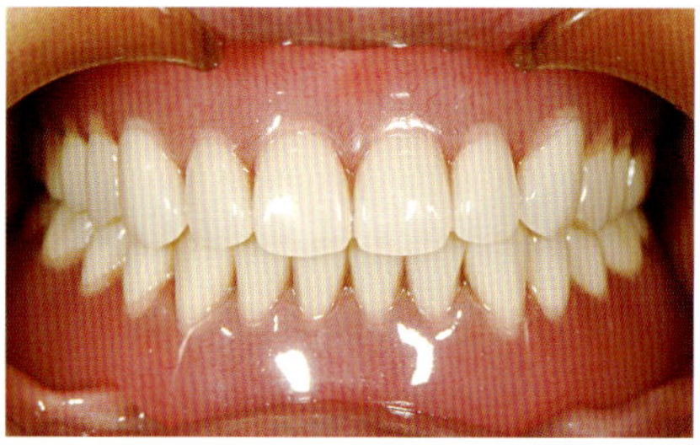

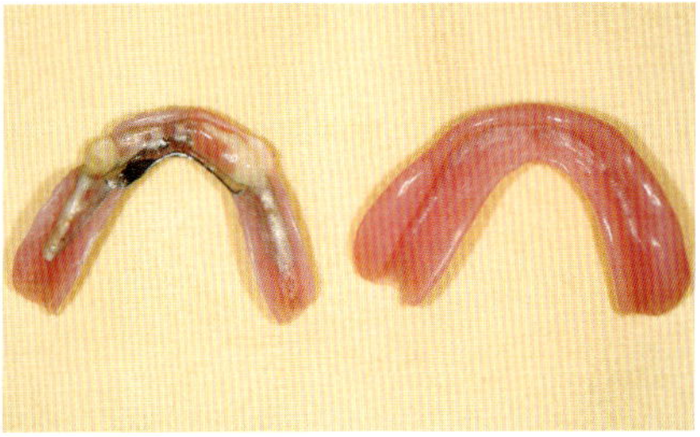

그림 1-7-1a~c 잔존치를 발치하고 현재 가지고 있는 의치에 인공치아를 추가하여 수리하고, 발치와의 치유를 기다려서 새로운 의치를 제작하였다. 국소의치에서 총의치로 이행한 경우, 의치 형태는 다르고, 안정성에도 큰 변화가 생긴다. 발치 전 동의서가 중요하다. a|b|c

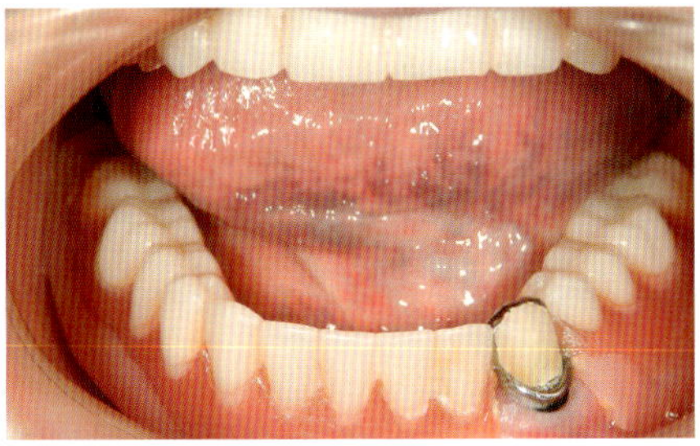

그림 1-7-2 하악의 경우 잔존치아의 유무는 의치의 유지 안정성에 크게 영향을 주기 때문에 환자에게 충분하게 설명한다.

표 1-7-1 총의치 환자에의 대응항목

① 의치에 대한 위화감 및 적응에 대해서 설명한다.
② 의치의 기능회복 정도의 차이에 대해서 설명한다.
③ 실현가능하지 않은 것은 약속하지 않는다
④ 환자의 의견을 충분히 듣는다.
⑤ 의치에 대해서 확실한 보장을 하지 않는다.

그러나 발치 후 상태에 대해서 명확하게 설명하는 것이 가능하나요? 의치 장착 환자는 고령자가 많기 때문에 이해력을 기대하기는 어렵고, 이해하지 못한 경우도 있습니다. 느긋하게 천천히 이야기를 듣고 설명하며, 질문에 대해서도 천천히 정중하게 답변해야 합니다. 다른 치료와 마찬가지로, 충분한 설명을 하는 중에, 발치 후에 총의치로 된다고 하는 선택은 환자 자신에게 맡겨야 합니다. 환자에게는 가능한 정보를 제시하고 선택을 유도하는 것이 아니라, 자기 결정을 천천히 기다려서 합의를 하는 것이 중요합니다.

발치 후의 상태가 환자의 기대와 달리, 일시적인 기능저하가 일어날 때도 있습니다. 이러한 경우가 생기더라도 가능한 대처(노력)를 한다는 것을 환자에게 전달하는 것은 환자와의 좋은 관계를 발전시키고, 치료를 성공으로 이끄는 열쇠가 됩니다. 또한 총의치에 의한 기능회복은 환자의 재활에 대한 노력이 중요하고, 치과의사의 지시를 지켜서 협력하는 것이 해결의 지름길인 것을 전달합시다(그림 1-7-2).

III 구의치(old denture) 혹은 복제의치(duplicate denture)로 진단한다

총의치 환자의 일반적인 진단에 대해서는 전술하였지만, 진단에 대해서는 처음으로 총의치를 장착하는 환자이든지, 유경험자이든지 간에 기본적으로는 변하지 않습니다. 처음으로 총의치로 이행한 환자에 대해서는 구의치의 상태를 검사하고, 수정한 구의치를 이용한 검사가 중요합니다.

발치 후에는 적절하게 인공치아를 수정하고, Tissue conditioner를 이용하여 점막조정을 해 가면서, 필요에 따라 신중하게 교합을 조정합니다. 구의치나 복제의치를 치료용 의치로서 사용해서, 환자의 반응이나 적응능력을 보아 가면서 문제점을 하나씩 해결하고, 새로운 의치를 서둘러서 제작하지 않는 것이 중요합니다.

IV 입은 하나, 귀는 두 개

총의치 환자에 대한 대응은 표 1-7-1에 열거한 항목에 주의합시다[1]. 매일의 바쁜 진료 중에서 환자에게 설명할 시간이 없는 경우가 있습니다만, 진료 스탭에게 의존하지 않고, 치과의사 자신이 성의껏 설명하고, 환자와의 좋은 관계를 구축하는 것이 총의치 보철을 성공시키는 지름길입니다. 고령환자는 들어주는 것을 간절히 원합니다.『입은 하나 귀는 두개』. 말하는 것의 두 배는 잘 듣도록 합시다.

❖ 참고문헌

1. 坪根政治, 豊田静夫. 総義歯臨床形態学. 東京：医歯薬出版, 1978；32-34.

Diagnostic Edition 8

구강건조증이나 구강운동장애 등이 있어도 총의치 치료를 시작해도 괜찮을까?

Ⅰ 구강건조증과 구강건조감

구강건조감은 총의치에 대한 불만이 많은 환자에게는 술 전에 반드시 체크할 필요가 있는 항목입니다. 이것은 구강건조감이 타액분비량을 의미할 뿐만 아니라, 의치의 사용에 큰 영향을 미치는『하악 기능이상』과 관계가 깊기 때문입니다.

구강건조증이나 구강건조감 모두 구강 내의 건조가 문제가 된다는 것은 같고, 총의치 치료를 시행할 때는 주의가 필요합니다. 단, 이들은 실제로는 다른 상태를 보여줍니다.

구강건조증은 실제 타액분비의 저하를 동반하고, 구강건조감은 실제 타액분비가 많더라도 구강 내가 건조하다고 느끼는 것을 의미합니다. 물론 실제 타액분비가 저하하는 환자에의 대응과 타액분비는 충분히 되지만 구강 내 건조감에 신경쓰는 환자를 치료할 때 시행할 것은 다릅니다.

구강건조의 정도는 시진으로도 어느 정도 평가할 수 있습니다. 대부분의 젊은 사람은 타액분비가 충분하다고 인정되기 때문에 정상적인 상태인지의 여부는 간단히 구분할 수 있습니다. 타액이 약간 적은 상태에서는 타액이 실을 끌어당기는 상태로 되어 있는 것이 시진의 핵심이 됩니다. 중등도의 구강건조로 되면 약 1mm 이하의 작은 거품이 다수 보입니다. 중증으로 되면 혀나 구강점막이 건조된 상태인 것이 한눈으로 알 정도가 됩니다.

구강건조는 복용약제의 부작용으로 인한 경우도 있습니다. 표 1-8-1은 종종 구강건조를 동반하는 약물로서, 이들 약제를 복용하고 있어서 구강건조감이 심한 경우에는 약제의 처방을 시행한 진료과와 연계하여 복용의 필요성을 검토하는 것이 좋겠지요.

객관적인 자극 타액의 평가방법으로는 그림 1-8-1에 보이는 Saxon test로 가볍게 시행할 수 있습니다. 거즈에 흡수된 타액량을 측정하는 방법으로써 거즈

표 1-8-1 구강건조와 관련한 약제

약제
β 차단제
항고혈압제
이뇨제
항우울제
항파킨슨제

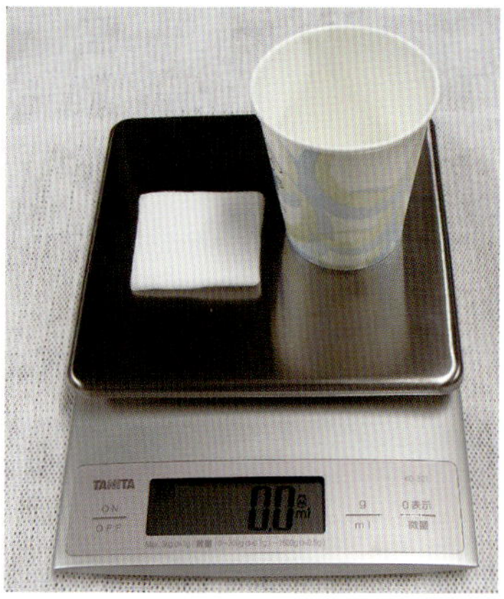

그림 1-8-1 Saxon test. 종이컵과 거즈 무게를 계측해 놓고, 거즈를 2분간 저작하는 것처럼 씹게 한 후에 컵에 넣어서 무게를 계측한다. 무게의 증가가 2g 이상이 되면 정상이다.

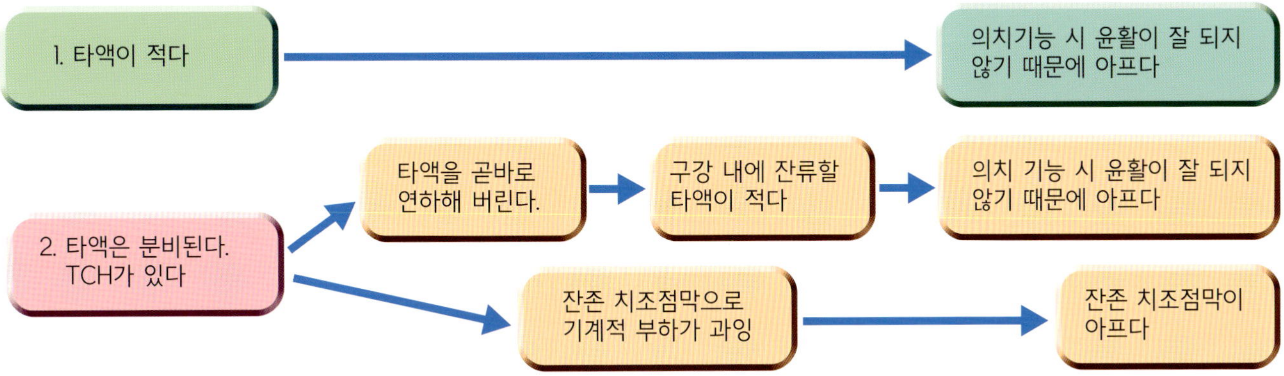

그림 1-8-2 타액량과 의치의 부조화의 관계

● TCH 가 있는 의치환자

그림 1-8-3a, b 타액 분비저하는 인정되지 않지만 구강건조감을 호소한 증례. 상하악 잔존 치조정에 경도의 과각화 경향이 있어서 하얗게 보인다. 타액 분비량은 정상이지만, TCH가 있으면서 타액을 지속적으로 연하시켜서 구강건조감이 발생한다고 생각된다.

a|b

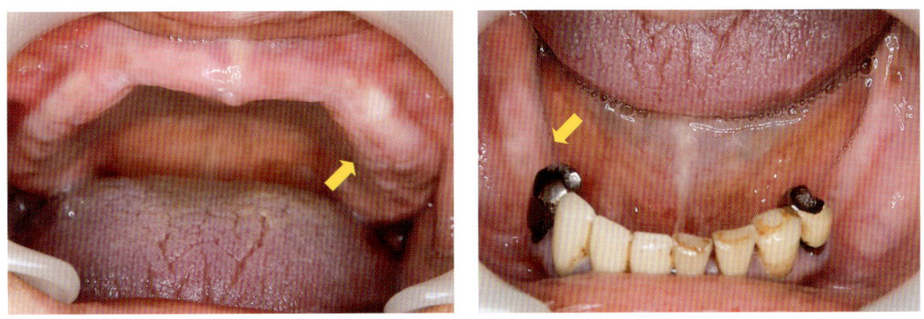

를 씹기 전에 거즈와 거즈를 넣을 컵의 중량을 계측해 놓고, 2분간 저작하듯이 씹은 후에 거즈를 컵에 넣어서 중량을 계측합니다. 전후의 중량 차이가 타액 분비량으로서 2g/2분 이하라면 타액분비가 저하되어 있다고 판단합니다.

이와 같은 방법으로 평가하여 충분한 타액이 분비되었는데도 구강건조감을 호소하는 경우에는 정신적인 스트레스나 하악위 기능이상 (TCH: Tooth Contacting habit)과 관련이 있을 가능성을 생각하는 것이 중요합니다. 그림 1-8-2에서 보여준 것처럼 타액은 충분히 분비되고 있더라도 정신적인 스트레스나 TCH가 있다면, 분비한 타액이 금방 연하되어 버립니다. 결과적으로 구강 내에 잔류하는 타액이 적고, 의치기능 시 윤활 작용이 제대로 되지 않기 때문에 동통을 느끼게 됩니다.

이뿐 아니라 연하 시 가볍게 치아가 접촉하게 되므로 의치상 점막하 조직에 높은 빈도로 교합력이 가해집니다. 이로 인해 치조제 점막에 과잉의 기계적 힘이 부하되어 의치의 불편함을 자각하게 됩니다.

TCH가 있는 의치 환자의 증례를 그림 1-8-3에 보여줍니다. 타액분비 저하는 인정되지 않지만, 구강건조감을 호소합니다. 상하악 잔존 치조정 부위가 경미하게 과각화 경향이 있어서 하얗게 보여집니다.

이 소견은 TCH가 있는 환자에 자주 보입니다. 의치의 동요에 의해 욕창성 궤양이 생겨서가 아니라 의치가 정위치에 바르게 위치하는데도 불구하고, 잔존 치조점막 전체에 불쾌감이 발생합니다. 의치를 빨리 빼고 싶거나 혹은 의치가 참기 어려운 고통을 준다고 느끼는 등 불평이 빈번하게 발생하고, 가끔 의치의 재제작을 강력히 희망합니다.

이러한 증례에 대해서 단순히 의치를 재제작해도 원인이 해결되지 않고, 환자는 심한 불만을 가지게 됩니다. 타액분비량의 객관적 평가와 TCH의 술 전 설명이 필요합니다.

표 1-8-2 구강 운동장애의 분류

특발성 구강 운동장애	① Senile chorea
	② Senile dystonia
약물성 구강 운동장애	① 지발성 운동장애 : tardive dyskinesia (지발성 긴장이상 : tardive dystonia)
	② 항파킨슨병 약에 의한 운동장애
추체외로계 질환	① Huntington 무도병
	② Wilson 병 (hepatolenticular degeneration)
	③ 간뇌질환 (acquired hepatolenticular degeneration)
	④ Gilles de la Tourette병 (multiple convulsive tic with coprolaria)
	⑤ Meige 증후군 (blepharospasm and oromandibular dystonia)
기타 질환	각종 폐렴, 적혈구 증가증, 부갑상선 기능저하증, Addison 병, 전신홍반루푸스 (SLE) 등

(秋ロ一郎: 1986에서 인용발췌).

● 구강 운동장애

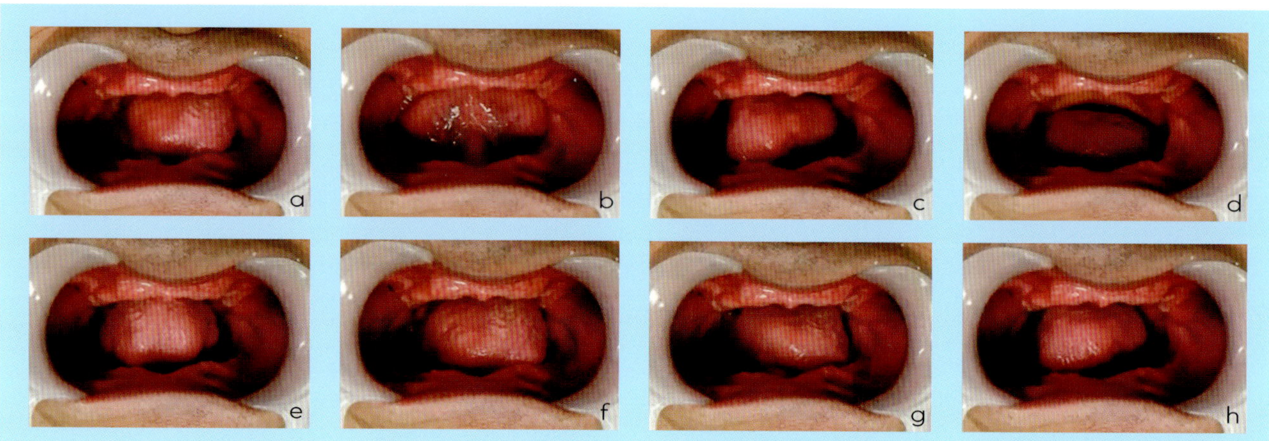

그림 1-8-4a~h 구강 운동장애의 증례. 꽤 빈번하게 움직이는 불수의 운동이 있더라도 운동범위가 치조정의 범위 내에 있는 경우에는 총의치를 사용할 수 있는 증례가 많다.

II 구강 운동장애(oral dyskinesia)

구강 운동장애는 표 1-8-2에서 보여주는 것처럼 4종류로 분류되어 있다고 알려져 있습니다. 이 분류 중에서도 특발성 혹은 기타로 분류된 것도 다수 존재하고 있고, 모든 원인이 명확하게 되어 있다고 말할 수는 없습니다. 특히 치과와의 연관성에 대해서, 부적합한 총의치나 교합의 이상이 구강 운동장애를 유발한다고 종종 보고됩니다.

한편 양호하게 기능하는 총의치를 장착함으로써 구강 운동장애가 일상생활에 지장을 미치지 않을 정도로 개선되었다는 보고도 있고, 이것을 실제로 빈번하게 경험합니다. 그러나 충분히 기능적인 배려를 한 총의치를 제작하더라도 사용할 수 없는 증례를 만나는 것도 사실이고, 예지성이 낮은 진료행위라는 것을 부인할 수는 없습니다.

구강 운동장애가 존재하고, 무치악이며, 치과치료를 위해 통원 가능한 사회적 환경을 유지하고 있는 환자의 수는 많지 않기 때문에 증거를 입증할 수는 없습니다. 구강 운동장애가 있는 무치악 환자에 대해서 총의치를 제작하는 경우에 필자들은 구강 운동장애의 운

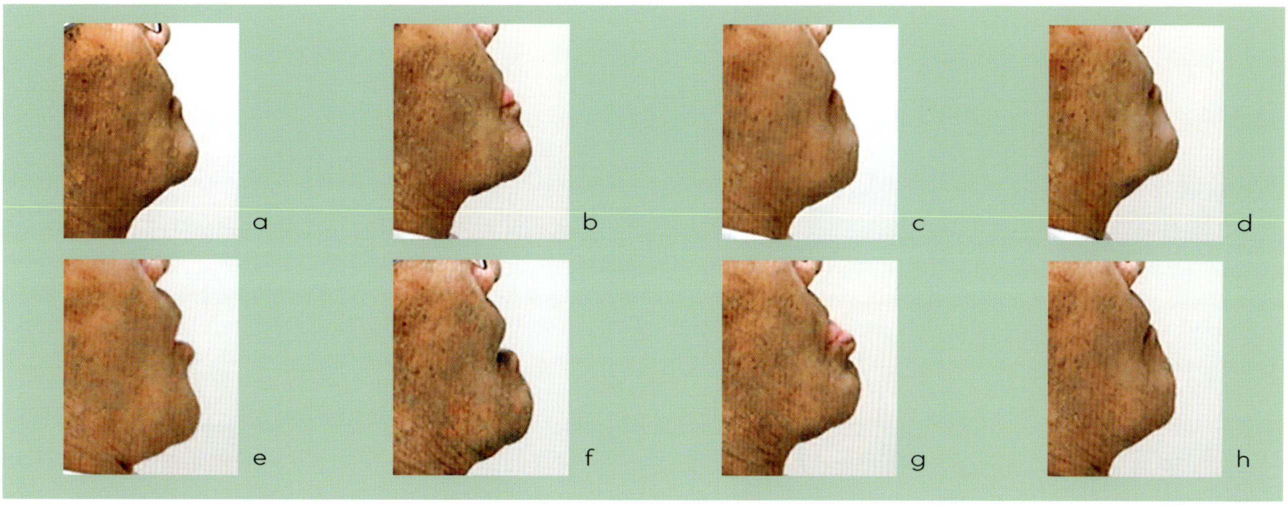

그림 1-8-5a~h 구강 외로 혀의 돌출(경도)을 동반한 구강 운동장애의 증례. 무의식적으로 혀 돌출을 동반한 구강 운동장애이지만, 회화 등의 기능 시에는 혀운동이 정상으로 된다. 돌출정도가 경도이고, 총의치에 의한 저작기능 회복 가능여부를 결정하기 어려운 경계선이라고 말할 수 있다.

동범위와 발현빈도에 착안하여 의치 치료의 예후를 추측하고 있습니다.

구강 운동장애 증례의 비디오에서 발췌된 사진을 그림 1-8-4에 보여줍니다. 이 증례는 구강 운동장애의 운동범위를 생각할 때 하나의 지표가 된다고 생각합니다. 혀는 꽤 빈번하면서 미세한 불수의 운동을 하고 있지만, 그 운동범위는 치조정보다 협측으로 넘지 않고, 비교적 한정된 범위 안에서 운동을 활발하게 반복합니다. 이 불수의 운동은 안정 시에 정지하지 않고 지속되고 있지만, 섭식 시에는 저작이나 연하에 필요한 수의 운동을 문제 없이 시행할 수가 있어서 제작한 상하악 총의치의 사용이 가능합니다.

발현빈도에 대해 참고가 되는 증례의 비디오에서 발췌한 사진을 그림 1-8-5에 보여줍니다. 이것은 안정 시 구강 운동장애의 상태를 촬영한 것입니다만, 혀의 운동범위는 확실하게 치열을 넘어서서 구강 외까지 도달하고 있습니다. 단, 이 증례에서는 환자가 말하기 시작하면, 이 운동은 억제되고 통상적인 혀운동의 범위에서 기능하고 있습니다.

이처럼 주로 구강에 대한 의식이 저하하였을 때는 발생하지만 통상적인 구강기능을 발휘하는 경우에 소실되는 수준의 구강 운동장애라면, 총의치를 제작해도 거의 정상적으로 기능할 가능성이 높다고 생각합니다. 역으로 말해서 항상 구강 외에서 설첨이 관찰될 정도의 발현빈도와 운동범위를 보여주는 구강 운동장애에 관해서는 필자들도 총의치가 사용될 수 있는 상태까지 치료를 한 경험은 없습니다. 구강 운동장애에 관해서는 가족을 포함하여 사전에 그 가능성의 정도를 설명한 후에 '동의를 얻는다면 치료를 시작합니다'라는 태도를 유지하는 것이 중요합니다.

마지막으로, 구강 운동장애와는 다르지만, 『틀니를 새로 만든 후부터 입술에서 침이 흘러내린다』라고 불평하는 경우를 가끔 만납니다. 물론 총의치의 전치 피개 관계 등으로 같은 현상이 일어나는 경우도 드물게 있지만, 이 경우에는 구순폐쇄나 혀운동의 부전을 자각하기 시작하였기 때문에 의치의 재제작을 희망해서 의치를 제작했다는 것을 문진에서 청취할 수 있습니다. 이것은 경도의 뇌혈관장애 등으로 유래하는 구강 주위의 운동장애일 가능성이 높다는 것을 시사합니다. 이들 문제를 갖고 있을 때에는 특히 술 전 문진과 충분한 설명이 필요합니다.

Diagnostic Edition 9

목적에 맞춘 치료용 의치
~악관절, 점막의 치료~

I 잔존 치조점막이나 악관절의 증상을 개선한다

총의치를 재제작 시 주의할 사항으로, 환자가 장기간에 걸쳐 의치를 사용하여 잔존 치조제 흡수에 의해 의치상 점막면이 부적합하여 점막에 맞지 않는 경우가 있거나 인공치의 교모에 의해 교합고경이 저하되어 구각염이나 악관절증을 일으킬 수 있습니다.

이러한 경우, 새로운 의치를 제작하기 전에 잔존치조점막이나 악관절의 증상을 개선한 후에 의치 제작에 들어갈 필요가 있고, 치료를 시행할 때 치료용 의치를 이용합니다[1].

치료용 의치에는 환자가 사용하고 있는 의치에 상온 중합레진 등을 이용하여 수정·조정 등을 거친 치료용 의치와, 새롭게 복제의치 등을 제작하여 수정, 조정 등을 시행한 치료용 의치가 있습니다.

환자가 구의치의 수정을 원하지 않는 경우나, 구의치가 금속상이나 금속치아의 사용에 의해 수정이 곤란한 경우에는 복제의치로 해야 합니다[1]. 여기에서는 목적에 맞춘 치료용 의치로서 악관절 및 점막에 대한 치료를 설명하겠습니다.

II 악관절의 치료

본 항에 열거한 증례는 의치 제작을 희망하여 내원한 60세의 남성 환자로, 교합고경 저하에 의한 안모의 변화와 우측 악관절 부위의 동통을 호소하여 내원하였습니다.

● 교합고경의 저하

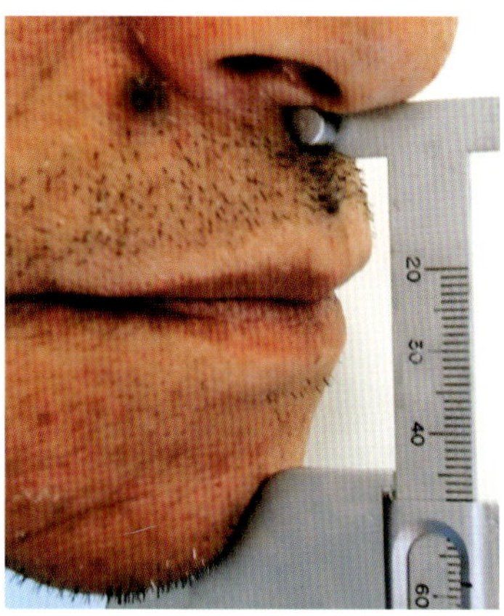

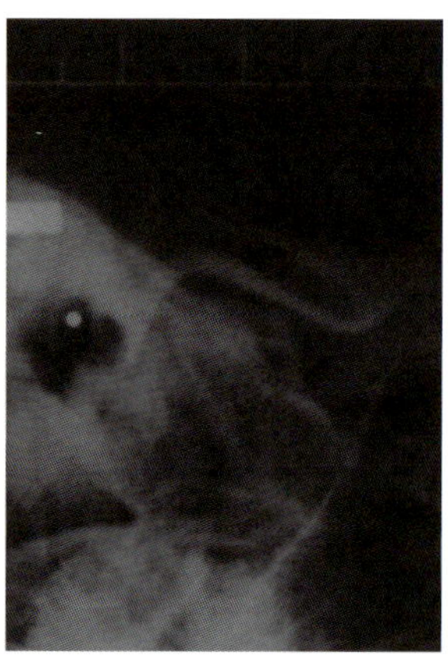

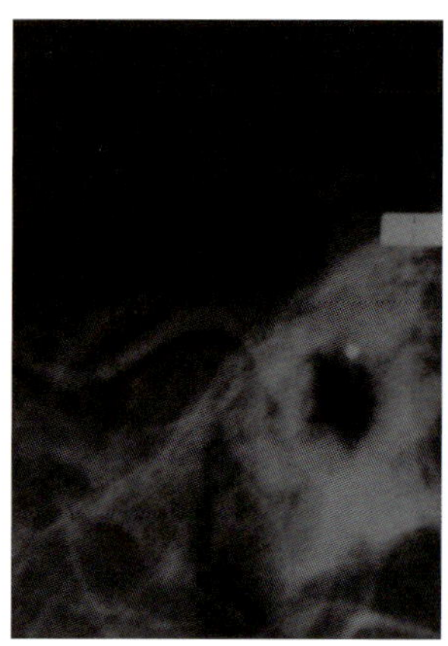

그림 1-9-1a~c a: 초진 시 안모. b:초진 시 우측 하악 과두. c: 초진 시 좌측 하악 과두

a|b|c

●교합거상

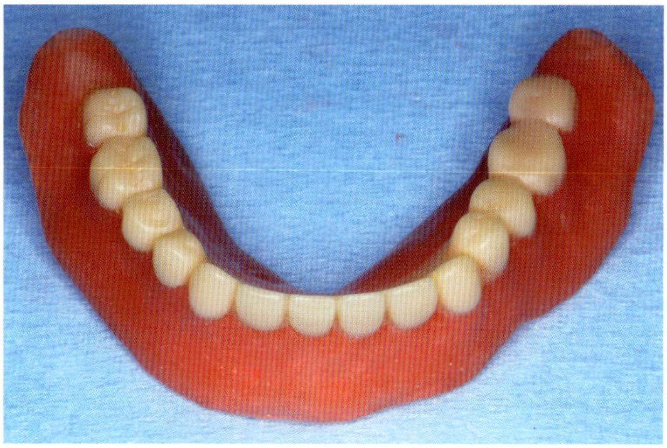

그림 1-9-2a 복제의치(교합거상 전)

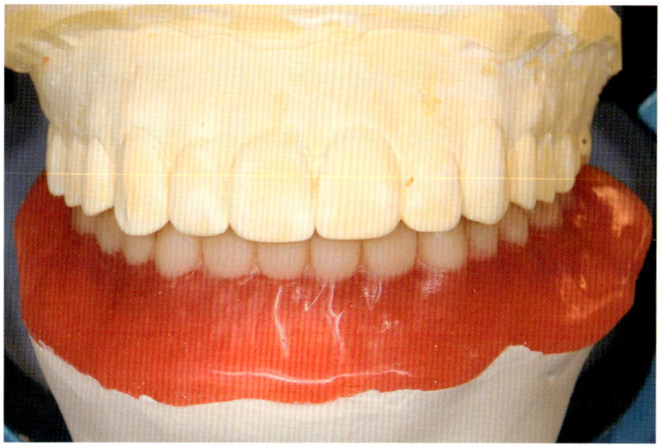

그림 1-9-2b 복제의치 교합기 장착 시

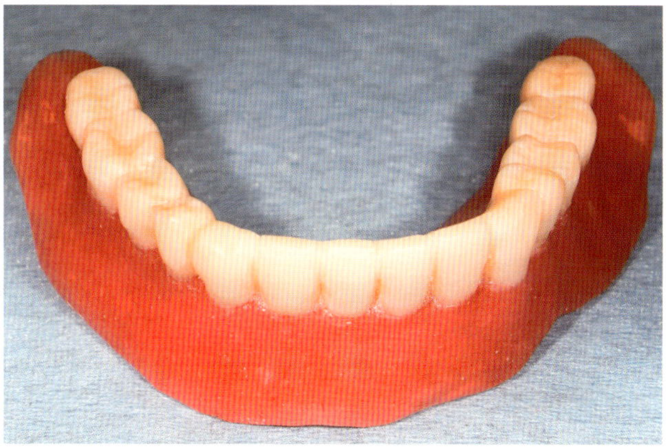

그림 1-9-2c 복제의치(교합거상 후)

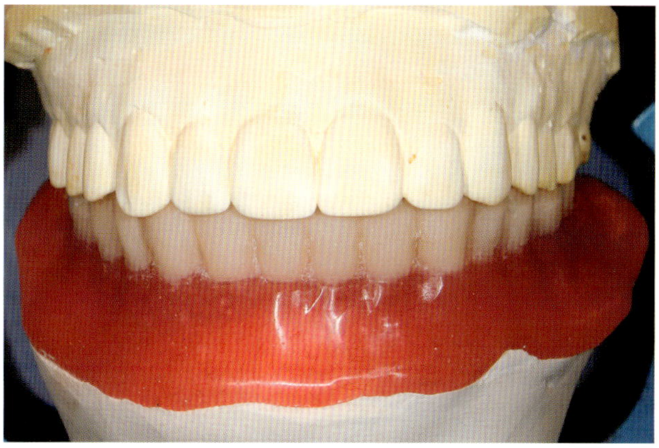

그림 1-9-2d 복제의치(교합거상 후)

● 교합거상 후의 안모

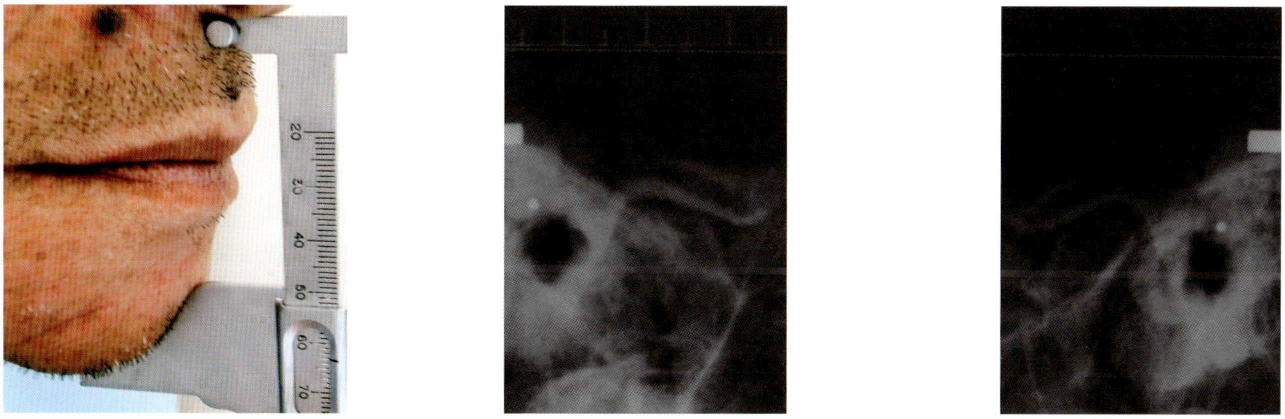

그림 1-9-3a~c a: 교합거상 후의 안모. b: 교합거상 후 우측 하악 과두. c: 교합거상 후 좌측 하악 과두 a|b|c

● 입술지지

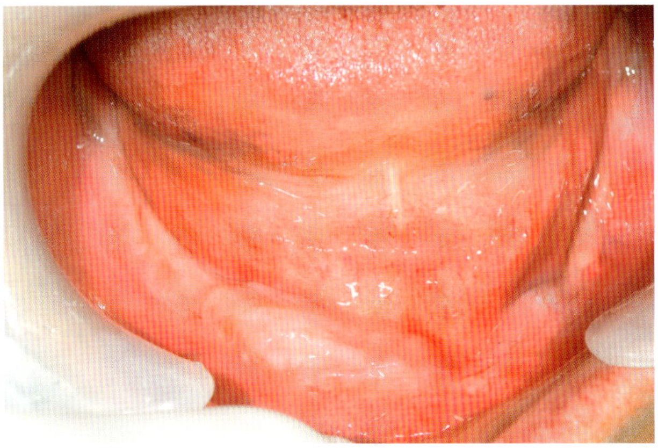

그림 1-9-4a 초진 시 잔존 치조제

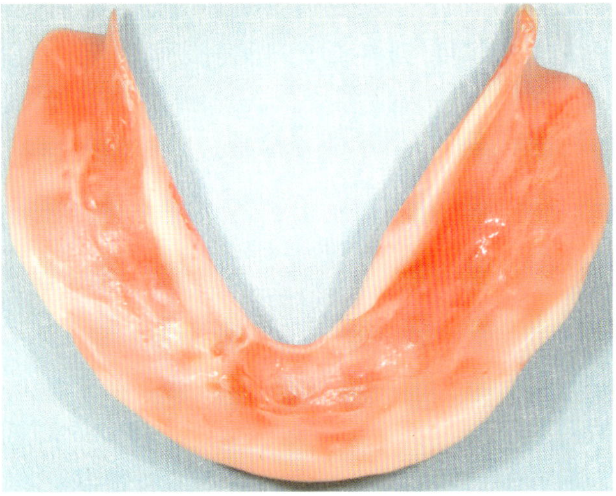

그림 1-9-4b 점막 조정 2주 후

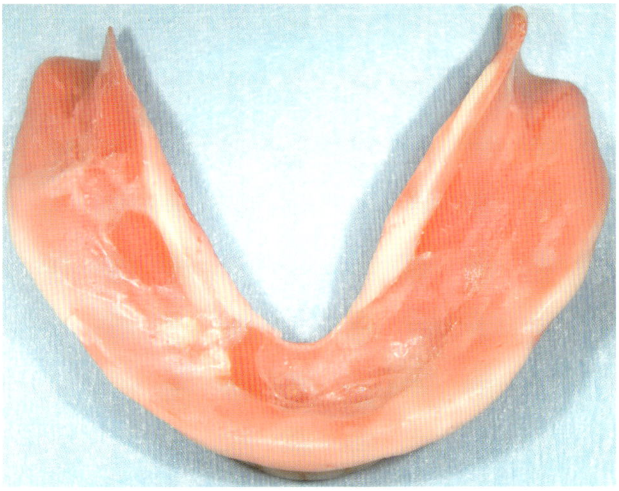

그림 1-9-4c 압박 부위 제거 후

초진 시 안모와 악관절 부위의 방사선사진(그림 1-9-1)에 의해 교합고경의 저하 및 양측 하악 과두가 약간 후방에 위치하고 있다고 판단할 수 있습니다.

이러한 경우 교합고경을 적절히 수정하여 하악위를 개선한 후에 악관절 증상의 소실을 확인하고 새로운 의치를 제작할 필요가 있습니다. 교합 측정기(bite gauge)를 이용하여 구의치 장착 시의 교합고경을 확인하고, 거기에 자유 공극(freeway space) 이용법에 의해 적정 교합고경을 확인합니다[2]. 필요한 교합거상량을 확인할 수 있다면 인공치 교합면에 즉시 중합레진을 올려서 교합을 거상시킵니다.

거상량은 1회에 0.2~2.0mm가 적절하다고 되어 있어서, 특히 예민한 환자의 경우에는 1회의 거상량을 0.5mm 이내로 하여서 급격하게 거상하는 것은 피하는 것이 좋다고 합니다[3].

본 증례의 경우에는 환자가 구의치를 이용한 수정을 희망하지 않았기 때문에 치료용 의치로서 복제의치를 제작하였고, 중심교합위에 의한 교합채득을 시행하여 교합기 상에서 교합을 거상하였습니다(그림 1-9-2).

치료용 의치를 장착한 후, 안모의 개선과 악관절 부위의 동통이 소실되었음을 확인하고, 방사선사진에서도 하악 과두가 적절한 위치로 이동한 것이 확인된 후(그림 1-9-3) 새로운 의치를 제작하였습니다.

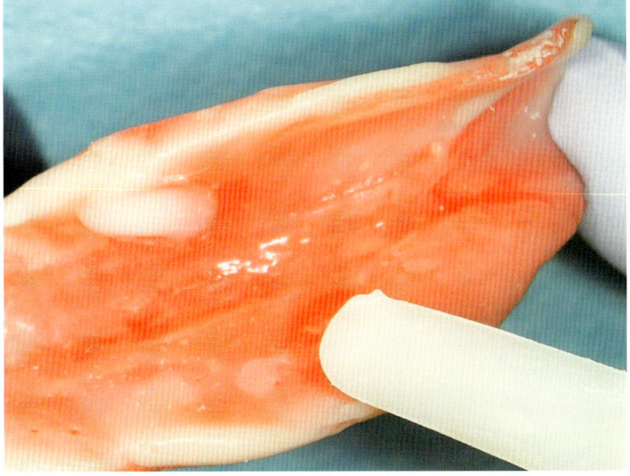

그림 1-9-4d 삭제 부위에 점막 조정재를 도포

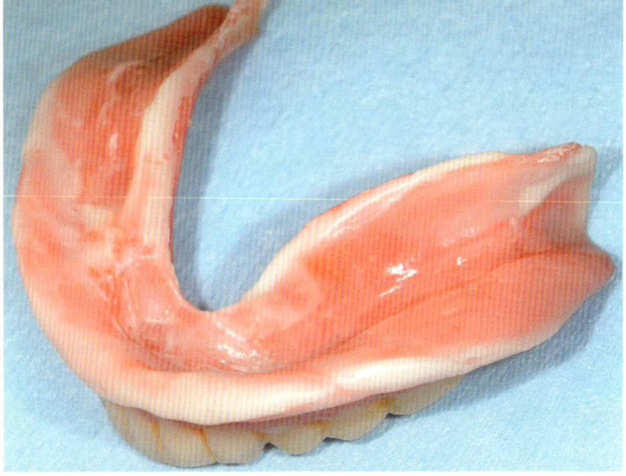

그림 1-9-4e 점막 조정 끝난 후

Ⅲ 점막의 치료

점막에 대한 치료로서는 점막 조정재를 이용하여 의치상 치조점막에 가해지는 불균등한 압력을 개선함과 동시에, 불균등한 압력으로 압박된 점막을 정상적인 상태로 회복시키는 처치를 시행합니다[1, 4].

그림 1-9-4a는 새로운 의치를 제작하고 싶어서 내원한 62세의 남성 환자의 구강 내 소견입니다. 초진 시 치조제에 의치부적합에 의한 동통 및 압박 부위를 보였기 때문에 점막 조정 후 새로운 의치를 제작하였습니다.

우선 교합관계를 확인하고, 점막에 교합압이 불균형적으로 가해지지 않도록 조정할 필요가 있다면, 교합을 조정합니다. 또한 의치의 부적합에 의해 soreness가 보인다면, 의치상 점막면을 삭제하여 조정할 필요가 있습니다. 그림 1-9-4b는 점막 조정재를 사용한 지 2주 후 의치상 점막면입니다. 점막 조정재의 두께가 얇아서 압박되고 있는 부위를 확인하였기 때문에 부분적으로 삭제하였고(그림 1-9-4c), 같은 부위에 점막 조정재를 다시 사용하였습니다(그림 1-9-4d).

마지막으로 그림 1-9-4e에 보여준 것처럼 점막 조정재의 두께를 확인하였고, 동통의 소실과 의치상 점막면의 개선이 인정되었기 때문에 점막조정을 마치고 새로운 의치 제작으로 이행할 수 있었습니다.

❖ 참고문헌

1. 細井紀雄, 平井敏博, 大川周治, 市川哲雄(編著). 無歯顎補綴治療学 第 2 版. 東京：医歯薬出版, 2009；84-87, 270-274.
2. 祇園白信仁, 大川周治, 小正　裕, 豊田　實, 細川隆司(編著). 無歯顎補綴治療の基本. 東京：一般財団法人口腔保健協会, 2005；88-90.
3. 保母須弥也(編集), 保母須弥也, 高山寿夫, 波多野泰夫(著). 新編咬合学辞典. 東京：クインテッセンス出版, 1998；272.
4. Harrison, A. Temporary soft lining materials. A review of their uses. Br. Dent. J. 1981；151：419-422.

Diagnostic Edition 10

구강 내의 이상, 궤양, 가동성 잇몸(flabby gum), 날카로운 골연(sharp bony edge) 부위 , 골융기를 발견했다면

Ⅰ 의치 제작의 전처치

총의치를 제작하기 전에 장착 혹은 심미나 기능에 지장을 주는 원인은 제거하는 것이 좋으므로, 의치 제작의 전처치로서 실시합니다.

하악의 운동이상이나 의치상의 점막이상에 대해서는 사용 중의 의치를 조정하거나, 치료용 의치를 장착함으로써 개선시키는, 보철적인 전처치를 시행합니다.

한편 의치성 섬유증, 가동성 잇몸, 날카로운 골연 부위, 골융기 등의 조직의 이상이나 해부학적 형태의 이상이라면, 외과적 전처치에 의한 제거가 검토됩니다.

Ⅱ 발치가 필요한 치아, 잔존 치근

점막에 비해서 치주인대는 매우 훌륭한 지지능력을 가지고 있고, 의치기능을 높이기 위해서는 예를 들어 잔존 치근이더라도 우선은 보존하는 것을 검토해야만 합니다.

즉, 예후가 불량하다고 추측되어 발거가 필요한 치아나 의치 장착을 매우 불리하게 하는 잔존 치근이 아니라면 지대치로써 활용하고, 국소의치나 오버덴쳐를 생각해야 합니다.

한편, 치아를 잔존시킴으로써 심미성이나 기능성이 크게 떨어지는 증례에서는 발치를 검토합니다. 발치 전에 인상채득, 교합채득을 시행하고, 발치와 동시에 의치를 장착합니다.

Ⅲ 욕창성 궤양, 잔존 치조점막이상

교합의 부조화나 의치상의 부적합에 의해 교합압의 부담이 균일하게 분포하지 않은 경우에는 잔존 치조점막이상이나 욕창성 궤양이 발현합니다(그림 1-10-1). 원인인자를 제거하기 위해 보철적인 전처치로서 교합조정이나 해당 부위의 의치상을 릴리프(relief)함으로써 개선시킵니다. 실리콘 인상재를 이용한 의치상의 적합검사는 부담압 분포의 확인방법으로서 유용한 검사방법입니다(그림 1-10-2).

또한, Tissue conditioning을 시행함으로써 부담압 분포가 균등하게 되도록 하고, 뒤틀림이 있는 잔존 치조점막을 정상적인 상태로 되돌린 후에 인상을 채득합니다(그림 1-10-3).

Ⅳ 가동성 잇몸(flabby gum)

골이 지지하지 않은 점막은 부유성의 고무상태를 보이고, 가동성 잇몸(flabby gum)이라고 부릅니다. 하

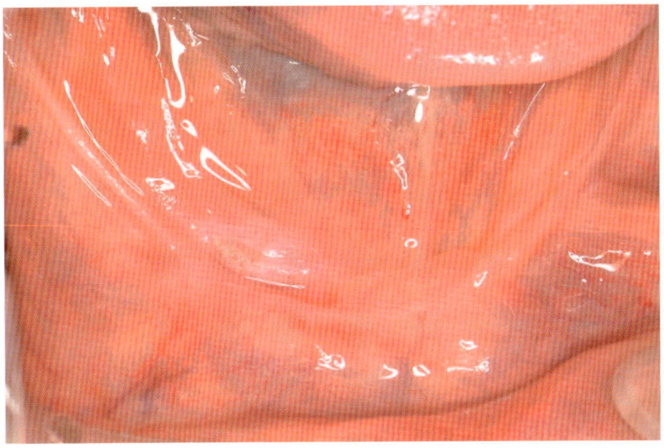

그림 1-10-1 교합의 부조화나 의치상의 부적합에 의해 교합압의 부담분포가 균일하지 않게 된 경우에는 잔존 치조점막이상이나 욕창성 궤양이 발현한다.

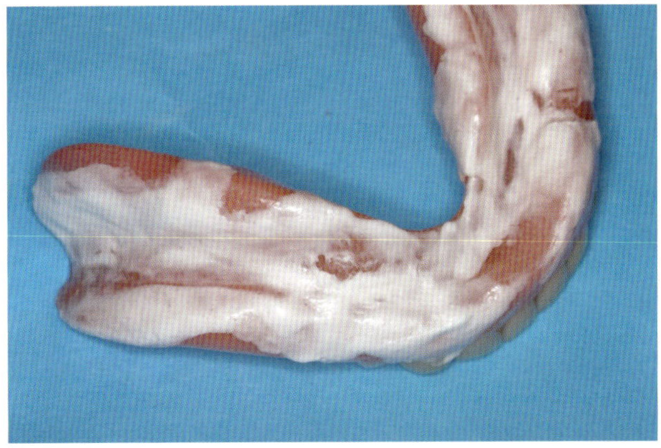

그림 1-10-2 실리콘 인상재를 이용한 의치상의 적합검사는 부담압 분포 확인법으로서 유효한 검사방법이다.

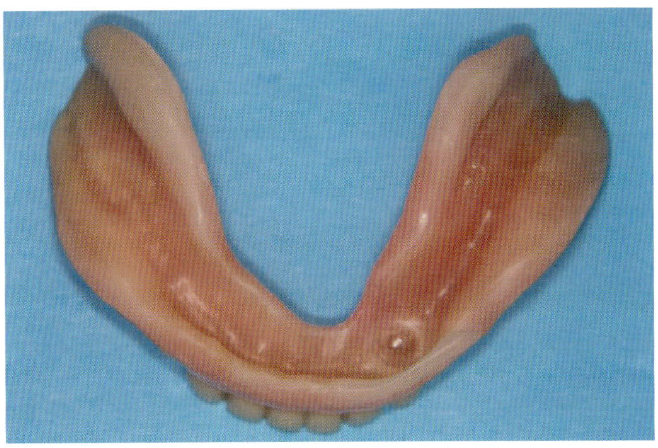

그림 1-10-3 Tissue conditioner를 사용하여 조직조정을 시행함으로써 부담압 분포를 균등하게 하고 뒤틀림이 있는 치조점막을 정상상태로 되돌린 후에 인상을 채득한다.

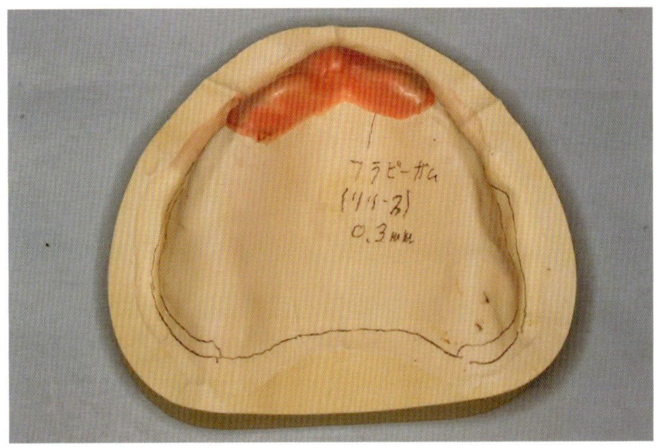

그림 1-10-4 가동 잇몸 부위를 릴리프해서 트레이를 제작한다. 트레이에 순로를 만듦으로써 선택적인 가압인상을 채득하고, 변형이 없는 작업용 모형을 제작할 수 있다.

악 전치가 잔존한 전후 엇갈린 교합이나 Combination syndrome에서는 하악 전치가 상악 틀니를 치기 때문에 상악 전치부 잔존 치조제에 잘 생깁니다. 가동성 잇몸의 인상채득 시 다른 부위의 인상채득 시와 같은 가압량으로 하면, 이 부위가 많이 변형된 작업 모형이 제작되기 때문에 의치의 유지안정에 불리합니다.

그래서 인상 전에 가동성 잇몸을 외과적으로 절제하든지, 이 부위를 릴리프한 트레이를 사용함으로써 선택적인 가압인상으로 채득하고, 가동성 잇몸의 변형이 없는 작업용 모형을 제작합니다(그림 1-10-4).

V 의치성 섬유증

부적절한 의치 변연의 기계적 자극에 의해 생기는 의치성 섬유증은 의치의 유지안정이나 변연봉쇄에 크게 영향을 줍니다. 의치성 섬유증 자체는 동통을 수반하지 않지만, 의치의 변연이 너무 긴 부위를 삭제하여 릴리프하더라도 자연적으로 치유되지는 않습니다(그림 1-10-5).

그러므로 의치 변연 길이를 적절히 조정한 후에 외

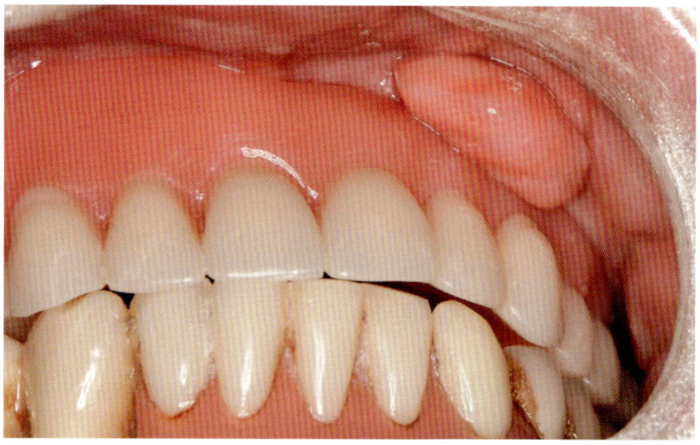

그림 1-10-5 의치성 섬유증은 의치 변연 길이를 적절하게 한 후에 외과적으로 절제하였다(츠루미대학 구강 외과 사토우 선생님 제공).

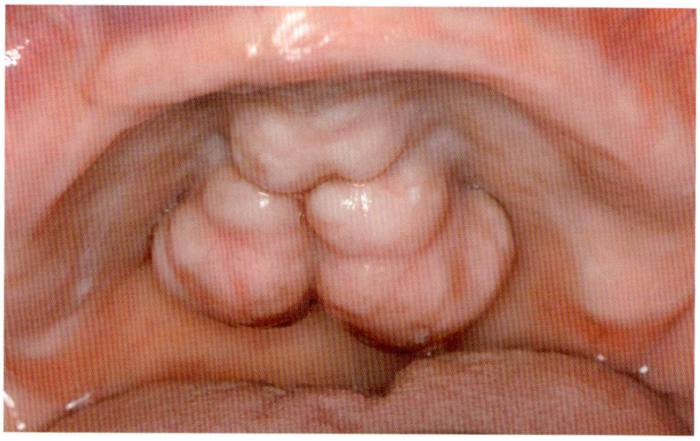

그림 1-10-6 구개융기가 현저히 발달한 상악 무치악

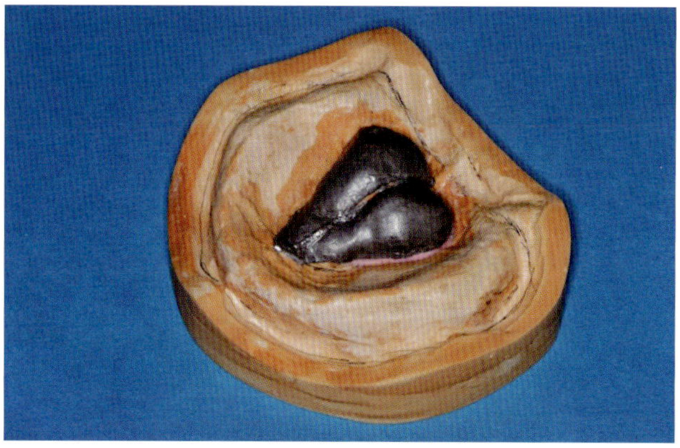

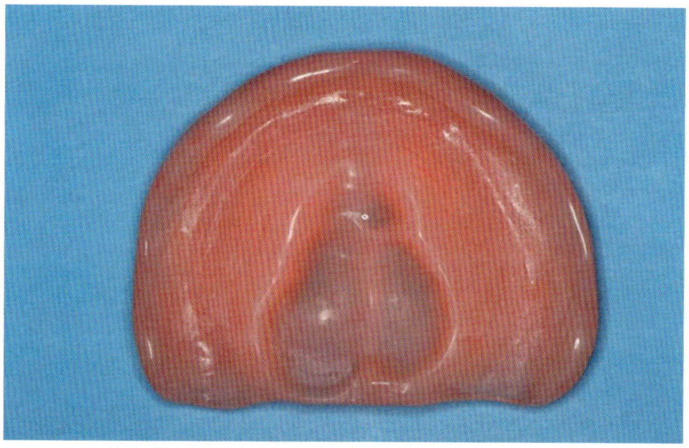

그림 1-10-7a, b 구개융기 부위를 릴리프하여 제작한 총의치를 장착한 상태로 처음에는 위화감을 호소했지만 적응할 수 있었다. a|b

과적으로 절제하는 경우가 많이 있습니다. 작은 섬유증이라면 침윤마취 하에서 전기메스를 사용하여 간단하게 절제할 수 있습니다.

VI 예리한 골연부

주위 치조골이 건전한 경우, 발치 후에는 주위의 치조골이 흡수되어 평탄한 치조제로 변화해 갑니다. 그러나 이 중에는 발치 후에 정상적인 흡수가 방해받아서 예리한 골이 잔존하는 경우도 있습니다.

일반적으로 예리한 골연부의 치은은 얇고, 가압 시 쉽게 동통을 일으킵니다. 이 부위는 의치상의 릴리프에 의해 대처 가능하지만, 작은 것이라면 외과적인 처치도 쉽습니다.

VII 골융기

골융기가 존재한 경우에는 보통 치조제와 비교해서 점막이 비박화되어 있고, 의치 기능 시 동통의 원인이 됩니다. 구개융기나 하악융기의 절제에는 큰 외과적 침습을 동반하기 때문에 의치상의 릴리프나 연질 이장재의 사용 등 보철적 대처법이 우선됩니다.

릴리프 양은 골융기부 이외의 점막의 조직변위량에 의해 결정되어야 하지만, 기본적으로는 0.25~0.5mm를 기준으로 합니다. 그렇지 않아도 풍융한 골융기를 릴리프하고, 그 위를 의치상으로 덮기 때문에 의치는 풍융해져서 의치공간(denture space)을 크게 침범하게 됩니다. 그러나 골융기는 서서히 성장발달하기 때문에 골융기에 의한 의치 공간의 침범에 대해 혀는 적응하게 되고, 릴리프를 해서 의치를 제작해도 허용되는 경우가 많습니다.

그림 1-10-6은 구개융기가 매우 발달한 상하악 무치악 환자입니다만, 지금까지 많은 치과의사가 총의치를 제작할 때마다 구개융기의 제거를 권했습니다. 필자에게도 절제해 달라고 의뢰되었습니다만, 환자는 외과적 처치를 희망하지 않고 구개융기를 보존한 채로 의치의 재제작을 희망했습니다.

구개융기가 너무 컸기 때문에, 지금까지 환자는 무구개의치 (roofless denture)만을 제작해 왔습니다만, 유지안정이 불량하여 후연부까지 연장한 통법의 총의치를 제작하기로 하였습니다.

우선, 같은 부위를 0.8mm 릴리프한 개인 트레이로 인상을 채득하였습니다. 그 후에 작업 모형 상에서 이 부위를 0.3mm 릴리프하고, 두께 1.0mm의 레진 구개상으로 덮었는데, 처음에는 위화감을 호소했지만 서서히 적응할 수가 있었습니다(그림 1-10-7).

본 증례는 의치 제작 시에 교합상(bite plate)과 납의치(wax denture)를 이용해 이 부위를 덮는 보철처치가 가능하다는 것을 확인하였고, 최종적으로 구개를 덮는 형태의 총의치를 제작하였습니다.

의치의 제작과정에는 최종 의치의 형태를 결정하기 위한 확인방법이 있기 때문에 의치 외형이나 교합을 교합채득 시나 납의치 시적 시에 확인하면서 작업을 진행해 가는 것이 중요합니다.

Ⅷ 환자에게 행복을 주는 총의치를

총의치 제작 시 전처치는 매우 중요합니다. 그러나 실제 임상에서는 관혈적 처치를 기피하거나 시간과 비용 때문에 필요로 하는 전처치의 동의를 얻지 못하는 경우도 많이 있습니다.

이 경우에는 구강 내의 현재 상태를 인정하면서 대응할 수밖에 없습니다. 어떠하든지 간에 보철적인 근거에 기초한 동의서가 필요하고, 전처치를 포함하여 보다 다수의 선택지를 치과의사가 환자에게 제시하여, 동의를 받은 치료를 정확하게 수행함으로써, 환자에게 행복을 주는 총의치 제작이 가능하다고 생각합니다.

Tea Time ② 하악 총의치의 가중유지법

요즘처럼 양질의 의치재료나 정밀도 높은 제작방법이 존재하지 않았던 때에는 스프링이나 흡착판 등 여러 가지 총의치의 유지안정법이 고안, 적용되었습니다. 당시 치과의사의 고뇌, 대담한 발상, 정교한 기술에는 머리가 숙여질 수밖에 없습니다. 드디어 구강 내 해부학적 형태나 생리기능이 해명됨과 동시에 의치재료나 제작방법이 개발 · 개량되면서 상악의 총의치는 일정한 기준에 따라서 제작한다면, 거의 모든 증례에서 양호한 안정성을 얻을 수 있게 되었습니다. 그러나 보철학이 지금처럼 발전한 현재에도 하악 총의치의 유지안정을 얻는 것은 어렵고, 특히 잔존 치조제가 매우 심하게 흡수된 하악 무치악은 치료가 매우 어려운 대표적인 증례라 할 수 있습니다.

그 옛날, 하악 의치에 대해서는『중량의 증가를 통해 의치의 이동을 막는 것이 있다』라고 고전에 기재되어 있는 것처럼 중량물질을 하악 의치에 첨가함으로써 중력을 이용한 의치의 안정법이 존재했습니다. 실제로 납이나 금합금처럼 비중이 큰 금속을 이용하여 주조 제작한 금속 프레임을 의치상 내에 넣어서 중합한다든지 아말감 등을 의치 내부에 충전함으로써 의도적으로 중량을 증가시킨 것입니다.

어느 정도의 가중이 가능하였는지는 알 수는 없습니다. 그러나 의치의 용적에서 추정해 보면 100g 정도가 한계이지 않았을까요? 이들 중량이 어느 정도 하악 총의치의 안정에 기여했는지도 불명확하지만, 당시부터 하악 총의치에 대해서는 유용한 대처방법이 없었기 때문에 어쩔 수 없이 시행했을지도 모르겠습니다.

필자는 이전에 의치의 중량이 안정성과 환자의 구강 내 감각에 어느 정도 영향을 끼쳤는가를 조사한 적이 있습니다. 그 결과 보통처럼 제작한 의치라면 20~60g의 증가가 있더라도 안정성에 확실한 변화는 없었습니다. 그렇지만 환자는 구강 내에서 그 중량 변화를 느끼지 못하고 손에 들어보고서야 처음으로 중량의 차이를 느꼈습니다. 이들 조사에서 구강점막은 중량에 대해서는 그다지 민감하지 않다는 것을 재확인하였습니다. 임상에서는 적합도가 좋은 의치를 장착하면『가볍게 되었다』라고 표현하는 환자가 많고, 의치의 중량감은 실제 중량보다도 오히려 의치의 적합에 의한 영향이 크다고 느낍니다.

이렇게 의치의 가중유지법도 의치재료와 보철기술의 발전과 더불어 쇠퇴하였고, 1935년의 교과서에는 이미 아래와 같은 문장으로 비판하였습니다.『오늘날에는 하악 의치에 중량을 더해서 유지를 측량하겠다는 것은 가장 졸렬한 방법이라고 말할 수밖에 없다』.

츠루미대학 치의학부 유상의치 보철학 강좌교수 / 오오쿠보 치카히로

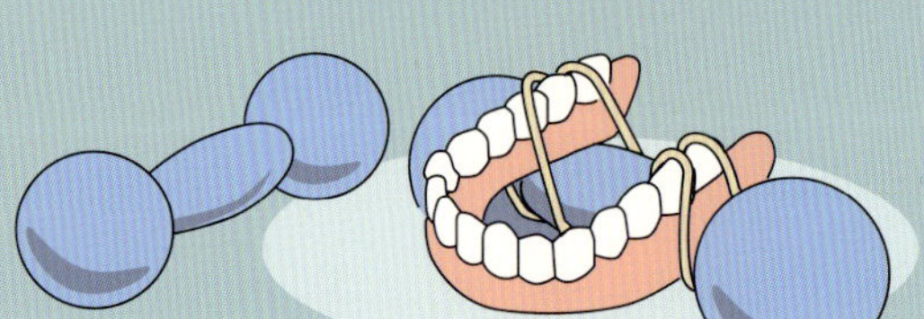

제 2 부

치료편

(Treatment Edition)

대다수의 보철 임상가가 말한 것처럼 총의치 임상에서 가장 중요한 것은 인상입니다. 한마디로 인상이라고 하더라도 무압인상, 가압인상, 선택적 가압인상 등 가압방법의 차이가 있는 것 외에, 사용하는 인상재의 종류나 사용하는 인상용 트레이의 형태, 개구 혹은 폐구해서 인상하는 여러 방법이 있습니다. 게다가 그 조합을 바꿈으로써 다른 인상이 채득되기 때문에 결과적으로 완성의치의 유지안정을 좌우하는 것이라 할 수 있습니다.

따라서, 인상에 대해서는 가압인상의 차이를 정리함과 동시에 트레이의 선택 기준이나 1차 인상채득의 요령이나 적부의 판단, 인상이 잘 채득되지 않은 원인에 대해서도 기술합니다.

또한, 적절한 개인 트레이를 제작하기 위한 연구 모형에서는 트레이 외형선의 설정이나 개인 트레이의 제작에 대해서 기술하고 있습니다. 변연 형성(border molding)을 포함한 개인 트레이를 사용한 최종인상은 어떤 의미에서 술자가 상상하고 있는 형태를 만든 후에 채득하므로 단순한 인상채득(impression taking)이라는 것보다 인상형성(impression making)이라는 용어를 사용하는 임상가도 적지 않습니다. 최종인상에 대해서는 자세하게 설명했습니다.

총의치 임상에서 인상 다음으로 중요한 단계는 교합채득입니다. 안정적이고 양호한 교합상을 이용하지 않으면 적절한 교합채득이 불가능하고, 여기에서 실패하면 그 후의 기공조작이 매우 어렵게 되어 버리기 때문에, 적절한 교합상의 제작법, 가상교합평면의 설정법, 교합고경의 결정법이나 높은 경우 혹은 낮은 경우의 방법, 고딕아치 묘기법 등을 설명하고 있습니다.

인공치 배열에 대해서는 전치부에서는 SPA 요소(dentogenic concept, 환자의 성별, 개성, 연령에 조화를 이루는 보철물을 만들어 내는 기술로서 인공치 선택 시 고려할 개념 역자주)를 고려한 배열법이나, 구치부에서는 배열한계나 전복되지 않게 하기 위한 방법 등에 대해서 깊게 다루었습니다. 또한 납의치 시적 시의 중요사항이나 레진 중합 후의 변화와 수정, 완성의치의 장착과 최종 조정에 대해서도 언급하고 있습니다. 또한, 특수한 의치 제작법으로서 FBI (Functional Bite Impression) technique, Flange technique 및 Piezography 등의 기법에 대해서도 소개합니다.

개인 트레이·교합상의 제작이나 인공치 배열 등은 기공소에 의뢰하는 선생님들이 많다고 생각되지만, 도착한 기공물을 환자의 구강 내에서 적합성을 체크해서 적절하게 수정하는 기술, 환자 개개인의 희망을 반영한 인공치 배열의 수정이나 교합조정이 가능하도록, 일상에서 연구하는 것도 총의치 임상 실패를 피하기 위해 중요한 열쇠가 될 것입니다.

Treatment Edition 1

무압인상, 가압인상, 선택적 가압인상의 차이는 무엇일까?

I 가압의 정도에 의한 차이

잔존 치조점막은 부위에 따라 그 성상 및 형태가 다르고, 0.2~0.7mm의 조직변위량이 발생합니다. 잔존 치조점막에 조화된 의치를 제작하기 위해 무치악의 정밀인상에서는 점막을 가압하는 정도에 따라서 무압인상, 가압인상, 선택적 가압인상이 있습니다.

무압인상은 인상재의 유동에 필요한 최소한의 힘으로 잔존 치조점막의 변형을 가능한 억제해서 점막의 정지상태를 인상으로 채득한 것입니다.

한편, 가압인상은 의치의 기능 시 특히 교합압이 가해졌을 때의 상태를 가정하고, 잔존 치조점막을 적극적으로 가압한 상태에서 인상을 채득한 것입니다.

선택적 가압인상은 이공(mental foramen) 부위나 예리한 골연부 등 교합압의 지지에 불리한 잔존 치조점막의 인상압을 적게 하고, 각 부위의 압력 부담능력에 따라서 인상압을 조정하여 인상을 채득하는 방법입니다.

II Spacer와 Hole

인상채득 시에 잔존 치조점막에 가해지는 인상압은 트레이와 잔존 치조점막 사이에 설정한 Spacer의 양, 트레이에 설정하는 Hole 의 유무·수·크기, 사용하는 인상재의 유동성에 따라서 조정합니다.

Spacer는 파라핀 왁스 1장 (1.4mm)을 부여함으로써 어느 정도 충분한 완압효과를 얻을 수 있습니다. 한편 Hole은 직경이 1.0mm 이상이 되지 않으면 충분한 완압효과를 얻을 수 없다고 합니다. Spacer의 범위나 양, Hole의 설정은 인상 시에 요구되는 인상압의 크기에 따라 결정합니다.

무압인상을 목적으로 개인 트레이에 Spacer를 부

● Spacer 의 유무에 의한 차이

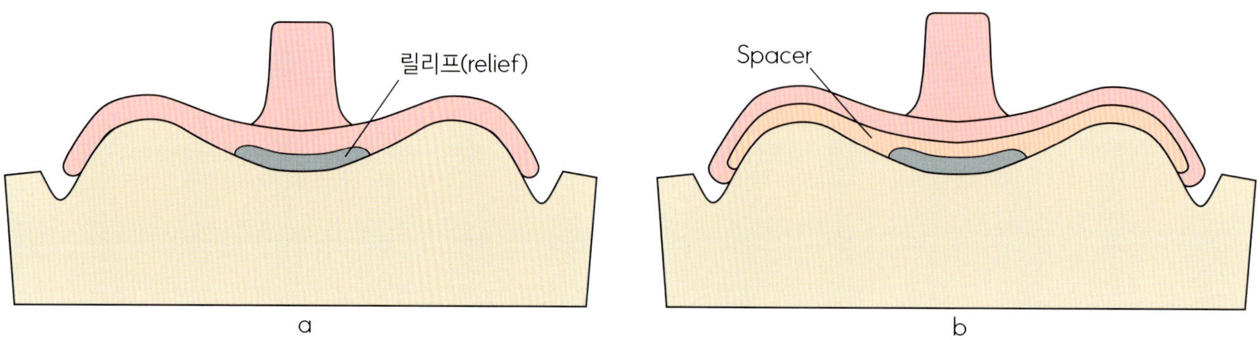

그림 2-1-1a, b a: Spacer 를 부여하지 않은 개인 트레이. 릴리프만 시행한 개인 트레이를 제작한다. b: Spacer를 부여한 경우의 개인 트레이. Spacer는 변연에서 3mm 내측에 부여한다.

● 가동성 잇몸 부위의 인상채득

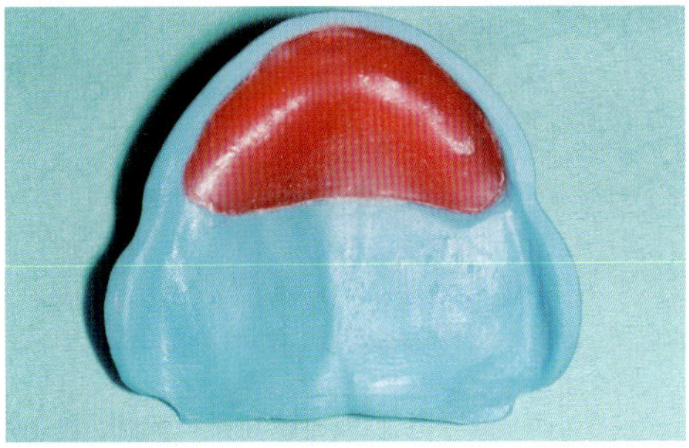

그림 2-1-2a 가동성 잇몸 부위의 Spacer는 제거하지 않고 개인 트레이를 제작한다.

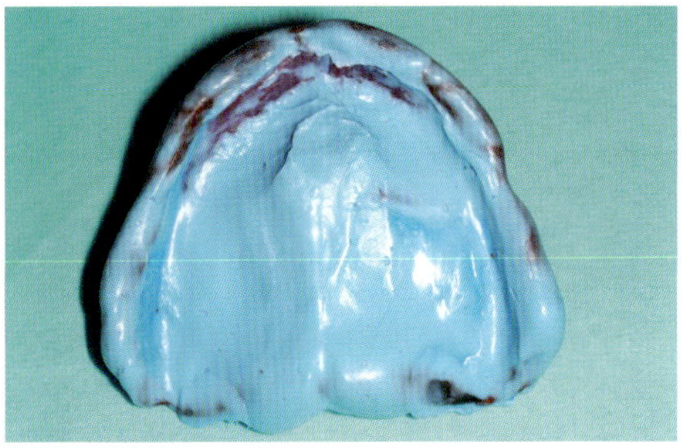

그림 2-1-2b 가동성 잇몸 부위의 Spacer를 제거하지 않고 변연 형성을 시행하고, 가동성 잇몸 부위 외 부위를 인상채득한다.

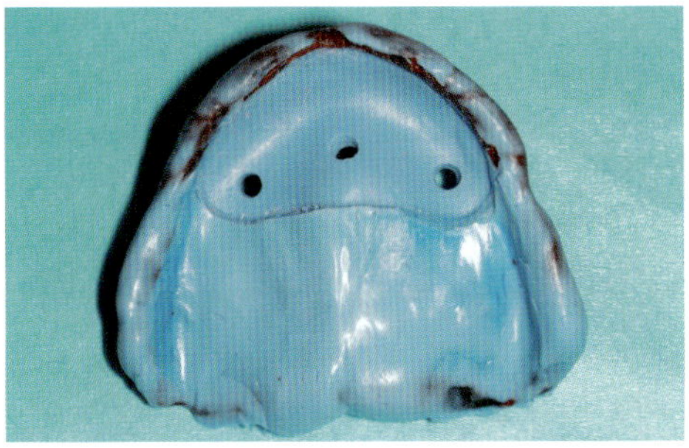

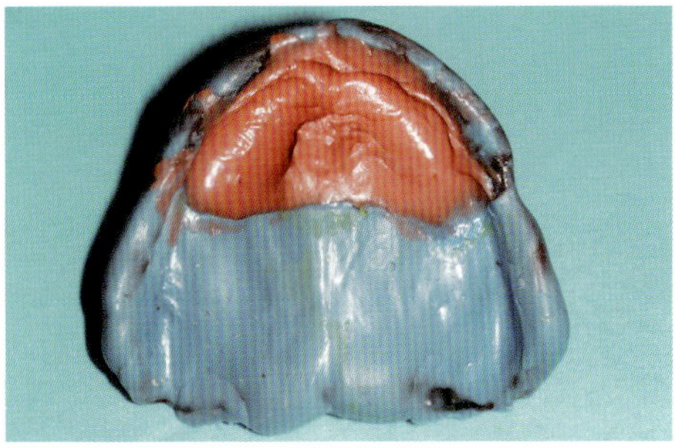

c|d

그림 2-1-2c, d Spacer를 제거할 뿐 아니라 hole을 형성하고, 여기에 유동성이 좋은 인상재를 사용하여 가동성 잇몸 부위의 인상을 채득한다.

여하는 경우, Spacer의 범위는 트레이 외형선에서 3mm 내측으로 하고 상악 구개상 후연부의 후구개 폐쇄(post dam) 부위에는 부여하지 않거나 (그림 2-1-1), 혹은 내면의 Spacer는 제거하지 않고 개인 트레이를 완성시키고, 변연 형성이 끝나고 인상을 채득할 때에 Spacer를 제거합니다.

III 가동성 잇몸(flabby gum)

특히 조직변위량, 이동성이 풍부한 가동성 잇몸은 교합의 부조화 등 만성적인 기계적 자극에 의해 결합조직이 염증성으로 증식한 잔존 치조점막입니다.

가동성 잇몸 부위를 압박하여 인상을 채득한 경우, 가동성 잇몸 부위의 점막이 변형함으로써 의치의 안정이 나빠집니다. 이때문에 트레이 내면에 Spacer를 부여하고, 가동성 잇몸 부위를 가능한 변형하지 않도록 인상을 채득합니다.

개인 트레이는 무압인상과 마찬가지로 연구 모형 상의 가동성 잇몸 부위에 파라핀 왁스를 Spacer로서 압접한 후, 이를 제거하지 않고 변연형성을 시행합니다(그림 2-1-2a). 변연 형성이 끝나고, 가동성 잇몸 부위 이외의 인상을 채득한 후에(그림 2-1-2b) Spacer를 제거합니다(그림 2-1-2c).

Spacer를 제거할 뿐만 아니라, hole을 형성하여 유동성이 높은 인상재를 사용함으로써 가동성 잇몸을 변형시키지 않고 인상을 채득할 수 있게 됩니다(그림 2-1-2d).

❖ 참고문헌

1. 細井紀雄, 平井敏博, 長岡英一, 赤川安正, 鈴木哲也, 大川周治（編）. コンプリートデンチャーテクニック 第6版. 東京：医歯薬出版, 2011.
2. 小林賢一. 総義歯臨床の押さえどころ. 東京：医歯薬出版, 2001.

Treatment Edition 2

기성 트레이 선택의 기준과 취급방법

I 예비인상의 의의

총의치의 인상은 무치악 환자 특유의 특징 때문에 2단계로 나누어서 채득합니다. 우선 인상 영역(impression area)을 설정하기 위한 예비인상을 채득하고, 이어서 점막의 상태를 정확하게 기록하기 위한 정밀인상을 채득합니다.

예비인상채득에서는 기성 트레이를 사용하여 알지네이트 인상재 혹은 모델링 컴파운드를 사용합니다.

II 트레이의 선택

트레이가 갖추어야 할 요건으로서는 변형되지 않을 것, 트레이의 형태 수정이나 조정이 가능할 것, 멸균이 가능할 것 등을 들 수 있습니다. 특히 모델링 컴파운드를 사용하여 인상을 채득한 경우, 상기 조건을 모두 만족시킨 브리태니아 트레이 (britannia tray)를 사용합니다(그림 2-2-1a). 또한 기성 트레이는 인상재를 유지하기 위해 hole 이 있거나 mesh 형태로 되어 있습니다

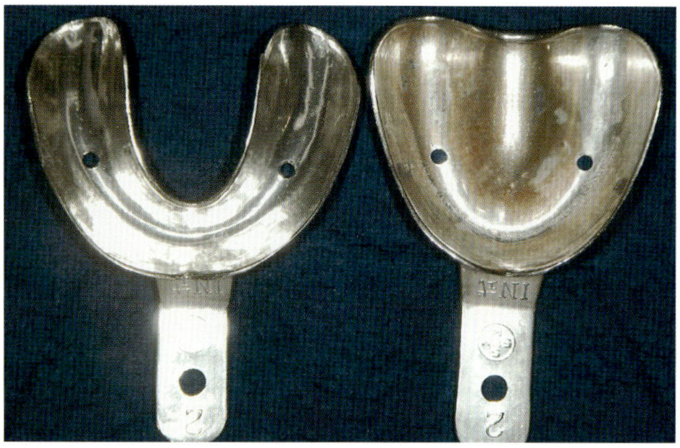

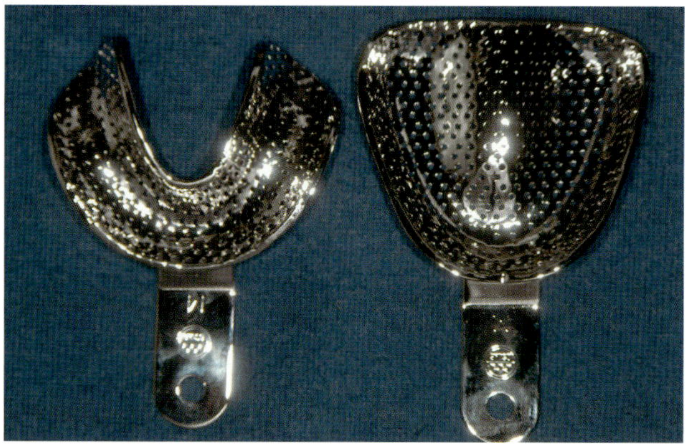

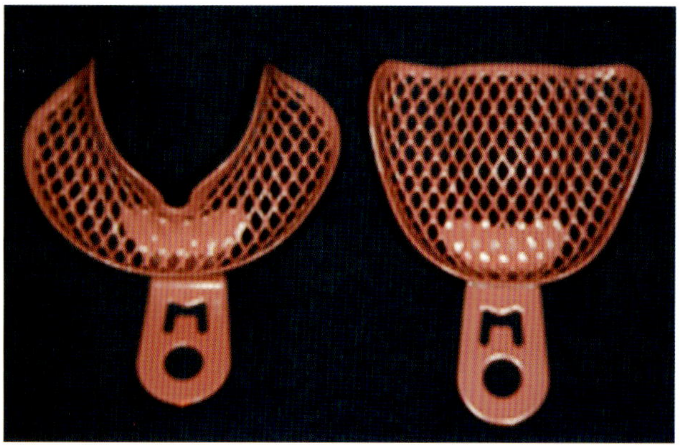

a|b
c

그림 2-2-1a 브리태니아 트레이(IN식 tray: Dentsply)

그림 2-2-1b 구멍이 뚫린 형태의 무치악 인상 트레이(오손임프레션 트레이: Morita)

그림 2-2-1c mesh 형태의 무치악 인상 트레이(하이플렉스 AC : 片瀬공업주식회사)

● 상악 트레이의 선택

a | b
c | d

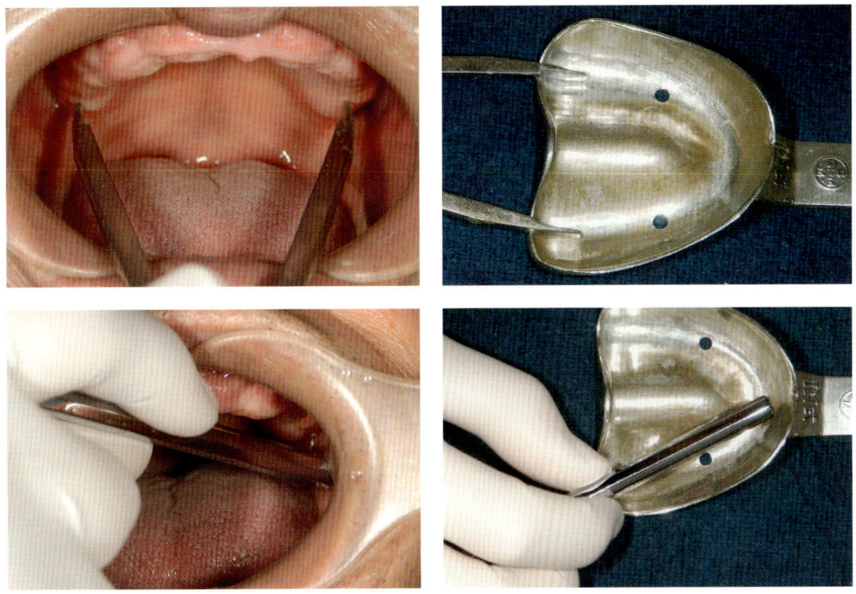

그림 2-2-2a~d 덴탈 콤파스나 덴탈 미러의 손잡이를 사용하여 좌우 상악결절 간 거리와 전치부 치조정에서 상악결절 후연의 거리를 계측하고, 각각 상악 트레이의 폭경 및 전후 폭경 참고로 한다.

● 하악 트레이의 선택

a | b
c | d

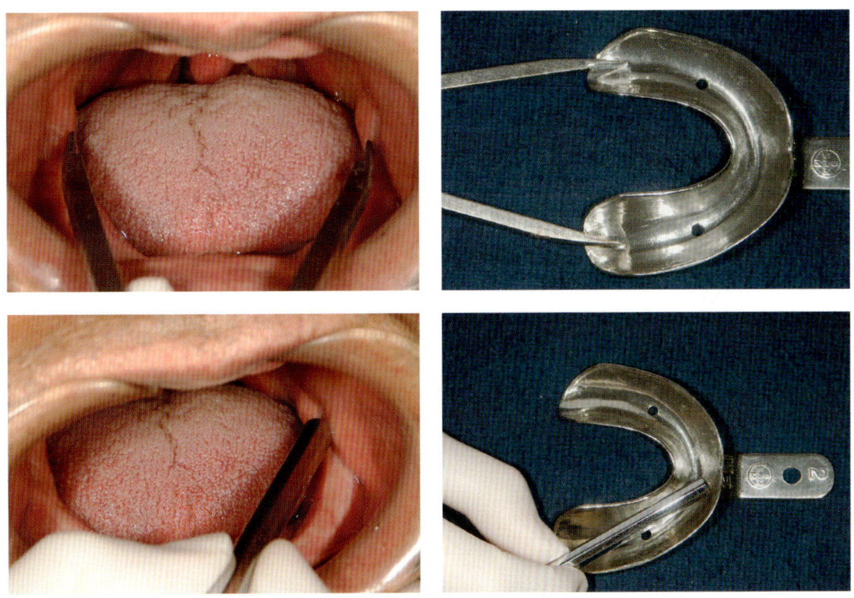

그림 2-2-3a~d 덴탈 콤파스 혹은 덴탈 미러의 손잡이를 사용하여 좌우 retromolar pad 간 거리와 전치부 치조정에서 retromolar pad 간 거리를 계측하고, 각각 하악 트레이의 폭경 및 전후 폭경의 참고로 삼는다.

(그림 2-2-1b, c)[1].

상악 트레이의 선택은 덴탈 콤파스나 덴탈 미러의 손잡이를 사용하여 좌우 상악결절 간 거리와 전치부 치조정에서 상악결절 후연까지를 계측하고, 트레이의 폭경 및 전후 폭경의 참고로 삼습니다(그림 2-2-2).

또한 하악 트레이의 선택은 좌우 Retromolar pad 간 거리와 전치부 치조정에서 Retromolar pad 까지를 계측하고, 트레이의 폭경 및 전후 폭경의 참고로 삼습니다(그림 2-2-3)[2].

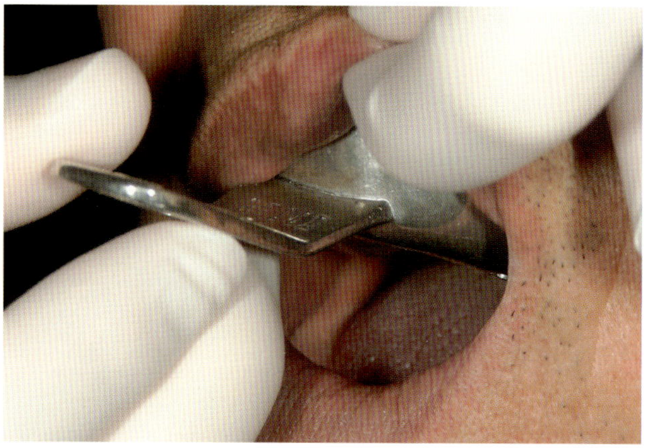

그림 2-2-4 트레이의 구강 내 시적. 트레이 내면이 점막에 강하게 닿는 부위를 확인한다.

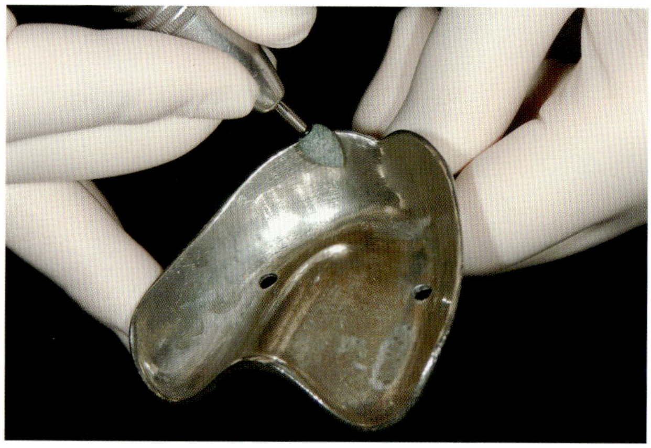

그림 2-2-5 트레이 내면과 점막간에 적절한 간격이 없는 경우에는 카보런덤 포인트를 사용하여 트레이 내면을 삭제한다.

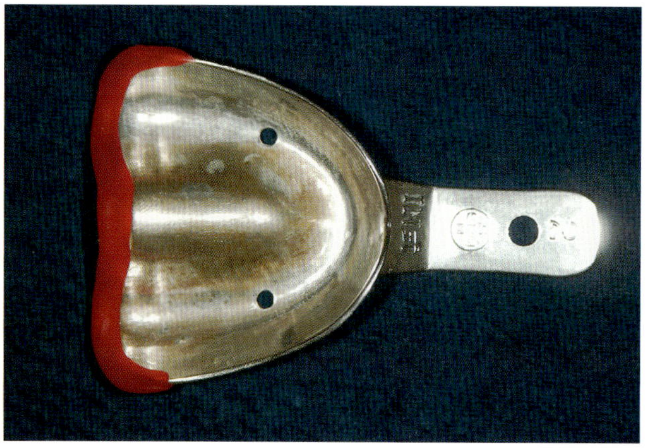

그림 2-2-6 트레이 후연 등이 짧은 경우에는 그 부위에 유틸리티 왁스를 사용하여 덧붙이고 트레이의 크기를 조정한다.

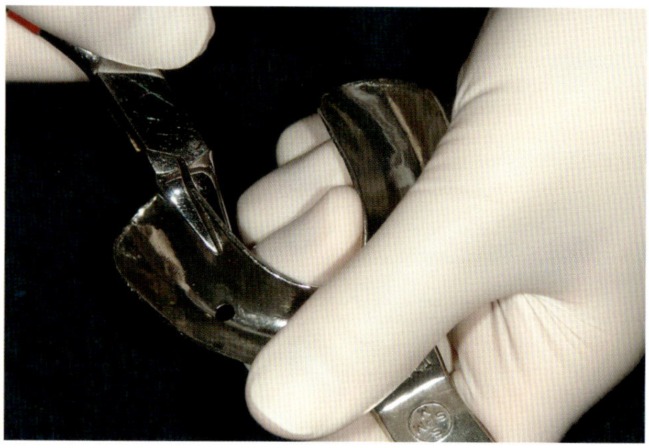

그림 2-2-7 잔존 치조제 형태에 적합시키기 위해서는 플라이어를 사용하여 굴곡을 수정한다.

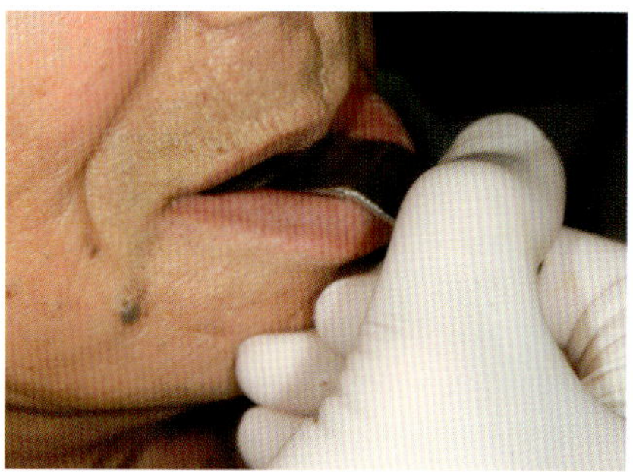

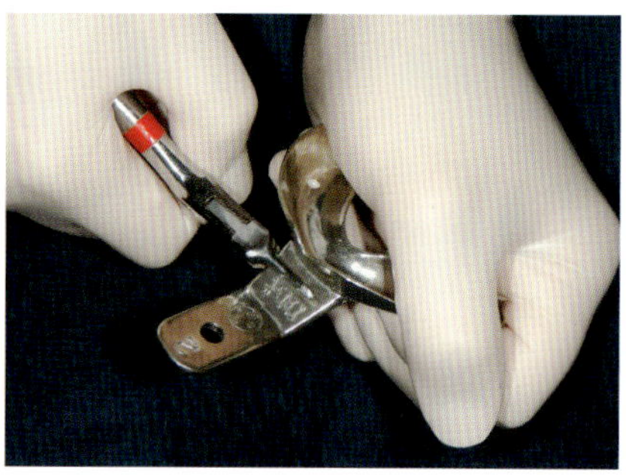

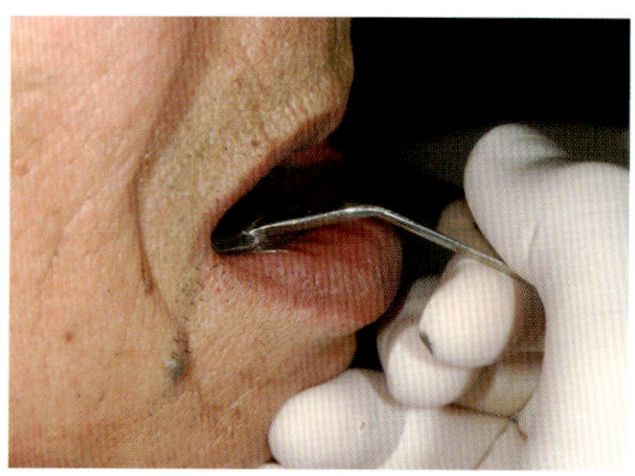

a|b|c

그림 2-2-8a~c 트레이 손잡이의 위치가 낮아서 입술에 부딪히는 경우에는 손잡이 밑의 변연 부위가 기능형성을 방해하지 않도록 하기 위해 플라이어를 이용하여 손잡이 형태가 구순 움직임을 방해하지 않도록 수정한다.

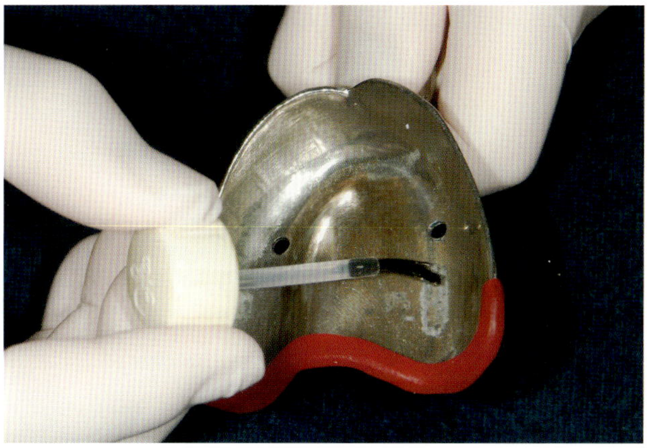

그림 2-2-9 트레이 내면 및 변연부를 에어로 충분히 건조시키고 테크니콜 본드 등의 접착제를 도포한다.

Ⅲ 트레이 형태 수정 및 조정

선택한 트레이를 구강 내에 시적하고 변연 부위의 과부족이나 전체 적합을 검사합니다(그림 2-2-4). 트레이가 너무 긴 부위는 가위나 카보런덤 포인트(carborundum point)를 이용하여 그 부위를 삭제하고, 날카로운 부위는 연마바 등으로 둥글게 합니다(그림 2-2-5).

한편, 너무 짧은 부위는 유틸리티 왁스를 덧붙입니다(그림 2-2-6). 또한 개개의 잔존 치조제 형태에 적합시키기 위해서는 플라이어(plier)를 이용하여 트레이를 굴곡시켜 수정하고, 트레이와 점막의 간격이 가능한 일정하게 되도록 조정합니다(그림 2-2-7). 또한 트레이의 손잡이가 입술에 부딪혀서 손잡이 아랫부분의 변연부 기능형성을 방해할 때에는 플라이어를 이용하여 손잡이 부분의 형태를 수정합니다(그림 2-2-8)[3].

마지막으로 트레이 내면 및 변연부를 에어로 충분하게 건조시키고, 테크니콜 본드 등의 접착제를 도포해 둡니다(그림 2-2-9).

❖ 참고문헌

1. 市川哲雄（編）．補綴臨床 入門無歯顎補綴治療．東京：医歯薬出版，2006；78-81.

2. 細井紀雄，平井敏博，大川周治，市川哲雄（編著）．無歯顎補綴治療学 第2版．東京：医歯薬出版，2009；91-103.

3. 細井紀雄，早川　巌，平井敏博，長岡英一，赤川安正（編）．コンプリートデンチャーテクニック 第5版．東京：医歯薬出版，2005；21-24.

Treatment Edition 3

알지네이트 인상재에 의해 예비인상

I 알지네이트 인상재

알지네이트 인상재는 비가역성으로 물과 반응함으로써 경화하고 탄성을 발휘하기 때문에 언더컷을 가진 치조제 등 비탄성체인 모델링 컴파운드(modeling compound)로는 인상이 곤란한 경우에 적응증이 됩니다. 또한, 가동성 잇몸이 있는 증례를 무압으로 인상을 채득하는 경우에도 적응증이 되겠지요.

실제로 컴파운드는 조작하기 어렵기 때문에 부분결손을 포함한 모든 증례에서 사용하는 알지네이트 인상재가 총의치 제작에서도 제일 먼저 선택되는 경우가 많지 않을까요?

기본적으로는 1회로 인상을 완성하기 위해 과도한 기능운동을 시행해서 충분한 인상을 채득하지 못한 경우(소위 짧은 인상)는 피해야 합니다. 변연 형성이 가능한 적절한 개인 트레이를 제작하기 위해서는 예비인상으로 인상부분을 확실하게 채득하는 것이 필요합니다.

II 기성 트레이의 선택

상하악의 인상 영역을 결정하는 해부학적 지표를 포함한 인상을 채득하기 위해서는 기성 트레이의 선택이 중요합니다. 상악에서는 양측의 상악결절을 덮을 수 있도록, 하악은 양측의 Retromolar pad를 기준으로 calliper 등으로 트레이의 폭을 결정합니다(그림 2-3-1).

트레이는 너무 크지 않은 것을 선택합니다. 트레이의 크기에 의해 변연 형성이 불충분하면, 실제 구강 내보다도 크게 채득됩니다. 조정된 구의치도 트레이 사이즈 선택의 참고가 됩니다(그림 2-3-2).

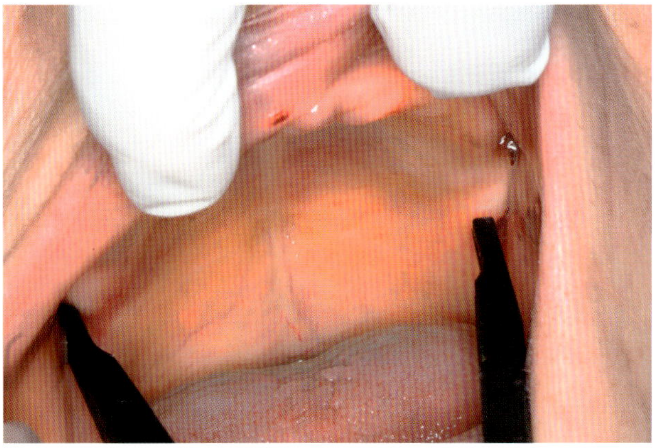

그림 2-3-1 좌우의 랜드마크를 calliper로 계측하고, 트레이의 폭을 결정한다.

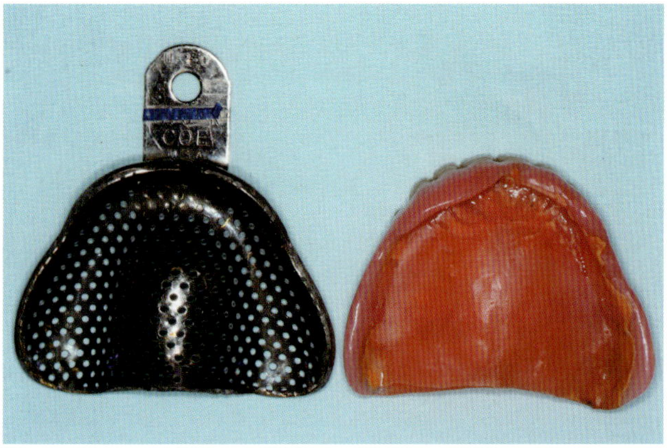

그림 2-3-2 비교적 상태가 좋은 구의치나 새로운 의치 제작 전에 조정된 구의치는 트레이 선택 시 참고가 된다.

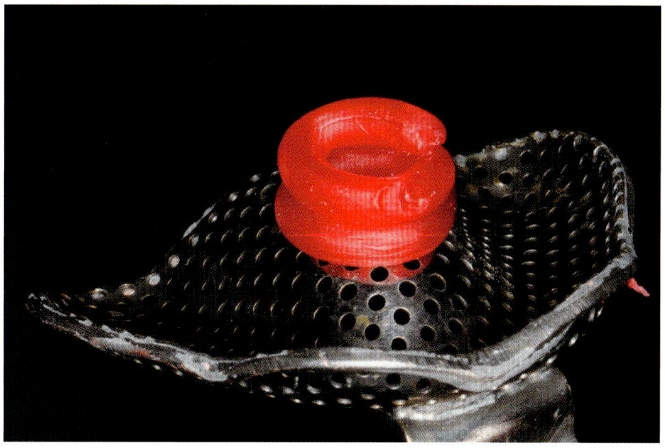

그림 2-3-3 상악은 기성 트레이의 구개 부분에 유틸리티 왁스를 사용하여 stopper를 부여한다.

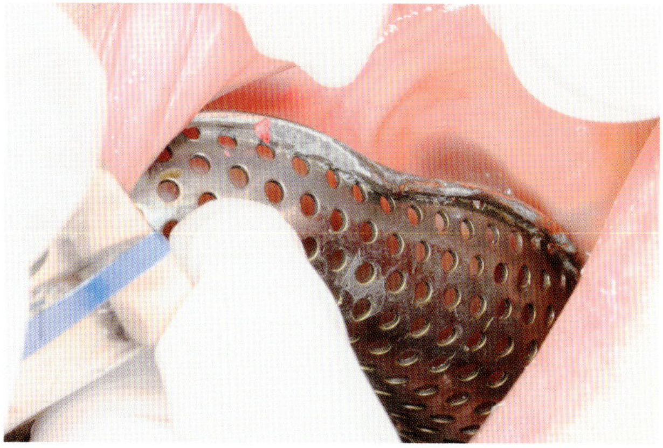

그림 2-3-4 충분하게 인상재의 공간이 확보되고, 변연이 트레이와 닿지 않은 지를 확인한다.

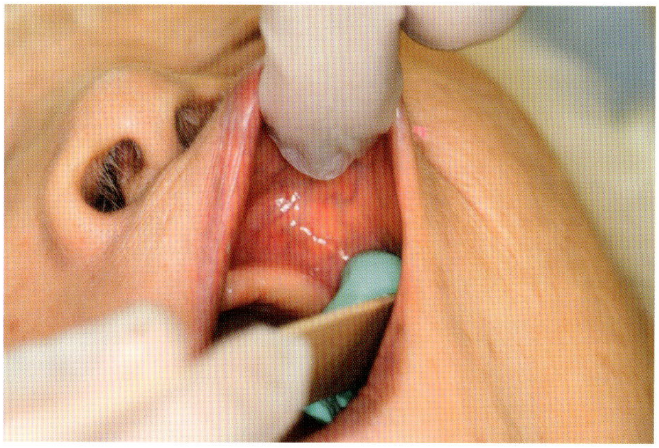

그림 2-3-5 큰 기포가 생기기 쉬운 구강 전정부는 알지네이트 인상재를 미리 적용한다.

Ⅲ 상악의 인상

트레이를 너무 누르면 인상 시 트레이의 일부가 노출되는 실패가 일어나기 쉽습니다. 이 실패를 피하기 위해 트레이의 구개 중앙부에 유틸리티 왁스를 부여해도 좋을 것입니다(그림 2–3–3). 유틸리티 왁스가 stopper의 역할을 하고, 트레이가 안정될 뿐 아니라 인상재의 공간을 확보할 수 있고, 구강 전정부의 형태를 기록하기 쉽습니다. 이완된 입술이나 뺨을 충분하게 움직여서 트레이의 변연이 운동을 방해하지 않는가를 확인합니다(그림 2–3–4).

인상재는 제조업체의 지시대로 혼수비를 맞추어 혼합합니다만, 기온이 높으면 인상재의 경화가 빠르므로 냉수를 사용함으로써 경화속도를 조정합니다. 또한 인상재에 기포가 생기기 쉬운 구강 전정부는 인상재를 미리 적용하면 좋을 것입니다(그림 2–3–5). 이때 환자는 긴장하지 않도록 하는 것이 중요합니다.

Ⅳ 하악의 인상

상악과 마찬가지로 인상재를 미리 적용하고, 환자에게 가볍게 혀를 거상시킨 상태에서 인상재를 채운 트레이를 구강 내로 넣습니다. 이 시점에서는 잔존 치조제에 가볍게 올려놓는다는 마음으로 트레이를 너무 누르지 않도록 합시다. 그 후에 환자에게 혀나 뺨을 이완 시

● 인상의 제거와 해부학적 지표의 확인

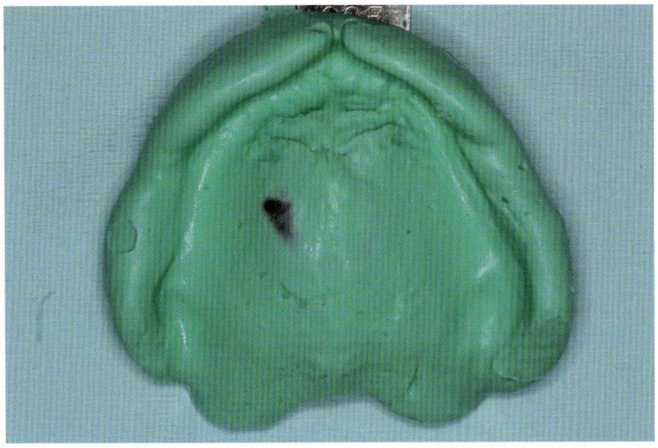

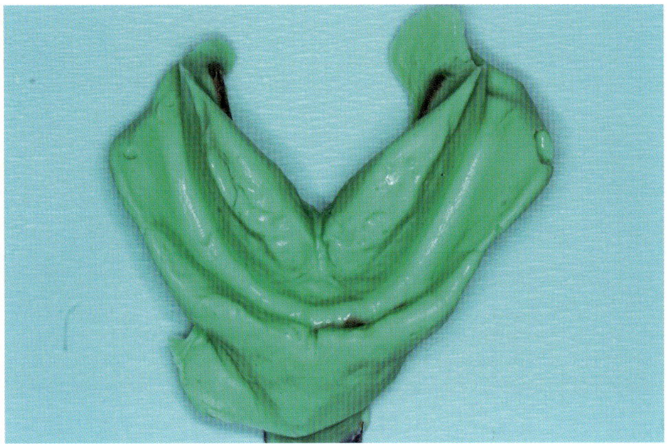

그림 2-3-6a, b 완성된 알지네이트 인상체 (a: 상악, b: 하악). 필요한 해부학적 지표가 인상에 기록되어 있는 것을 확인한다. a|b

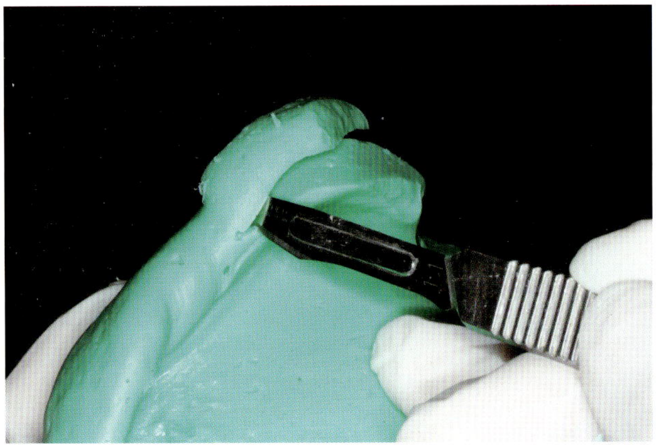

그림 2-3-7 변연 트리밍

킴과 동시에 트레이를 정위치까지 누릅니다.

약간 폐구시키고 환자에게 술자의 손가락을 빨게 한다든지, 손가락으로 볼을 하악 하방에서 만진다든지 하여 변연 형성을 시행합니다. 설측은 과도한 기능운동을 시키면 인상길이가 짧게 되기 쉽습니다. 악설골융선(mylohyoid ridge)을 넘은 인상을 채득하는 것을 목표로 합시다.

V 인상의 제거

구강 내에서 인상을 제거할 때는 단숨에 제거하는 것이 필요합니다. 채득된 인상(그림 2-3-6)은 최종 의치의 형태보다도 두껍고, 넓게(길게) 채득되어 있습니다. 이 인상에서 얻은 모형으로 해부학적 지표를 읽으면서 개인 트레이가 제작됩니다.

VI 알지네이트 2회 인상법

알지네이트 인상재는 변연이 두껍고, 넓게 채득되는 경향이 있습니다. 필요한 인상 부위를 예비인상으로 얻고, 개인 트레이를 이용한 정밀인상으로 변연 형성과 Wash 인상을 채득할 수 있도록 각 인상의 역할을 나누어서 생각하면 문제가 없지만, 무치악 인상에서는 보다 최종 형태로 가까운 인상을 채득하기 위해 알지네이트에 의한 2회 인상법을 이용하는 것도 가능합니다.

1차 인상에서 얻어진 인상체의 긴 부분을 조정합니

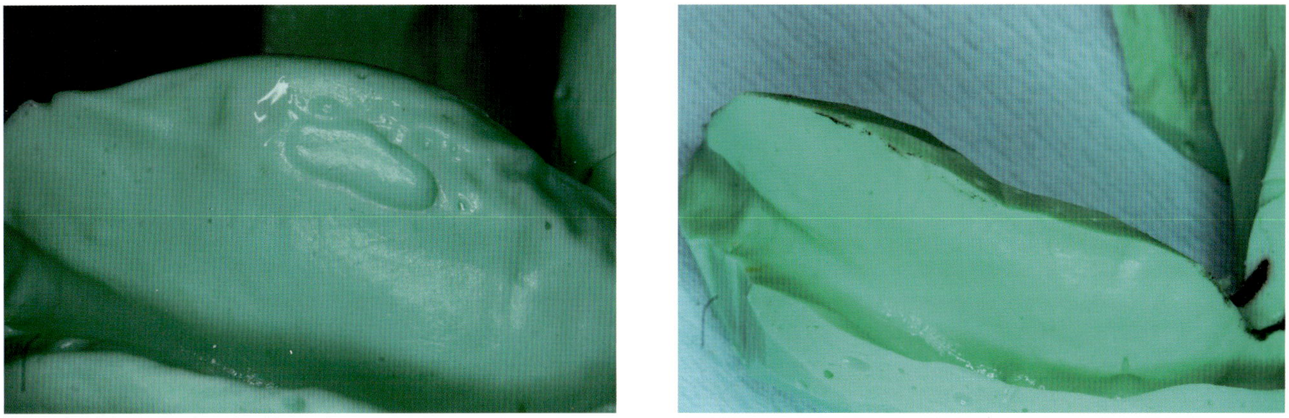

그림 2-3-8a, b a: 1차 인상으로 너무 길게 채득된 하악 설측부. b: 악설골융선(mylohyoid ridge)을 기준으로 트리밍한다. a|b

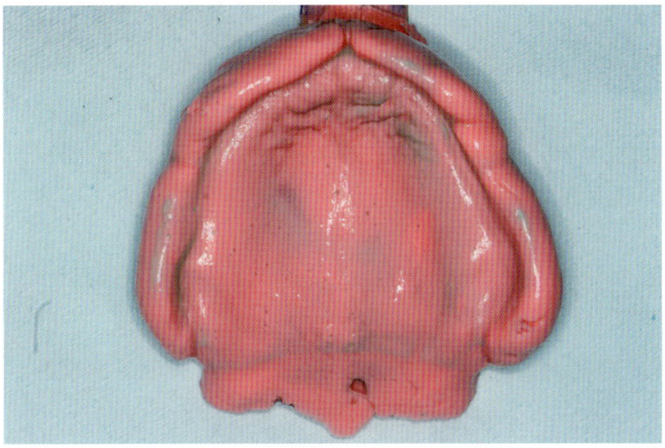

그림 2-3-9 알지네이트 2회 인상법에 의해 채득된 상악의 인상체. 두께나 길이가 적절하게 채득되어 있다.

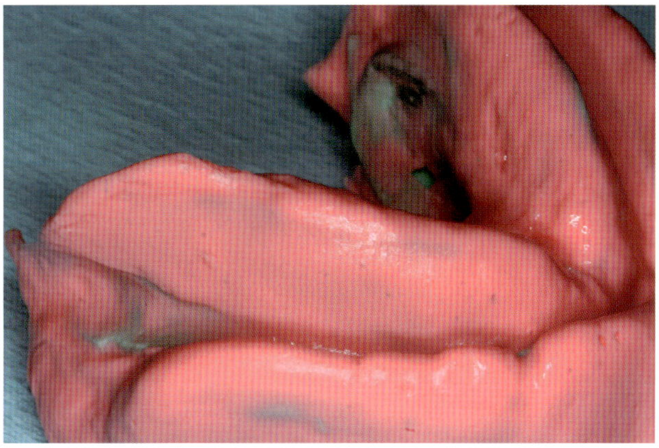

그림 2-3-10 하악 설측 부위도 적절한 길이가 되고, 순협측의 소대도 재현되어 있다.

다. 변연 형성이 필요한 부분은 이미지화된 최종 형태보다 2~3mm 짧게 합니다(그림 2-3-7). 특히 길게 채득되는 경향이 있는 하악 설측은 악설골융선을 기준으로 주의깊게 조정합니다(그림 2-3-8). 또한 소대부도 충분하게 공간을 확보해야 합니다. 혹시 구개융기나 하악융기 등이 있다면, 과도한 압박을 방지하기 위해 릴리프하는 것이 필요합니다.

인상체를 건조시킨 후, 도쿠야마 알지네이트 접착제를 도포합니다(접착제의 종류에 따라서는 표면을 토치(torch)로 구운 것처럼 건조할 필요가 있다).

제조업체의 표준 혼수비에 비해 물을 약 1.5배로 늘리고, 혼합해서 트레이에 담아서 2차 인상을 채득합니다. 1차 인상체가 개인 트레이 같은 역할을 하기 때문에 기능운동을 충분히 시행합니다. 채득된 인상체는 변연의 과연장이나 과도하게 두껍게 채득된 부분이 적고, 소대부도 선명하게 채득되어 있습니다(그림 2-3-9). 하악 설측도 적절한 길이로 채득되었습니다(그림 2-3-10).

VII 인상의 보관과 석고주입

채득 후 인상체는 변형을 적게 하기 위해 인상체를 물로 씻고, 소독 후에는 가급적 신속하게 석고를 주입하는 것이 필요합니다. 경화 중에도 보습하는 등, 수축에 유의할 필요가 있습니다.

Treatment Edition 4

아무리 노력하더라도 인상이 채득되지 않는 원인은 무엇일까? ~인상재가 원인인가? 채득하는 방법이 잘못된 것일까?~

I 예비인상에서는 어느 부위까지 채득해야 할까?

예비인상은 제작된 의치의 외형에 영향을 주기 때문에 임상에서 매우 중요한 단계입니다. 예비인상에 의해 채득된 모형 상에서 만들어진 개인 트레이의 상태에 따라 그 후의 최종 인상이 영향을 받기 때문입니다. 특히 치조제 흡수가 심하게 보이는 하악의 증례에서는 더욱 더 그렇습니다.

총의치의 물리적인 유지력은 의치상의 면적에 비례하기 때문에 의치상의 외형은 큰 편이 좋고, 지지력에 대해서도 의치상의 면적이 큰 편이 유리합니다. 이 때문에 예비인상에서 인상채득 시 무압이거나 가압이라고 말한 것처럼 어떠한 상태에서 채득할까가 아니고, 얼마나 주위 조직의 기능운동을 방해하지 않은 범위에서 외형을 넓게 채득하였느냐가 가장 중요합니다.

인상채득에 앞서, 구강 내에 보이는 해부학적 지표(그림 2-4-1)의 위치를 확인하는 것이 중요하고, 이들이 포함되도록 인상을 채득하는 것이 필요합니다. 이때 소대의 부착 부위나 운동에 너무 신경을 쓴 나머지 그 주변의 인상을 짧게 채득하는 것은 피해야 합니다.

소대 부근이 너무 길게 채득되더라도 개인 트레이에서 대응이 가능하기 때문에 걱정할 필요는 없습니다.

● 인상 영역에서 보이는 해부학적 지표

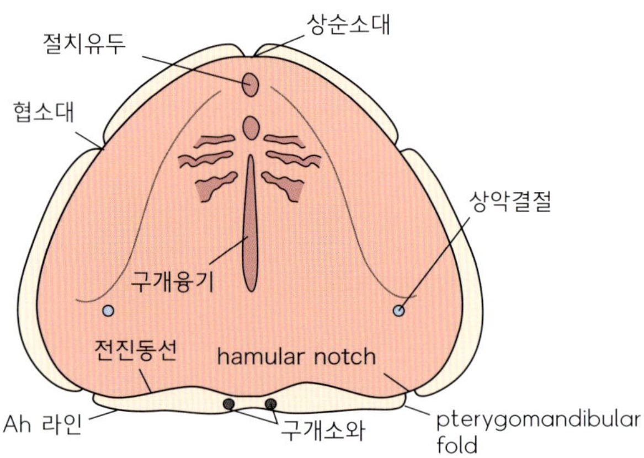

그림 2-4-1a 상악 인상 영역에 보이는 해부학적 지표

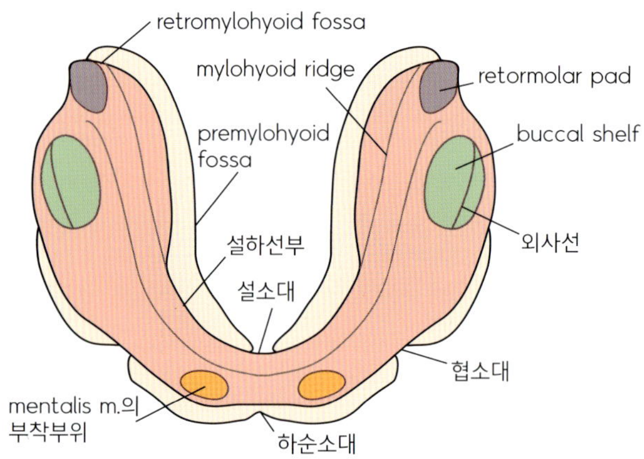

그림 2-4-1b 하악 인상 영역에 보이는 해부학적 지표

II 인상재나 트레이는 어떻게 하면 좋을까

예비인상에는 모델링 컴파운드 또는 알지네이트 중 어떤 인상재를 사용하면 좋을까요?

과거에는 치조제 흡수가 심한 경우에는 모델링 컴파운드를 이용한 편이 알지네이트 인상재에 비해 인상을 넓게 채득할 수 있기 때문에 유리하다고 추천하였습니다. 그러나 모델링 컴파운드는 습득이 어렵고, 컴파운드의 연화 정도에 따라서 잔존 치조점막을 너무 압박하거나 변형을 초래하는 부위가 발생하는 경우가 있습니다.

예비인상은 주위 조직의 기능운동을 방해하지 않은 범위에서 넓게 채득해야 하므로, 손쉽게 사용할 수 있고 적당한 탄성을 조절할 수 있는 알지네이트 인상재를 사용하는 것이 진료 시간도 단축할 수 있기 때문에 유리한 재료라고 생각합니다.

『약간 되게 혼합해 주세요』. 무치악의 예비인상을 채득할 때 진료실에서 많이 하는 대화입니다. 무치악 인상 시 주위 조직의 압력에 의해 인상재가 빠져 나와 버려 채득되어야 할 부분이 안 나오는 경우가 없도록 하기 위해 약간 흐름성이 적으면서 되게 혼합할 필요가 있기 때문입니다.

특히 하악 설측에 있는 이설골근(geniohyoid m.)과 악설골근(mylohyoid m.)(그림 2-4-2)이라는 강적에 대항하기 위해서는 이들 힘에 지지 않을 정도의 경도가 있는 인상재가 필요합니다. 무치악의 예비인상에 이용된 알지네이트 인상재의 경도에 대해서, 보철과를 전공한 치과의사를 대상으로 한 조사에서는 알지네이트 인상재의 혼수비는 제조업체 지정 비율에 비해 물을 약 20% 적게 한 것을 가장 선호하는 것 같습니다. 물론 이 혼수비로 흐름성이 적게 혼합한 알지네이트 인상재로 예비인상을 채득한 경우에, 채득된 점막면은 무압상태에 비해 변형될 가능성이 크다는 점은 주의해야 합니다.

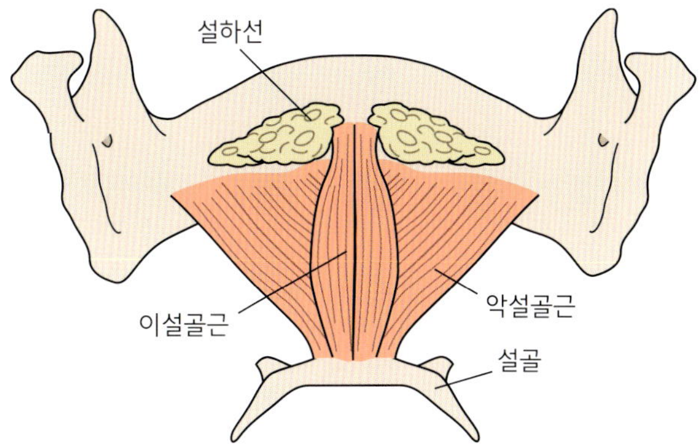

그림 2-4-2 이설골근(geniohyoid m.)과 악설골근(mylohyoid m.)

III 상악의 예비인상 포인트

상악의 예비인상 시 주의할 것은 상악결절의 협측면입니다. 상악결절의 협측면과 하악 근돌기(coronoid process)와의 간격은 입을 크게 벌리면 좁게 되어서 인상재가 들어가기 어렵습니다. 그래서 인상 시 상악결절의 협측부에 미리 인상재를 손가락으로 집어 넣고, 그 후에 인상재를 담은 트레이를 구강 내로 위치시키면 좋겠지요. 또한 트레이를 누를 때에는 입을 약간 다물도록 지시함으로써 뺨의 긴장도를 약간 풀어주고, 상악결절의 협측면과 하악 근돌기와의 간격을 확보할 수 있습니다.

상악 인상에서는 어떤 부위라도 트레이를 집어넣을 때에는 반드시 뺨 혹은 구순을 약간 잡아당기거나, 인상재가 트레이에서 빠져나오는 것을 직시하여 확인하면서 누르는 것이 좋겠지요.

IV 하악의 예비인상 포인트

하악의 예비인상 때 주의해야 할 영역은 구치부

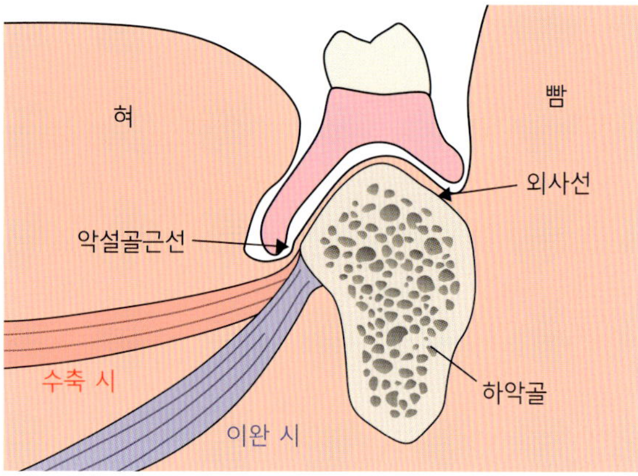

그림 2-4-3 mylohyoid m.의 수축 시와 이완 시

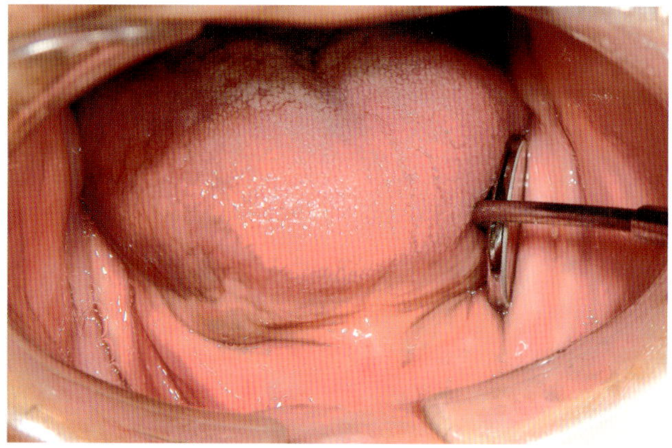
그림 2-4-4 구치부 설측 영역에 미러 삽입

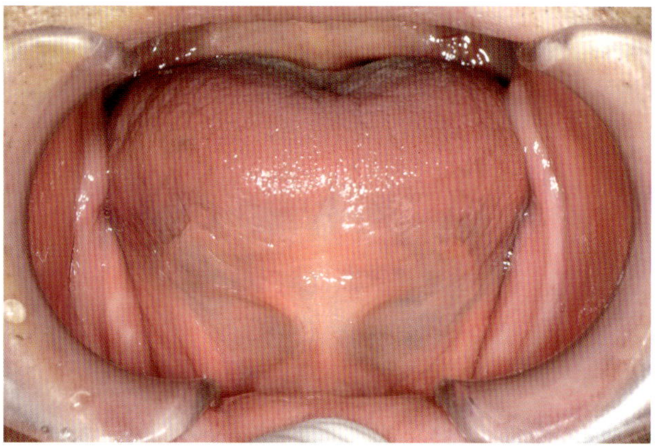
그림 2-4-5a 앙와위에서 혀의 위치

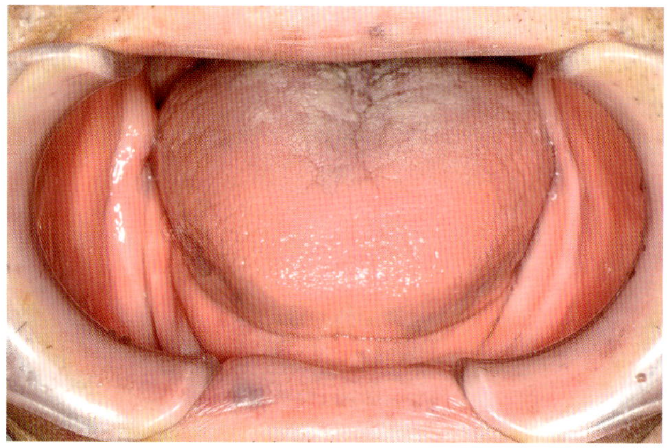
그림 2-4-5b 좌위에서 혀의 위치

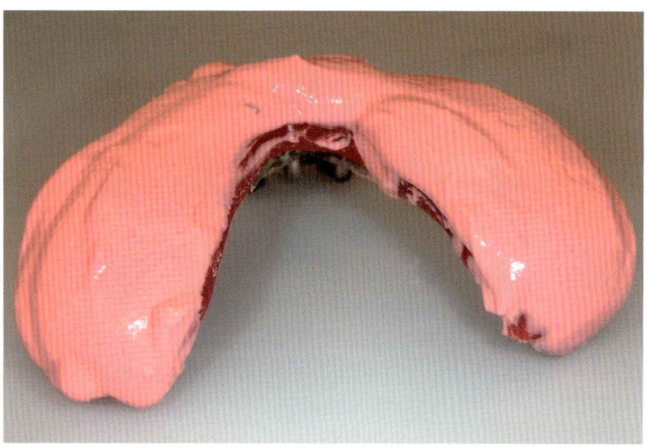
그림 2-4-6 인상재를 트레이에 담음

의 설측과 전치부의 순측입니다. 특히 구치부의 설측 인상이 적절하게 채득되지 않은 채로 제작된 개인 트레이로 변연 형성을 하는 것은 절대로 피해야 합니다. 부적절한 개인 트레이로 구치부의 설측 영역의 근압 형성을 하는 것은 매우 어려울 뿐 아니라, 혀의 기능운동도 정상적이지 않으므로 완성된

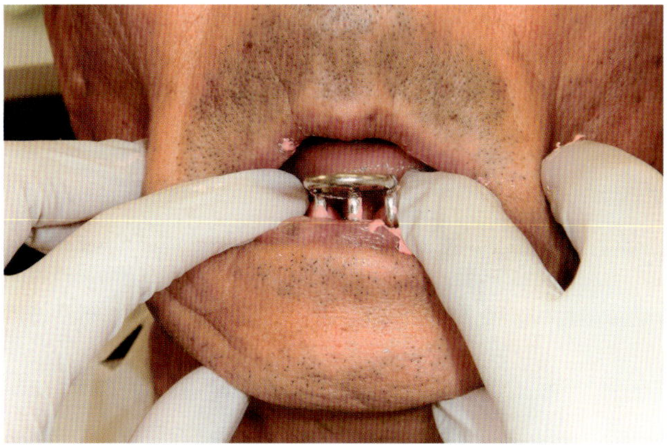

그림 2-4-7 인상채득 시 트레이 잡는 방법

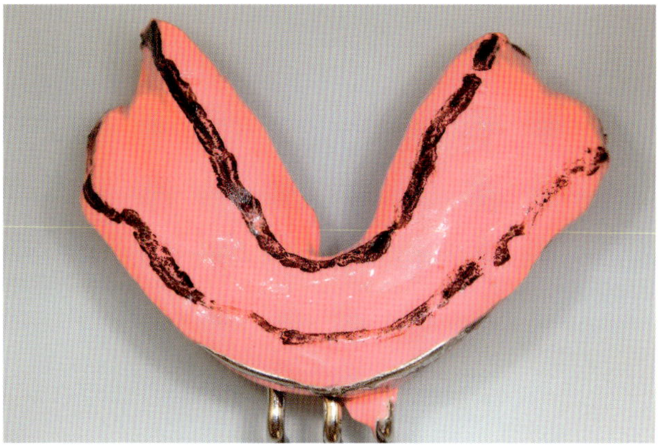

그림 2-4-8 인상에 표시한 Marking 부위

의치의 변연 형태가 불량하게 되는 경우가 많기 때문입니다.

설측변연은 악설골융선을 넘어서게 연장하지만, 이 영역의 하악골은 언더컷을 형성할 뿐 아니라 악설골근의 기능운동에 의해 점막 형태가 크게 변화합니다(그림 2-4-3).

예비인상 시 이 언더컷 영역을 채득하기 위해서는 우선 미러를 넣고, 어느 정도까지 하방으로 인상을 채득할 수 있는지를 잘 파악해 놓습니다(그림 2-4-4).

이어서 환자의 자세입니다. 환자가 앙와위 (supine position(그림 2-4-5a))와 좌위(그림 2-4-5b)에서는 설근(tongue root)의 위치가 다릅니다. 앙와위에서는 좌위에 비해서 설근이 침하하고, 이에 수반되어 후방의 악설골근도 긴장된 상태가 되기 때문에 앙와위에서 채득하면 악설골융선 하방의 언더컷 영역의 인상채득이 어렵게 되기 때문에 좌위에서 인상을 시행하는 것을 추천합니다.

인상재는 물을 20% 적게 하는 것을 기준으로 유치악 인상 때보다 흐름성이 적게 혼합하여 트레이에 담습니다(그림 2-4-6). 트레이에 담은 후 설측의 근긴장을 완화시키기 위해 작게 폐구하도록 하면서 트레이를 집어 넣습니다. 또한 트레이의 유지는 협측이 과긴장하지 않도록 빰을 구강 밖에서 누릅니다(그림 2-4-7)

전치부 순측의 경우에도 하순을 긴장하지 않은 상태에서 약간 폐구시키고 조금 잡아당기는 정도로 인상을 채득하는 것이 좋습니다. 이근(mentalis m.)의 부착 부위는 구강전정보다도 높기 때문에 치조골 흡수가 현저한 증례에서는 치조정 부근에 위치하는 경우도 있고, 개구 시킨 상태에서 하순을 강하게 잡아당기면 순측의 인상은 매우 짧게 됩니다.

인상채득 후에 반드시 가동점막의 경계가 어디에 있는지, 대략적으로라도 의치의 외형을 상상하면서 구강 내를 확인하고, 수성펜 등으로 인상면에 기입하고(그림 2-4-8), 기공실에 그 정보를 전달하면, 최종인상채득 시 사용하기 위해 제작된 개인 트레이의 변연 조정을 편하게 할 수 있어서인지 모르지만 근육의 기능운동을 적절하게 시행할 수 있게 됩니다.

Treatment Edition 5

예비인상에서 어디를 봐야 할지 모르겠어요

I 직상방에서 본다

예비인상은 의치와 같은 형태일 필요가 있습니다. 예비인상을 채득하면, 우선 그 인상을 점막면 방향에서 봅시다. 확실하게 직상방에서 보는 것이 중요합니다. 이때 주의해야 할 포인트는 아래에 열거하겠습니다.

II 상악을 본다

1. 좌우는 대칭인가?

의치의 모양과 마찬가지로 좌우는 대칭일 필요가 있습니다. 특히 흡수된 잔존 치조제를 보충하기 위해 어느 정도 두께가 필요합니다.

이를 위해 인상은 치조제가 흡수된 부분은 두껍게, 흡수되지 않은 부분은 얇게 채득합시다. 치조제 흡수가 좌우가 다르더라도, 의치의 형태는 좌우대칭으로 될 것이기 때문입니다(그림 2-5-1).

2. 나와야 할 부분, 들어가야 할 부분은 적절한가?

협소대 부분은 잘록해야 할 필요가 있습니다. 인상채득 시에 가볍게 흡인과 구각 부위를 잡아당기는 운동을 시켜서 협소대 부위가 채득되도록 합시다.

3. 포함되어 있어야만 하는 부분이 포함되어 있는가?

상순소대, 협소대가 포함되어 있습니까? 구상절

● 좌우는 대칭인가?

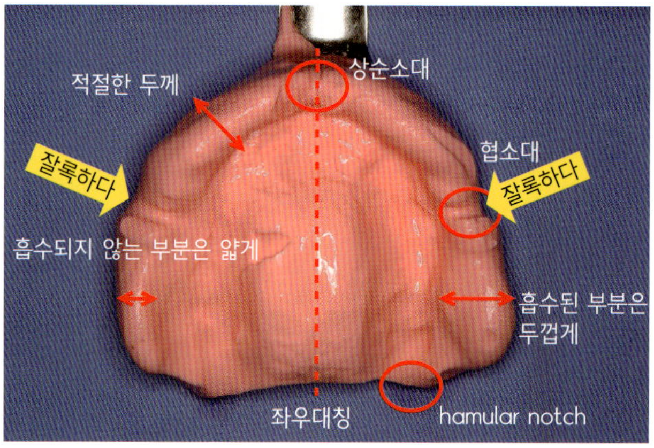

그림 2-5-1 적절하게 인상이 채득된 상악

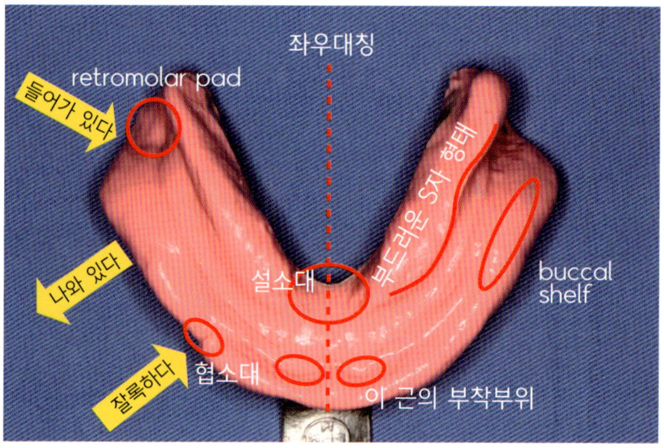

그림 2-5-2 적절하게 인상이 채득된 하악

● 협측과 설측의 높이는 같은가?

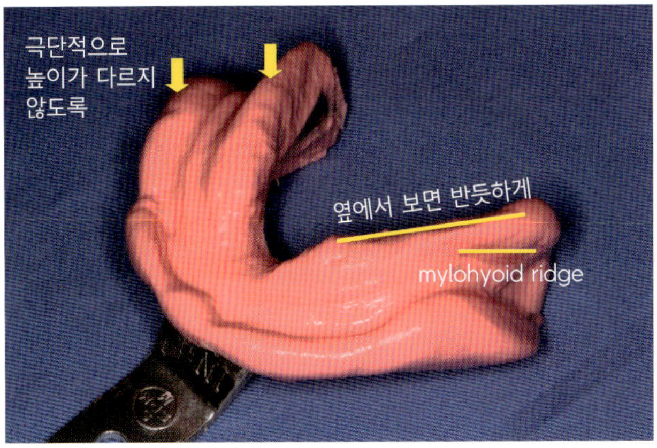

그림 2-5-3 적절하게 인상이 채득된 하악. 하악은 바로 옆에서도 볼 필요가 있습니다. 또한 하악 설측의 의치 변연의 주행 방향은 거의 하악골 하연에 평행하게 채득합니다. 여러 기준을 가지고 하악 의치를 이미지화합니다.

흔(hamular notch)이 포함되어 있지 않은 경우가 많이 있습니다. 구강 내에서 구상절흔의 위치를 잘 확인하여서 여기까지 인상이 잘 채득되어 있는가를 확인합시다.

III 점막면, 직상방에서 본 하악

1. 좌우가 대칭인가

하악도 좌우대칭으로 되어 있을 필요가 있습니다. 반드시, 직상방에서 보아 좌우대칭인가를 확인합시다(그림 2-5-2).

2. 나와야 할 부분, 들어가야 할 부분은 적절한가?

협측에서 교근 부위는 움푹 패이게, buccal shelf area는 나오게, 협소대 부위는 잘록합니다. 설측은 부드러운 S자 형태인 경우가 많습니다만, 단 그중에는 S자 형태가 아니고 반듯하게 되는 경우도 있습니다. 반드시 S자 형태에 구애받을 필요는 없습니다.

3. 포함되어야만 하는 것이 포함되어 있는가?

협소대, 이근(mentalis m.)의 부착 부위, buccal shelf, 후구치 삼각융기, 설소대는 반드시 포함되어 있는가를 확인합시다

IV 옆에서 본 하악

하악은 옆에서 볼 필요가 있습니다. 바로 옆에서 봐 봅시다(그림 2-5-3).

1. 설측은 악설골융선(mylohyoid ridge)을 포함하면서 똑바로 채득되었나?

트레이의 삽입과 혀 운동의 타이밍을 잘못하면 짧게 채득되거나, 변연 형성이 부족할 경우 너무 길게 채득되는 경우가 있습니다. 설하선 부위에서 악설골융선 부위는 직선으로 채득되어 있는 것이 적절합니다.

2. 협측과 설측의 높이는 같은가?

협측과 설측의 높이가 극단적으로 다른 경우는 별로 없습니다. 극단적으로 다른 경우에는 설측이 너무 길게 채득되어 있을 가능성이 있습니다. 혀 운동을 시켜 적절한 변연 형성을 합시다.

Treatment Edition 6

기공실 작업 시 오해를 일으키지 않기 위해 기공지시서 쓰는 방법

I 치과 기공지시서의 필수항목

양호한 보철물을 제작하기 위해서는 치과의사와 치과기공사 간에 좋은 연계가 필요합니다. 치과의사의 기공의뢰나 지시는 기공지시서를 통해서 연락하게 됩니다.

치과기공사법에 규정되어 있는 기공지시서에 기재가 필요한 항목은『보철장치의 설계』『제작방법』『사용재료』『지시서 발행년월일』『발행한 치과의사의 주소 및 이름』『원외 치과기공서의 명칭』입니다(표 2-6-1). 치과의사회나 치과기공사회, 혹은 치과기공사가 독자적으로 작성하고 있는 대부분의 지시서도 기재사항이 빠지는 일이 없도록 상기의 항목을 표기하기 쉬운 형식으로 되어 있겠지요.

실제 대부분의 지시서는 크라운·브릿지·국소의치·총의치, 경우에 따라서 임플란트도 같은 기재 형식으로 되어 있습니다. 그러므로 최소한의 기재사항 뿐 아니라, 각각의 보철장치에 필요한 정보를 치과의사가 기재해야 합니다.

표 2-6-1 치과기공사법 시행 규칙 제12조에 규정되어 있는 기공지시서에 기재해야 하는 항목

① 보철장치의 설계
② 제작방법
③ 사용재료
④ 지시서 발행년월일
⑤ 발행한 치과의사의 주소 및 이름
⑥ 원외 치과기공소의 명칭

또한 각 단계에서 지시서의 발행이 요구되기 때문에 단계마다 필요한 지시내용을 기재합니다. 적절한 기공지시는 진료를 원활하게 하고, 품질 좋은 최종보철물의 제작을 가능하게 합니다.

II 개인 트레이, 교합상(bite plate)의 기재사항

개인 트레이나 교합상에 관해서, 구체적인 지시가 기재되어 있는 경우는 많지 않습니다만, 정확하게 지시함으로써 정확한 조작이 가능할 뿐 아니라 진료효율이 향상됩니다(표 2-6-2).

개인 트레이의 설계에서는 손가락 지지부(finger rest) 나 손잡이의 형태를 기재함으로써 인상 시 조작성을 향상시킵니다. 릴리프 부위는 모형 상에서 직접 기재합니다만(그림 2-6-1), 가동성 잇몸, 구개융기, 하악융기 등 증례에 따라 릴리프 양이 다르기 때문에 지시서에도 상세하게 기재합니다.

교합상도 릴리프 양을 기재합니다. 이때 지시한 릴리프 조작은 작업용 모형에 하기 때문에 완성 의치의 릴리프 양이 된다는 것을 염두에 두어야 합니다. 또한 구의치의 교합고경이 참고가 되는 경우에는 전치 절연이나 구치부 교합면에서 잔존 치조정의 의치상 내면까지의 두께를 기재해 두면 교합채득 시 수정시간이 단축됩니다. 또한 잔존 치조제의 상하악 간 교

표 2-6-2 개인 트레이 · 교합상에 관한 기공지시서의 기재사항

개인 트레이 제작의 기공지시서 기재항목	교합상 제작의 기공지시서 기재항목
① 트레이 형태	① 기초상 형태
② 손가락 지지나 손잡이 형태	② 릴리프 부위와 양
③ 릴리프 부위와 양	③ 구의치 교합고경
④ 최종 인상에 사용 예정의 인상재	④ 잔존 치조제의 대향관계

● 릴리프 부위

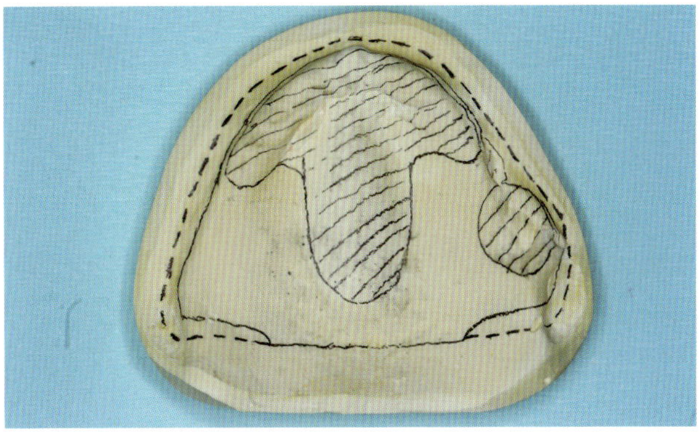

그림 2-6-1 릴리프 범위나 트레이 외형, 의치상 외형은 모형에 직접 기재하면 알기 쉽다. 지시서에 릴리프 양을 기재한다(가동성 잇몸 0.8mm, 골융기 0.3mm 등).

표 2-6-3 인공치배열 · 완성에 관한 기공지시서의 기재사항

인공치 배열의 기공지시서 기재항목	완성의치의 기공지시서 기재항목
① 인공치 (종류 , 몰드 , 사이즈 , 색조 (shade))	① 시적 시 수정 부위
② 성별	② Post dam 의 유무
③ 환자의 요구사항	③ 보강선의 유무 (사용한다면 사이즈)
④ 교합양식	④ 의치상 색조

합관계 (상악전돌, 하악전돌) 등도 기록해 두면 납의치 (Wax denture) 순측 풍융도의 설정에 참고가 됩니다.

III 인공치 배열, 완성에 대한 기재사항

인공치의 종류, 크기나 색조는 기공지시서에 반드시 기재합니다. 배열상태는 안모에도 큰 영향을 주기 때문에, 환자의 요청사항이나 성별 등도 기재하면 좋겠지요.

시적 후에는 수정 부위들을 지시합니다. Post dam은 정밀 인상 시에 개인 트레이의 선택적 가압인상으로 얻어진 경우와 모형을 삭제 조정하여 제작한 경우가 있기 때문에 어느 쪽을 선택할까를 기재합니다. 보강선을 사용하는 경우에는 그 사이즈나 보강선의 주행 방향도 지시합니다(표 2-6-3).

IV 적절한 기공 지시를 위해

모형만으로는 검사할 수 없는 항목이 많고, 구강 내를 직접 검사하고 진단할 수 있는 사람은 치과의사뿐입니다. 치과의사가 환자의 정보를 적절하게 이해하고, 기공지시서에 기재해서 치과기공사에게 정확하게 전달함으로써 총의치의 실패를 피할 수 있을 것입니다.

Treatment Edition 7

연구 모형의 제작

I 연구 모형 제작의 목적

예비인상으로 석고를 주입하여 얻은 모형을 연구 모형(study model)이라고 합니다. 주입 할 석고는 파손이 잘 되지 않은 경석고를 사용합니다.

연구 모형을 제작함으로써 잔존 치조제의 형태나 골융기의 유무 등 구강 내에서는 충분하게 확인할 수 없는 환자의 해부학적 형태를 모형 상에서 확인할 수 있기 때문에 연구 모형의 제작은 진단 및 치료계획을 작성할 때 필수적인 것입니다[1, 2].

II 연구 모형을 제작할 순서와 주의사항[3]

알지네이트 인상재를 사용하여 예비인상을 채득한 후에 인상면에 부착한 타액 및 혈액 등을 물로 씻습니다.

수세 후, 인상면의 과잉 수분을 제거하고, 경석고를 규정의 혼수비로 혼합하고, 바이브레이터를 이용하여 충분하게 기포를 제거해서 인상에 대해 정 방향으로, 기포가 들어가지 않도록 조금씩 석고를 주입합니다.

● 연구 모형의 제작

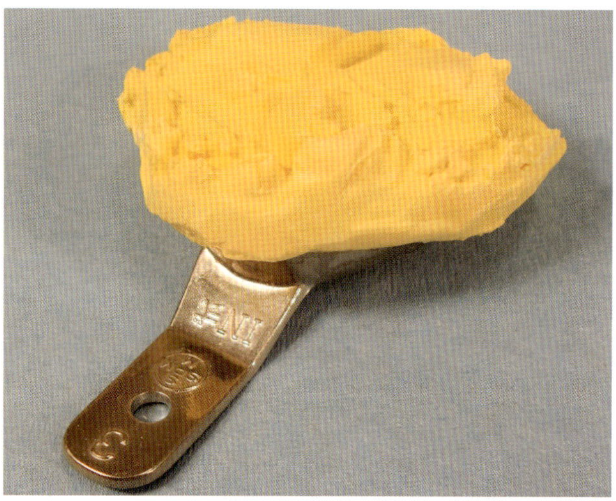

그림 2-7-1 경석고 주입.

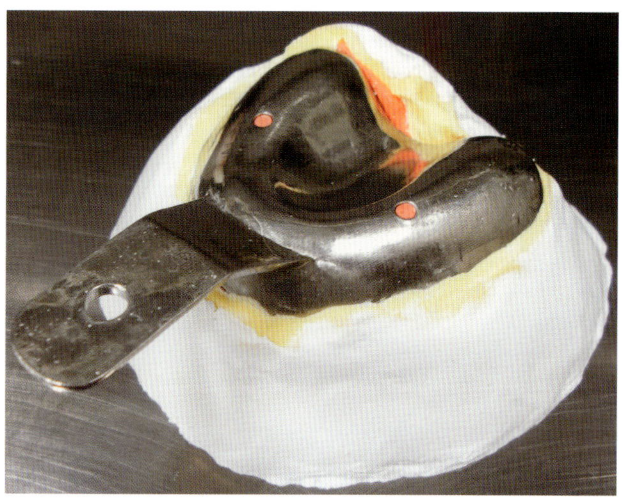

그림 2-7-2 기저면 완료.

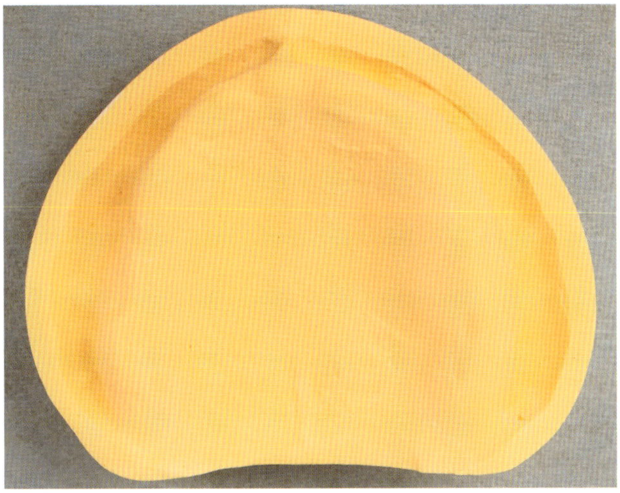

그림 2-7-3 상악 모형 조정 완료.

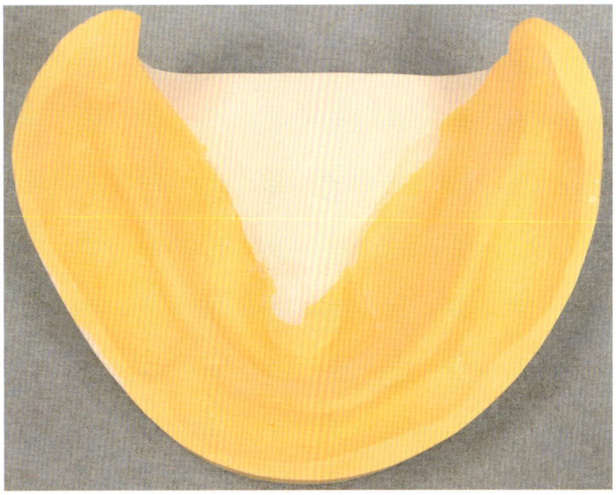

그림 2-7-4 하악 모형 조정 완료.

무치악 인상의 경우, 변연을 모형에 재현하는 것이 매우 중요하기 때문에, 변연을 확실하게 남길 수 있도록 주입한 석고로 변연을 싸고, 또한 변연의 두께를 두껍게 쌓아 올릴 필요가 있습니다(그림 2-7-1). 이어서 석고가 경화하면, 트레이에서 모형을 제거하지 않고, 일반 석고를 이용하여 기저면을 만듭니다(그림 2-7-2)[4]. 이것은 경석고의 두께가 얇은 경우, 트레이 제거 시에 모형이 파손하는 것을 방지하기 위함입니다.

일반 석고 경화 후에는 인상재를 제거하고, 모형 기저면이나 변연의 과잉 부분은 모델 트리머를 이용하여 트리밍합니다. 모형 기저면은 교합평면과 평행하게 되도록 트리밍을 하고, 모형 변연 부위는 치은 순측이행부 및 치은 협측 이행부의 가장 깊은 부위에서 2mm 정도 높이를 확보해서 바(bur) 등으로 삭제해 갑니다(그림 2-7-3, 4).

모형을 조정한 후, 개인 트레이를 제작하는 경우에는 트레이의 외형선, 언더컷에 대한 블록아웃을 시행할 부분, 릴리프 부위 등을 연구 모형 상에 기입해야 합니다.

❖ 참고문헌

1. 全国歯科技工士教育協議会(編), 小正　裕, 永井栄一, 杉上圭三, 椎名芳江(著). 新歯科技工士教本 有床義歯技工学. 東京：医歯薬出版, 2007；40.
2. 細井紀雄, 平井敏博, 大川周治, 市川哲雄(編著). 無歯顎補綴治療学 第2版. 東京：医歯薬出版, 2009；103-104.
3. 祇園白信仁, 大川周治, 小正　裕, 豊田　實, 細川隆司(編著). 無歯顎補綴治療の基本. 東京：一般財団法人口腔保健協会, 2005；64.
4. 阿部晴彦. 図説総義歯の臨床的ラボ・ワーク. 東京：書林, 1977；25-30.

Treatment Edition 8

외형선의 설정

I 완성의치를 이미지화 한다

외형선의 설정 시 가장 고려해야 할 점은 구강 내 혹은 진단 모형 상에서 완성 의치의 이미지를 가질 것, 이것을 모형 상에 '선'으로서 투영하는 것입니다.

외형선을 설정해 가는 과정에서는 인상 시 중요 포인트를 몇 가지라도 통과해 가기 때문에, 여기에서는 실제로 변연 형성을 할 예정이라 생각하면서 과정을 살펴봅시다.

II 상악의 외형선

1. 의치 후연의 설정

상악 무치악 환자의 변연 형성의 시작은 익돌하악주름(pterygomandibular fold)입니다.

익돌하악주름은 개구 시에 익돌하악봉선을 통해 견인되어져서 명료하게 나타납니다.

후연봉쇄를 위해 pterygomandibular fold 를 매우 약하게 누른 상태에서 인상을 채득할 필요가 있습니다. 가끔 연구 모형 상에 인기되지 않은 경우도 있습니다.

Pterygomandibular fold 보다도 약간 근심의 점막 하방에 위치하는 구상절흔(hamular notch)은 의치의 후방한계가 됩니다(그림 2-8-1). 구강 내에서는 미러 등으로 움푹 패인 곳을 확인할 수 있습니다.

의치 후연의 변연 봉쇄는 hamular notch에서 Ah

● 상악 후연의 설정

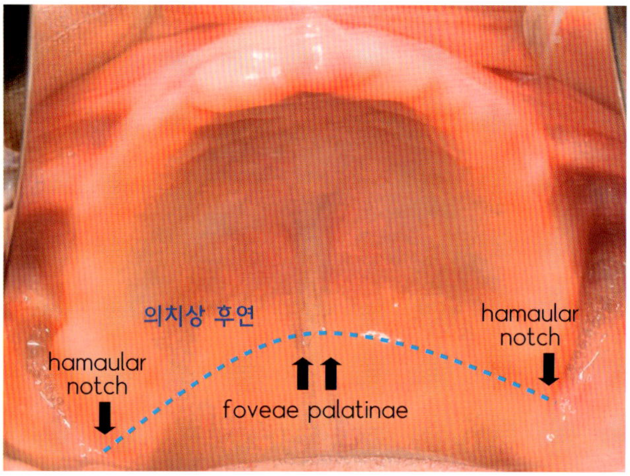

그림 2-8-1 상악 후연의 설정. 좌우의 hamular notch와 진동선(Ah line)을 연결한 곡선이 의치의 후연. 그림의 증례에서는 후연은 foveae palatinae 보다 전방에 위치한다.

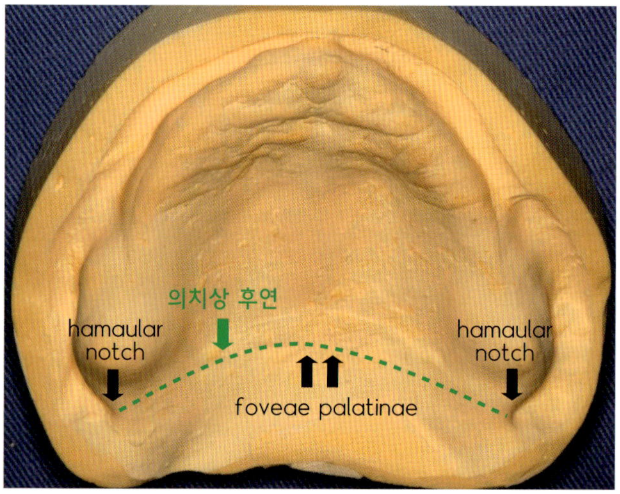

그림 2-8-2 모형 상에서 상악 의치 후연. 모형 상에서는 foveae palatinae를 참고로 외형선을 설정한다. 이 증례에서는 압흔을 보면 구의치의 후연은 약간 짧다고 생각된다.

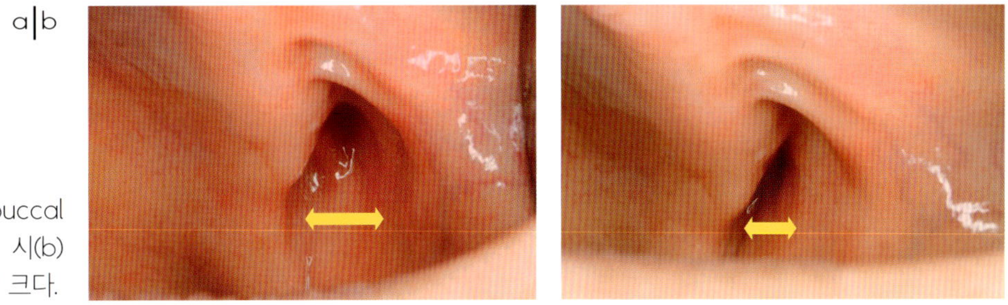

그림 2-8-3a, b 하악운동 시의 buccal space. 하악 안정 시(a)와 측방운동 시(b)로서 근돌기에 의해 space의 변화가 크다.

라인을 연결하는 선을 약간 누름으로써 얻을 수 있습니다. 의치상 후연은 기본적으로는 Ah line에 일치시켜서 설정합니다만, 모형 상에서는 확인할 수 없습니다. 이때는 foveae palatinae(후구개소와)가 유용한 해부학적 지표가 됩니다(그림 2-8-2).

2. 협측의 설정

상악 총의치에서 의치상 변연의 두께는 인공치의 배열 위치나 심미에 크게 영향을 줍니다. 이 부위의 의치 설계 시에는 잔존 치조제의 흡수량 등을 감안해서 외형선을 설정할 필요가 있습니다.

Hamular notch의 근심에 위치하는 상악결절의 협측을 buccal space라고 부르고, 상악 의치의 유지에 매우 중요합니다. 이 부분의 의치상 변연의 폭이 부족하면, 구치부의 배열 공간이 구개 측으로 기울어져 버려서 연마면 형태가 부적절하게 되어 의치의 안정을 방해합니다.

기본적으로는 denture flange 형태는 안정 시의 폭과 깊이가 됩니다만, 개구 시나 측방운동 시에 coronoid process(근돌기)가 간섭하는 경우가 있기 때문에 촉진으로 확인해 놓는 것이 중요합니다(그림 2-8-3).

3. 순측의 설정

견치 부위도, 잔존 치조제 흡수가 심한 증례에서는 denture flange의 폭이 부족할 우려가 있기 때문에 주의합시다. 또한 절치유두 등 비교적 변화량이 적은 해부학적 지표를 참고로 하면 좋겠지요.

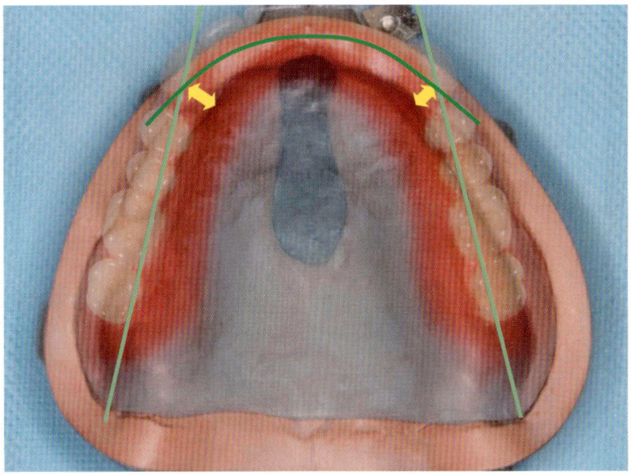

그림 2-8-4 상악 잔존 치조제와 의치의 배열 위치. 잔존 치조제의 흡수가 심하게 되면, 견치는 잔존 치조제의 아치보다 순측으로 벗어나 위치한다.

전치부의 아치와 구치부 치열의 교차점에 견치가 위치하는 건 당연합니다(그림 2-8-4).

견치가 배열 가능하도록 의치 변연의 형태를 이미지화합시다. 전치부는 입술지지와 인공치배열에 영향을 많이 주는 부위입니다. 두께가 부족하면 심미적인 부분뿐 아니라 구치부의 배열에까지 영향을 주고, 혀 공간이나 교합고경에도 영향을 줍니다. 구강 내 검사 시에 안정 시의 공간이나 하악 잔존 치조제와의 관계를 확인해 놓을 필요가 있습니다.

단, 잔존 치근에 의해 치조제가 양호한 증례나 치조제의 언더컷이 큰 경우에는 변연봉쇄를 위해 의치 외형을 설정하면 어쩔 수 없이 심미성이나 장착감에 손상을 주는 경우도 있습니다.

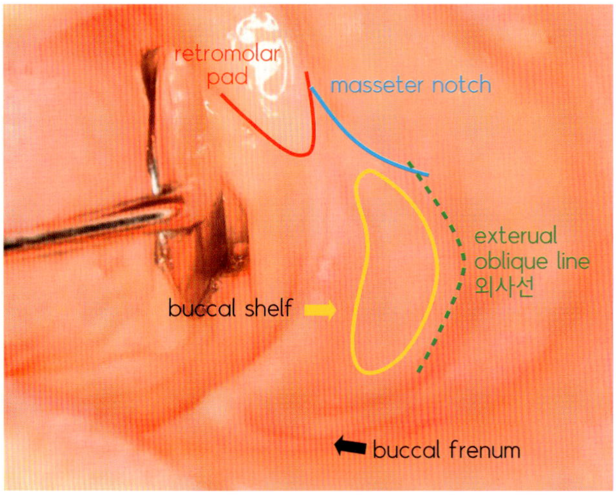

그림 2-8-5 하악 구치부의 해부학적 지표. Buccal shelf는 하악 의치의 압력을 담당하는 영역이지만, 외사선은 눈으로는 보이지 않는 경우가 많기 때문에 꼭 촉진할 것.

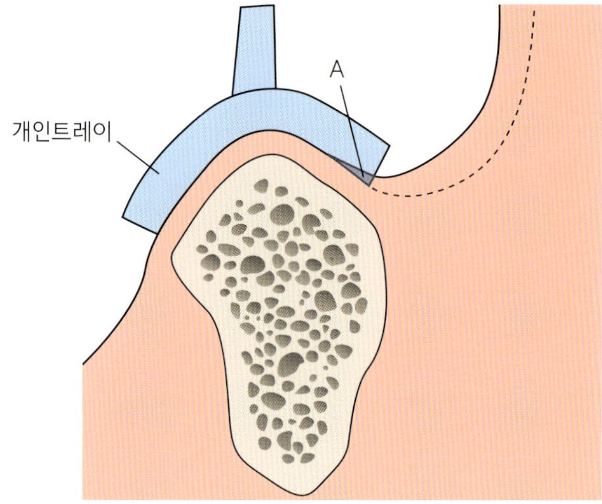

그림 2-8-6 예비인상 시의 영향. Buccal shelf 부위를 예비인상 시에 너무 누르면 제작된 개인 트레이도 여기(그림상에서 A)를 누르게 되기 때문에 개인 트레이가 불안정하게 됩니다(참고문헌 1 인용발췌).

Ⅲ 하악의 외형선

1. Retromolar pad 부위의 설정

Retromolar pad는 탄성이 있기 때문에 변연봉쇄가 가능하지만, 탄성의 정도는 촉진해서 확인해 주세요. 의치 후연은 Retromolar pad의 1/2~2/3를 덮은 위치로 합니다. 이것은 가상교합평면이나 구치 배열 위치의 설정기준도 되기 때문에 중요한 해부학적 지표입니다.

2. 협측의 설정

Retromolar pad와 교근절흔, 외사선, 협소대, 잔존 치조정에 둘러싸인 부분을 협붕(buccal shelf)이라고 부르고, 하악 총의치의 압력을 지지하는 영역입니다(그림 2–8–5).

Buccal shelf 부위의 외형선은 외사선을 참고로 하지만, 잔존 치조제 흡수가 심한 증례에서는 주의가 필요합니다.

Buccal shelf에서는 치조제의 흡수가 진행되면 협근의 부착 부위가 상대적으로 치조정에 가깝게 됩니다. 예비인상을 뜰 때 이 부분을 너무 누르면 의치나 개인 트레이의 탈락 원인이 됩니다(그림 2–8–6).

진찰 시에 시진·촉진에 의해 협점막의 가동 영역을 확인합시다. 의치 변연이 외사선을 넘지 않는 증례도 존재합니다. 또한 Retromolar pad의 외측방향으로는 교근의 근속이 있고, 기능 시에 의치상 후연을 압박하는 경우가 있습니다. 이때 의치상 후연은 교근절흔이라고 불리는 움푹 패인 형태를 형성합니다. 외형선을 설정할 때는 이 교근의 영향도 염두에 둡시다.

3. 순측의 설정

하악 순측에는 이근(mentalis m.)의 부착 부위가 있어서 점막이 비박화되어 있기 때문에 의치상으로 덮습니다. 또한 이 부분의 폭에 의해 하악전치의 배열 위치나 하악의치의 안정에도 영향을 줍니다.

의치 변연의 형태는 가볍게 구순을 잡아당겼을 때 보인 폭과 깊이로 합니다만, 폭을 연장할 때는 이근의 주행방향에 따라 전방으로 의치 변연을 두껍게 해 줍니다.

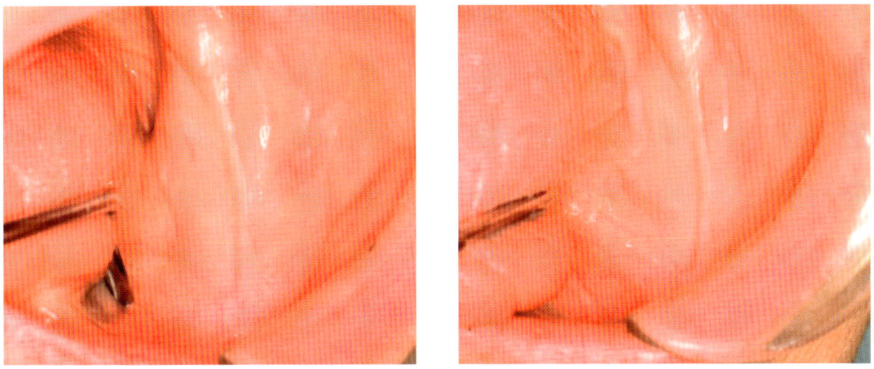

a|b

그림 2-8-7a, b 악설골근 부위의 점막의 거동. 혀의 안정위(a)와 혀를 내밀었을 때(b) retromylohyoid fossa는 전방으로 밀어낸 점막에 의해 불명확하게 되고, 구강저는 얕아진다.

4. 악설골근 부위의 설정

악설골근 부위의 의치 변연은 Retromylohyoid fossa를 후방경계로 하고, mylohyoid ridge 부위를 덮고, premylohyoid fossa를 근심 경계로 합니다. 이 부분은 통상적으로 설연(lingual flange)으로 봉쇄되기 때문에 적극적인 변연봉쇄가 필요하지 않습니다. 변연은 악설골근의 기능을 방해하지 않는 것이 중요하기 때문에 각 부위의 움직임을 재차 확인합시다(그림 2-8-7).

Retromylohyoid fossa는 혀를 내밀면 전방으로 점막을 밀어내서 의치 변연 형태에 영향을 줍니다. 연하운동을 시켜서 mylohyoid ridge 부위의 거동을 촉진으로 확인합시다. 기시부 골은 예리하므로 외형선은 mylohyoid ridge을 넘어서서 하방으로 설정합니다. 변연은 mylohyoid ridge에서 retromylohyoid fossa에 걸쳐서 서서히 얇아집니다.

5. 설하선(sublingual gland) 부위의 설정

설하선 부위는 하악 총의치의 변연봉쇄에서 매우 중요합니다. 설하선 부위는 부드러운 조직이므로 의치 변연을 약간 길게 해서 가압하거나, sublingual fold와의 접촉을 활용하기 위해 의치 변연을 두껍게 해서, 가급적 변연봉쇄가 많이 될 수 있도록 합시다.

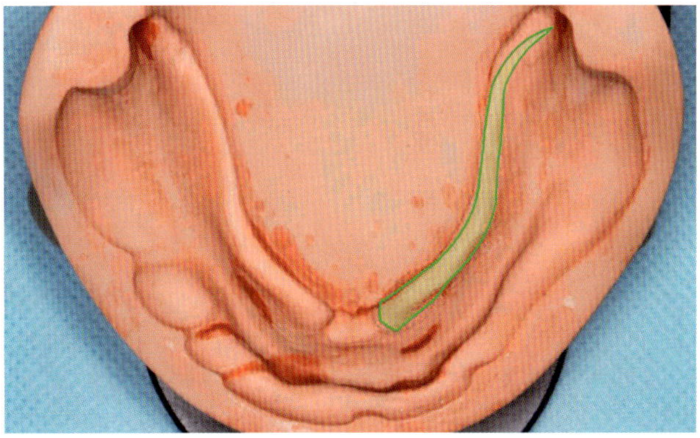

그림 2-8-8 하악 설측의 변연 형태. 설하선 부위에서 두께가 있고, S자 형 커브를 그리며, retromylohyoid fossa를 향해서 서서히 얇아지는 형태가 전형적인 것이다.

설소대도 가동 영역과 건의 강도를 확인하고, 간섭이 없도록 합니다. 변연의 두께나 깊이는 촉진으로 확인해서 의치상 형태의 이미지를 갖도록 합시다. 예비인상이 잘 채득되면 retromylohyoid fossa에서 premylohyoid fossa를 변곡점으로 하여, 설소대에 이르는 완만한 S자 형 커브를 그립니다(그림 2-8-8).

마지막으로 적절한 외형선을 그릴 때는 해부학적인 지식이 필수적이고, 구강 내를 잘 검사(시진·촉진)하는 것이 중요합니다. 의치의 외형선은 정확한 1개의 선을 긋는 것이 아니라 총의치의 형태를 이미지화하기 위해 도움을 주는 하나의 방편이라고 생각하면 좋겠지요.

❖ 참고문헌

1. 水口俊介, 連載全部床義歯臨床のスキルアップ 第1回 印象編, 補綴臨床. 2010；43(4)：462-474.
2. 水口俊介, 飼馬祥頼. 写真でマスターする きちんと確実にできる全部床義歯の印象. 東京：ヒョーロンパブリッシャーズ, 2011.

Treatment Edition 9

상악과 하악의 개인 트레이(individual tray) 제작 방법

I 개인 트레이의 요건

개인 트레이를 이용하는 것이 왜 중요할까요? 그것은 기성 트레이는 『다양한 환자의 잔존 치조제 형태에 충분히 적합하지 않고, 혀·뺨·구순·구강저 등에 변위를 일으키기 쉬우며, 기능인상채득이 어렵다』 라는 이유 때문입니다.

즉, 개인 트레이가 갖추어야 할 요건은 ① 치조제에 적합이 양호하고 ② 기능인상을 채득하기 쉬워야 합니다.

II 적합이 좋은 개인 트레이 제작 방법

『적합이 좋다』 라는 것은 트레이를 구강 내에 시적했을 때, 안정되어 움직임이 없는 것을 말합니다. 개인 트레이의 움직임을 적게 하기 위해서는 아래의 포인트에 주의합시다.

1. 개인 트레이 제작 시에 블록아웃(blockout) 양을 최소로 하고, 적절히 릴리프(relief)할 것

놓치기 쉬운 것으로서 자주 언급되는 것이 트레이의 착탈 방향입니다. 입은 잔존 치조제에 대해 비스듬하게 전방으로 벌리기 때문에 개인 트레이의 착탈 방향은 가상교합평면에 대해 45° 정도 경사지게 합니다(그림 2-9-1).

그렇게 하면 전치부의 치조제 언더컷 양도 최소로 할 수 있고, 개인 트레이가 점막에 접하는 면적을 최

● 개인 트레이의 착탈 방향과 트리밍

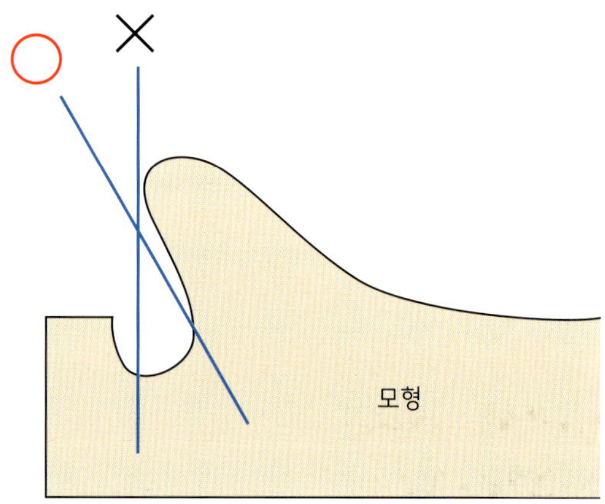

그림 2-9-1 개인 트레이의 착탈 방향. 트레이의 착탈 방향은 가능한 블럭아웃 양이 적게 되도록 설정하면 적합도가 좋은 트레이가 된다.

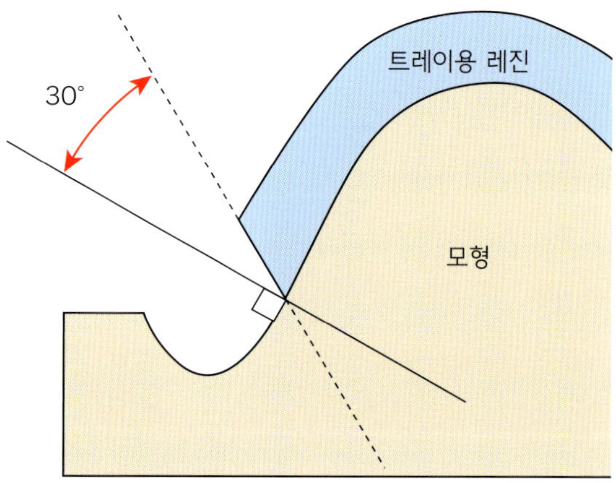

그림 2-9-2 개인 트레이의 트리밍. 트리밍 시 한면으로 하면서 경계가 명확하게 완성하면, 모델링 컴파운드를 첨가할 부위 · 방향을 알기 쉽고, 여분의 컴파운드 제거도 쉽다.

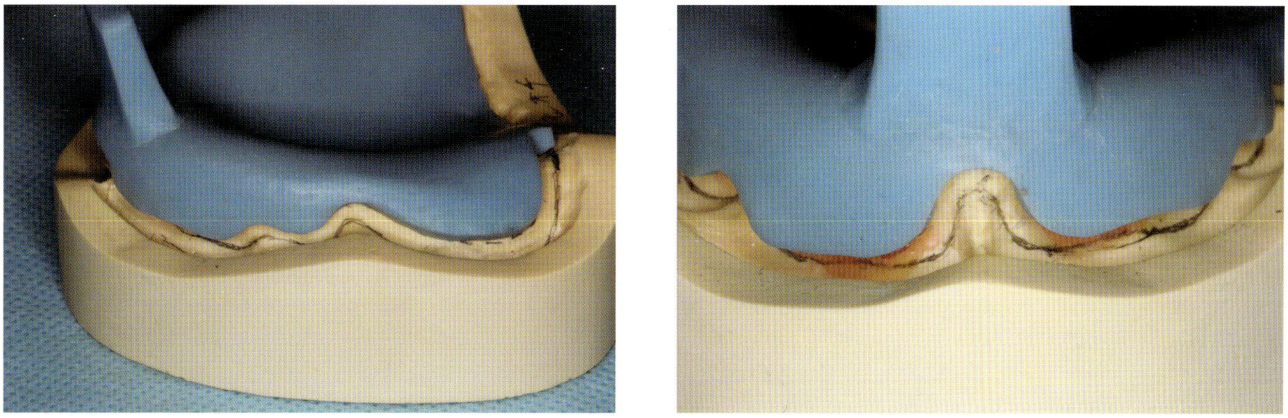

그림 2-9-3a, b 소대 부위의 형태. 가동 부위가 트레이에 덮이지 않도록 확실하게 피한다. a|b

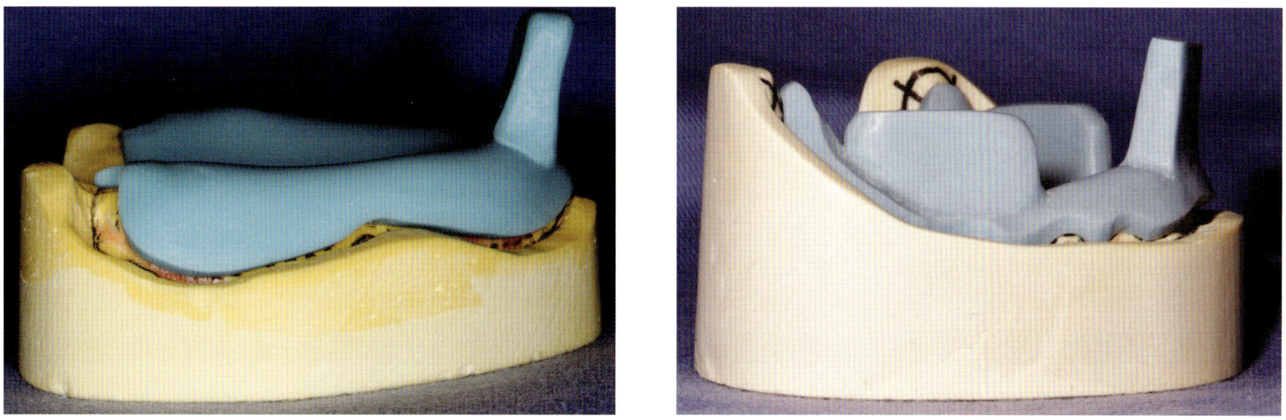

그림 2-9-4a, b 손잡이와 핑거레스트. 전치 부위의 손잡이는 운동을 방해하지 않은 범위에서 지지하기 쉬운 형태로 한다. 하악은 골흡수가 심하면 핑거레스트를 크게 한다. a|b

대로 할 수 있습니다.

또한 골융기나 치조제의 groove, 상악의 palatine rugae 등, 점막이 평탄하지 않은 부분은 얇게 릴리프 하면, 개인 트레이의 적합도를 좋게 할 수 있습니다.

2. 하악 예비인상채득 시 주의점

하악의 예비인상을 채득할 때 주의할 점이 있습니다. Buccal shelf 부분은 예비인상에서 너무 누르면 협근 부착 부위를 누른 것 같은 개인 트레이가 제작되어 버려서, 결과적으로 하악 총의치를 들어올리는 원인이 됩니다. 특히 골흡수가 심한 증례에서는 진단 시에 협근의 부착이 어디에 위치하는지 확인해야 합니다.

III 기능인상을 채득하기 쉬운 개인 트레이 제작 방법

『기능인상을 채득하기 쉽다』는 것은 인상을 채득하는 환자 측에서도 『움직이기 쉽다』는 것입니다. 먼저, 개인 트레이의 두께는 3mm 정도, 의치 외형선에서 2~3mm 내측으로 개인 트레이의 외형선을 설정합시다. 단, retromylohyoid fossa에 닿는 설측 후연부는 얇아도 괜찮습니다. 중요하게 생각되는 4가지 포인트는 아래와 같습니다.

1. 개인 트레이의 변연을 경사지게 삭제한다.

개인 트레이 변연부는 경사지게(트레이 내면의 수

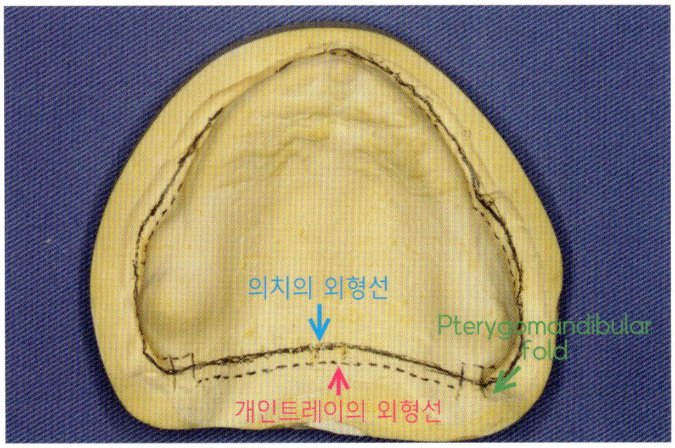

그림 2-9-5 상악 후연의 설정. 실선이 의치의 외형선. 점선이 개인 트레이의 외형선. Pterygomandibular fold 부근은 충분히 개방해 놓는다.

선에 대해 약 30°) 삭제합니다(그림 2-9-2). 이렇게 하면, 트레이와 점막의 접착면이 바로 보이고, 트레이와 점막의 적합을 계속 확인하면서 모델링 컴파운드를 올리기 쉽습니다. 변연 형성은 컴파운드에만 맡기지 말고, 자신의 눈으로 보고, 개인 트레이와 가동점막의 관계를 확인하는 것이 중요합니다.

2. 소대 등 가동 부위를 피한다

상순소대·하순소대·협소대는 개인 트레이와 소대 사이에 명확한 간격이 있도록 합시다(그림 2-9-3). 또한 트레이의 변연이 muccobuccal fold(치은협이행부)에 놓이지 않도록 합시다. 환자에게 기능운동을 시켰을 때 트레이가 움직이는 경우에는 변연이 긴 부분이 있다고 생각할 수 있습니다.

3. 손잡이(tray handle)나 손가락 지지부 (finger rest)는 인공치 배열 위치에

손잡이는 중절치가 놓이는 위치에 중절치 정도의 높이로 부여합니다. 핑거레스트는 상악에는 설정하지 않고, 하악에서는 구치 부위에 설치합니다(그림 2-9-4).

일반적으로 긴 손잡이로는 구순의 움직임을 방해하므로 중절치 위치를 예측하여 그 크기와 각도로 붙이도록 합니다. 또한 상악에서는 구개 부위가 충분히 적합되어 있다면 트레이의 구개 중간 부위를 누름으로써 트레이를 안정시킬 수 있기 때문에 따로 트레이를 지지할 부위를 설치할 필요가 없습니다.

인공치의 배열 위치는 기능운동을 방해하지 않는 공간이라고 말할 수 있습니다. 골흡수가 심한 하악에서는 모델링 컴파운드를 첨가할 양이 늘어나지만, 핑거레스트 형태를 끝으로 갈수록 넓어지게 하면 컴파운드 양을 적게 할 수 있습니다.

4. 상악 후연은 외형선보다 1mm 후방으로 연장한다

상악 후연은 기능운동을 시킬 수 없지만 변연봉쇄에 중요한 부위입니다. 의치의 외형선보다 1mm정도 길게 트레이의 외형을 설정해서, 이 부위를 확실하게 가압할 수 있도록 합니다(그림 2-9-5).

개인 트레이는 모형 상에서도 충분하게 조정할 수 있습니다. 하지만 마지막 단계에서는 구강 내에 시적하여 조정하는 것을 잊지 않도록 합시다.

Tea Time ③ 틀니의 형태

대학원 시절에 당시 교수님의 진료 보조를 하고 있었을 때『틀니 형태로 되어 있지 않아』라는 말을 많이 들었습니다. 총의치는 모두 order-made이기 때문에 형태는 모두 다르지 않을까 생각하면서 고민했습니다. 교수님은 구강 내에서 꺼낸 틀니를 가만히 바라보면서 바로 의치상의 형태를 수정하거나, 레진을 첨가 하였습니다. 구강 내에 넣고 환자에게『지금은 어떻습니까?』묻자, 놀랍게도 환자는 매우 만족해했습니다.

이것이 의치의 대가라고 불리는 분들의 특징이라고 생각하였습니다만,『왜 저 부위를 삭제했을까? 』『왜 저 부위에 레진을 추가했을까?』하는 의문이 들었습니다.

그리고 교수님께서 제작하신 틀니의 형태를 계속 보았습니다. 그러면서 나도 모르게 형태가 보이기 시작했습니다. 미세한 부위는 환자마다 다르지만, 여기가 풍융하면 틀니가 빠진다, 여기가 부족하면 흡착이 되지 않는다 등 오랜 기간 총의치 임상에 접하면서 흔히『틀니의 형태』라는 것이 제 자신 속에 완성되어 가는 것을 알 수 있었습니다.

그리고 현재, 대학원생이나 임상 연수의에게 둘러 싸여서『아직 틀니의 형태가 되지 않았네』라고 하면서 형태를 수정하는 제가 되었습니다. 그들은 저의 진료를 묵묵히 바라보지만 머릿 속에서는 30년 전의 저와 같겠지라는 상상을 해봅니다.

시간이 지나, 학생 지도방법도 많이 변했습니다. 옛날과 달리 지금은『이 modiolus 부분에서 전방부의 풍융이 너무 심하지요? 이 형태라면 입을 벌렸을 때 의치가 탈락되어 버려요』라고 말하면서 환자에게 개구를 지시해서 현상을 보여주고, 이 부위를 삭제해서 다시 구강 내에 넣습니다. 그리고 다시 환자에게 개구를 지시해서 현상을 보여주고,『여길 봐봐』라고 학생들에게 알려줍니다.

뒷모습을 바라보며 훔치듯이 배웠던 우리 시대에서 친절히 가르쳐 주는 시대로 변화함으로써 자기가 생각하고 있는 단계를 생략해 버려서『정말로 이렇게 해도 괜찮나?』라고 고민해 보는 요즘입니다.

큐슈치과대학 구강기능학 강좌 악구강결손 재구축학 분야 교실 / 마스미 신이치

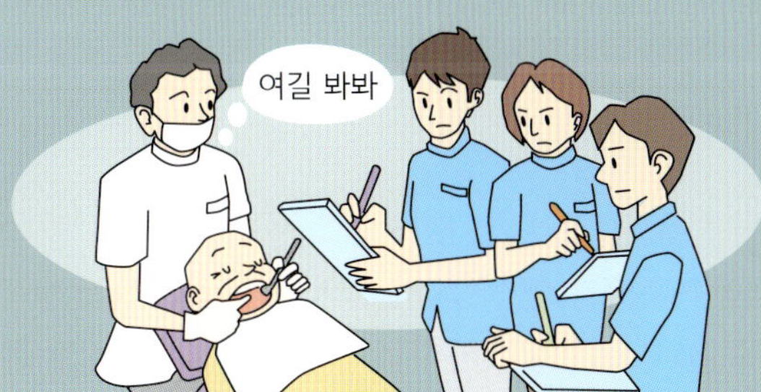

Treatment Edition 10

상악의 인상채득 시 누르고 싶은 부위

I 상악 의치의 후연

상악 총의치의 후연은 협측이나 순측연과 달리 점막으로 둘러쌓여 있는 변연이 아닙니다. 그러므로 post dam에 의해 점막을 약간 눌러서 변연봉쇄를 확실하게 해야 합니다.

여기에서 중요한 것은 후연의 위치입니다. 후연의 위치를 결정하기 위해 참고가 되는 부위는 hamular notch, pterygomandibular raphe, foveae palatinae, Ah-line(진동선) 입니다.

상악 인상 시에는 이 부위들을 반드시 의식합시다(그림 2-10-1). 너무 연장되면 연구개의 움직임에 의해 틈이 생겨서 의치는 탈락되어 버립니다(그림 2-10-2).

pterygomandibular raphe는 상악 변연 형성의 출발점입니다(그림 2-10-3). 그러므로 상악의 개인 트레이는 이곳을 피하여 모델링 컴파운드 등으로 인기해야 합니다. 또한 예비인상으로 pterygomandibular raphe가 인기되지 않은 경우에는 반드시 구강 내에서 raphe의 위치를 확인하여 주십시오. 가능하면 미러를 사용하여 확실하게 수직 방향에서 보면서 확인합시다(그림 2-10-4a).

또한 후연봉쇄를 위해 모델링 컴파운드에 의한 근형성 시에 개인 트레이 내면에 흐름성이 좋은 컴파운드를 한층 올리고, 누른 상태에서 인상이 채득되도록 하지만, 이때 pterygomandibular raphe도 약간 누르도록 합니다(그림 2-10-4b).

그러나 pterygomandibular raphe는 최대 개구 시에 긴장하여 잡아 당겨집니다. 그러므로 이 부위가 너무 길거나, 가압의 정도가 너무 크면 점막에 상처를 내게 됩니다.

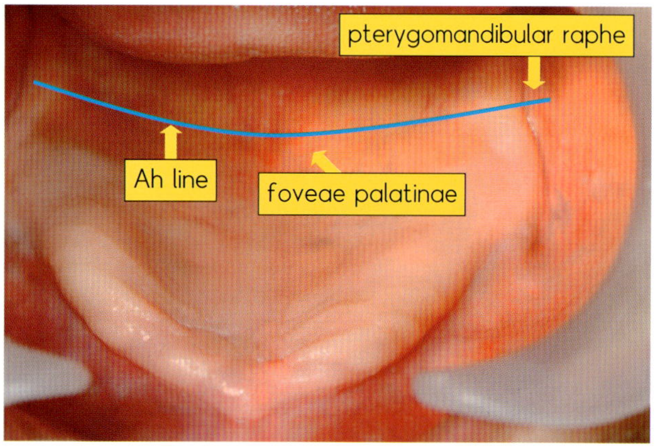

그림 2-10-1 흡수된 잔존 치조제에서는 변연봉쇄가 매우 중요하다. 상악결절도 흡수되어 있고, pterygomandibular raphe도 알기 어렵게 되어 있다. 여기에 적절한 의치의 외형선을 설정하는 것은 곤란하다.

II 전치부 및 협측의 변연 두께

상악 잔존 치조제가 심하게 흡수된 증례에서 의치상 변연의 두께는 입술지지나 인공치 배열에 많은 영향을 줍니다(그림 2-10-5). 흡수된 잔존 치조제를 보충하도록 변연을 두껍게 하지 않으면, 구치부에서는 구치의 배열 위치가 인상채득 부분의 외측으로 튀어나오게 되고, 불필요한 교차교합배열로 되어 버립니다. 협측의

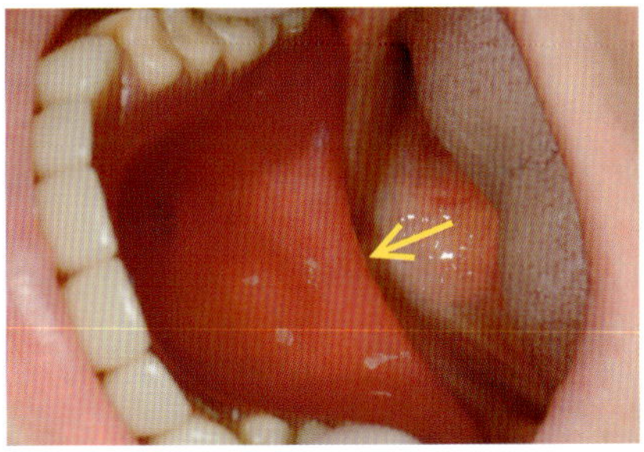

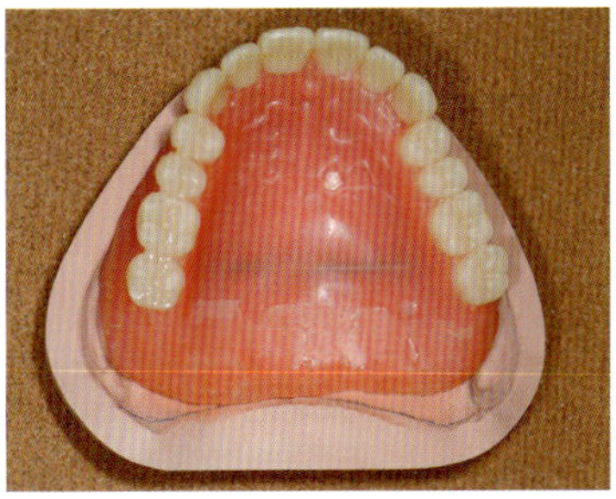

a|b

그림 2-10-2a 후연은 Ah line보다 후방으로 설정되어 있기 때문에 연구개가 들어올려졌을 때에는 봉쇄가 없어져 버린다. 너무 긴 것도 부적절하다.

그림 2-10-2b 그림 2-10-2a의 환자의 구의치와 작업용 모형의 비교.
pterygomandibular fold, 상악결절(maxillary tuberosity) 부분이 많이 부족하다. 여기에서는 후연봉쇄는 기대할 수 없고 유지력은 발휘되지 않고 의치는 빠져 버린다.

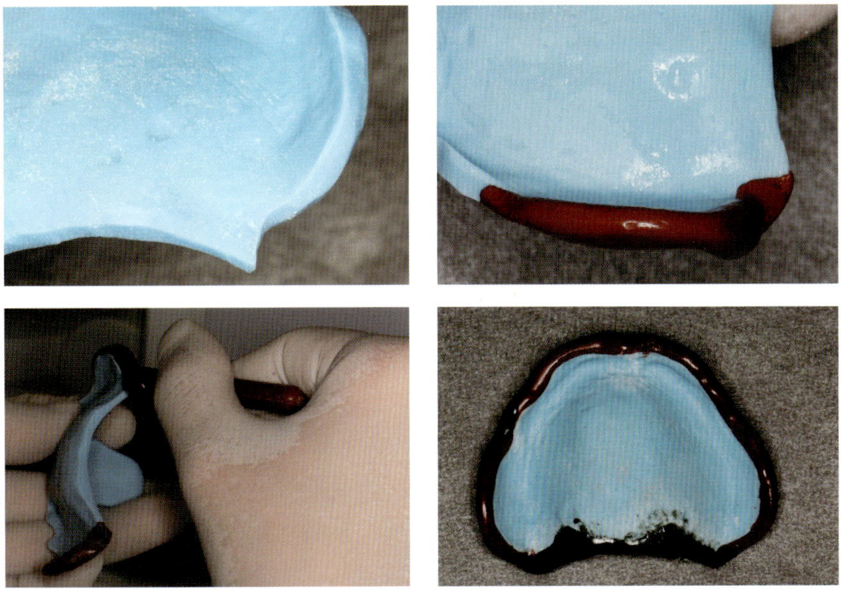

a|b
c|d

그림 2-10-3a~d
a~c: pterygomandibular raphe는 상악 변연 형성의 출발점이다. 어디에서 컴파운드를 올릴까. 생각을 명확하게 표현한 것 같은 개인 트레이를 만들고 싶다. 마지막으로 후연봉쇄를 위해 트레이 내면에 흐름성이 좋은 컴파운드를 한층 올리고, 누른 상태에서 인상을 채득한다. d: 이때 pterygomandibular raphe도 약간 누르듯이 한다.

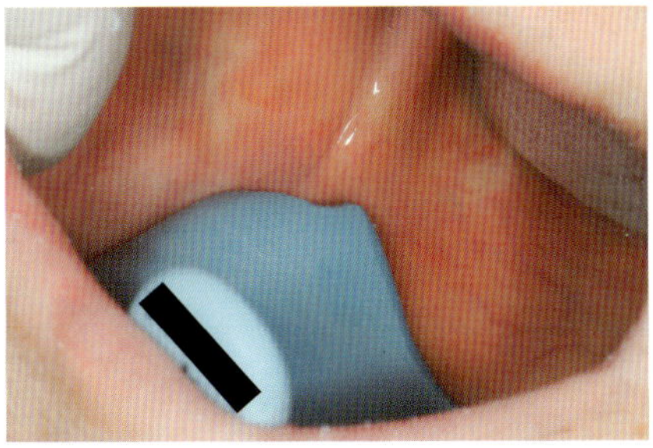

그림 2-10-4a 반드시 구강 내에서 개인 트레이와 pterygomandibular raphe와의 위치관계를 확인한다.

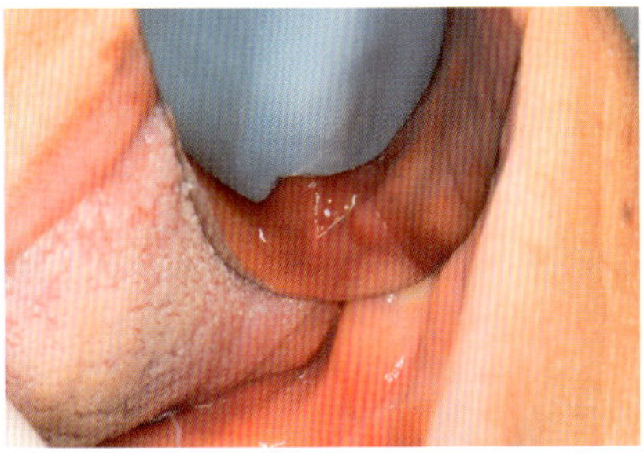

그림 2-10-4b 반드시 미러를 이용하여 직상방에서 확인한다. 트레이의 두께로 방해받지 않게 한다.

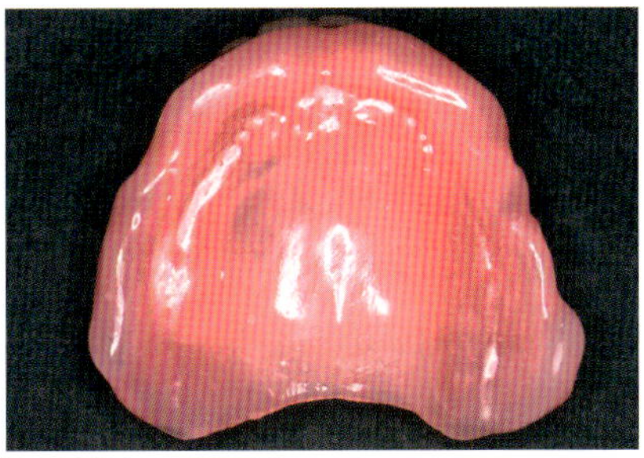

그림 2-10-5 심하게 흡수된 잔존 치조제에서 협측 변연의 두께는 구치부 배열에 영향을 준다. 또한 전치부 변연의 두께는 입술지지의 일부라고 생각한다(참고문헌 2에서 인용발췌).

연마면 형태도 의치안정에 기여할 수 없게 됩니다.

견치부에서 의치상의 두께가 충분하지 않으면 견치의 배열 위치가 구개 측으로 기울어지게 됩니다. 그렇게 되면 전치부 아치가 작게 되고, 이어서 구치부 아치의 폭경이 협소하게 되어 혀 공간이 감소합니다. 또한 코 하부의 인상 변연이 얇은 경우, 견치부와 마찬가지로 전치의 위치가 구개 측으로 기울어지게 됩니다. 당연히 입술지지도 부족하게 됩니다.

술자는 안모를 유지하기 위해 교합고경을 높게 설정해야 합니다(그림 2-10-6).

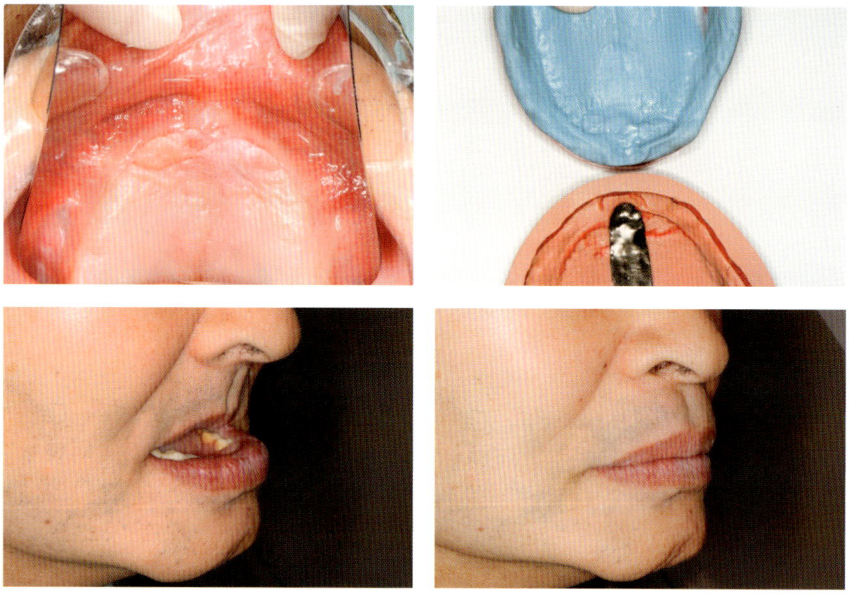

a|b
c|d

그림 2-10-6a~d 코 하부의 의치 변연의 두께는 입술지지에 크게 영향을 준다. 상악 잔존 치조제가 심하게 흡수된 경우에는 의치를 제거하면 코 하부뿐 아니라 코 전체가 심미적이지 않은 상태로 되기도 한다. 입술지지를 볼 때는 입술만이 아니라 견치부 · 비하부 등 각각의 부분을 주의하여 평가해야 한다.

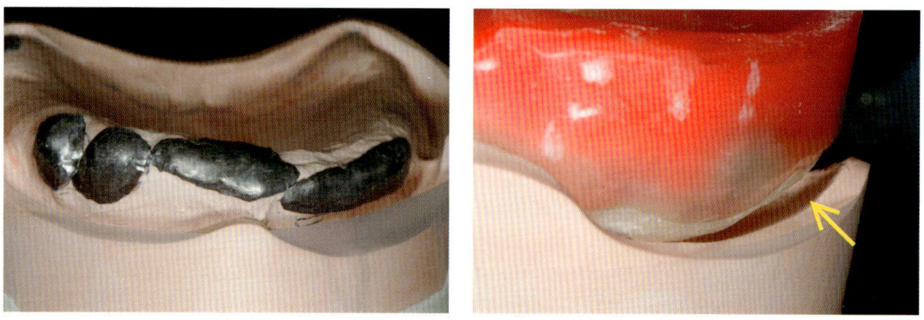

a|b

그림 2-10-7a, b 상악 잔존 치조제의 언더컷이 강한 경우. 교합채득의 기초상 제작 시 블럭아웃을 많이 해야 하기 때문에 여유를 가진 의치 변연의 두께를 설정해야 할 경우도 있다.

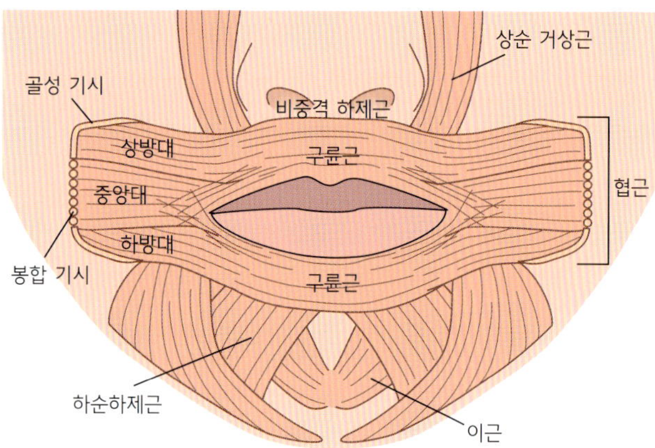

그림 2-10-8 하안면을 구성하는 표정근. 협근. 구륜근 복합체는 구륜근 상악골기시와 비중격 하제근에 의해 상악골에. 이근(mentalis m.) 에 의해 하악골에 고정된다. 이들 2개의 근육 주행방향은 의치 변연에 직각으로 교차하고 있기 때문에 긴장하면 의치를 위로 들어올려 버린다 (참고문헌 4 인용발췌).

잔존 치조제가 양호한 증례에서는 반대로 변연이 너무 두꺼우면 문제가 됩니다. 특히 상순소대가 부착된 부근에서는 치조골의 흡수가 거의 없는 부분인데도 변연봉쇄를 위해서 의치의 변연을 설정해야 합니다. 당연히 비중격의 바로 직하방이 볼록한 상태가 되고, 비중격이 들어올려져서 콧구멍이 옆으로 넓어져 버리므로 주의해 주십시오.

또한, 상악의 잔존 치조제의 순측 언더컷이 강한 경우, 교합채득을 위한 기초상 제작 시에 블록아웃을 많이 해야 하므로, 실제 기초상의 두께와 의치로 되었을

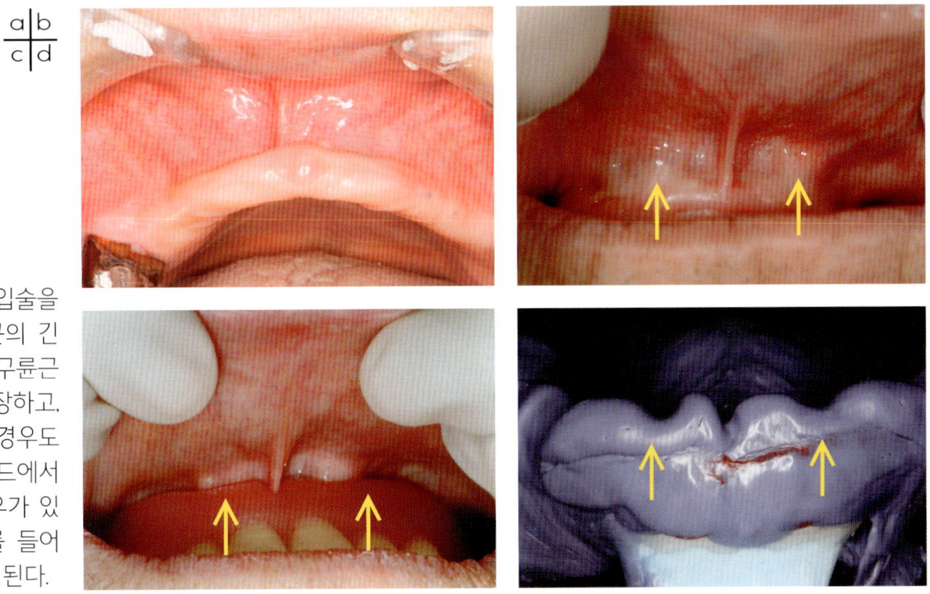

그림 2-10-9a~d a: 안정 시. b: 입술을 잡아당겼을 때의 상악전정부. 구륜근의 긴장과 더불어 협조지배관계에 있는 구륜근 상악골 기시나 비중격 하제근이 긴장하고, 상순소대의 건에 근속을 보여주는 경우도 있다. c: 의치상과의 관계 d: 컴파운드에서는 이렇게 절흔으로서 표현되는 경우가 있다. 개구 시 입술을 오무릴 때, 예를 들어 뜨거운 차를 마실 때 탈락의 원인이 된다.

때 변연의 두께가 차이가 많이 나는 경우가 있습니다. 이때 교합상 제작의 상태를 생각하여 충분한 두께를 확보해야 하는 경우도 있습니다. 블록아웃 후에 제작한 기초상과 구강전정부와의 관계가 알 수 없어지기 때문입니다(그림 2-10-7).

게다가 상순소대 부근에는 이근(mentalis m.)과 교차해서 협근·구륜근 복합체를 상악골에 고정하는 구륜근 상악기시 및 비중격하제근이 있고, 이들은 구륜근과 협동지배로 되어 있기 때문에(그림 2-10-8), 구륜근의 긴장과 동시에 긴장합니다. 그러므로 폐구하고 있을 때는 교합력에 의해 의치는 탈락되지 않지만, 개구하고 있을 때 입술을 오므리는 듯한 운동, 예를 들어 뜨거운 차를 마실 때 상악 의치가 하방으로 탈락해 버리는 원인이 되는 경우가 있습니다(그림 2-10-9).

이것은 근육의 주행이 의치상의 주행과 평행하지 않고 직각으로 교차하기 때문에, 근육의 긴장이 직접적으로 이탈력으로서 의치에 작용되기 때문입니다. 이와같은 근육이 하악에도 있는데, 이것은 이근(mentalis m.)입니다. 이들 근육은 하안면을 구성하는 협근과 구륜근을 각각 상악골과 하악골로 연결시켜 유지하는 역할을 합니다.

유지력이 없는, 흡착하지 않은 상악 인상은 교합채득이나 납의치 시적 시 조작을 매우 어렵게 합니다. 제작 과정의 초기 실패가 시간이 지나면 지날수록 증폭된다는 것을 꼭 명심합시다.

❖ 참고문헌

1. 水口俊介, 飼馬祥頼. 写真でマスターする きちんと確実にできる全部床義歯の印象. 東京：ヒョーロンパブリッシャーズ, 2011.
2. 水口俊介. 総義歯の形態－人工歯配列, 粘膜面, 研磨面とのかかわりあいにおいて－, 村岡秀明, 渡辺信孝, 榎本一彦(編). 総義歯という山の登り方. 臨床のベスト・ルートを求めて. 東京：医歯薬出版, 2009；138-152.
3. 水口俊介, 飼馬祥頼. 写真でマスターする きちんと確実にできる全部床義歯の咬合採得. 東京：ヒョーロンパブリッシャーズ, 2013.
4. Dawson. オクルージョンの臨床(丸山剛郎監訳). 東京：医歯薬出版, 1993.

Treatment Edition 11

하악 최종인상채득 방법

I 가능한 움직임이 적은 의치

하악 의치는 어느 정도의 유지·안정이 필요할까요? 상악처럼, 전치부를 잡고 힘껏 전하방으로 당겨도 흡착이 되어 있어 빠지지 않을 정도의 수준은 필요하지 않을까 생각합니다.

저작이나 발음 등 기능 시 탈락되지 않으면 좋은, 즉 혀를 안정하게 해서 보통정도 개구를 시켰을 때 빠지지 않고, 구치부를 눌러도 소정의 위치에서 벗어나지 않은 의치를 목표로 하는 게 좋겠지요.

혹시 개구 시에 의치가 들어 올려진 상태나, 혹은 잔존 치조제에서 어긋나 있는 상태에서 폐구하거나 교합했을 때, 의치는 잔존 치조점막에 대해 마찰을 동반하여 눌러지므로 동통·궤양의 원인이 됩니다.

어떠한 총의치라도 다소 움직임이 있을 수 있지만, 들어올려지거나 어긋나는 정도가 크다면 반드시 잔존 치조점막에 큰 스트레스가 가해집니다. 『가능한 움직임이 적은 의치』가 목표입니다(그림 2-11-1, 2).

II Retromolar pad 부위의 인상

하악 인상은 Retromolar pad를 1/2~2/3가 나오게 해 주십시오. 이 부위는 하악 잔존 치조제의 부동점막의 최후방 부위이고, 기저골 상에 있기 때문에 치조제의 흡수가 일어나지 않기 때문입니다. 무엇보다도, Retromolar pad는 가상교합평면의 설정이나 파운드 라인(Pound's triangle) 등 인공치 배열 시 참고가 되는 해부학적 지표입니다. 그러므로 인공치 배열을 생각하여 반드시 작업용 모형에 이 부위를 포함하도록 인상을 채득하시길 바랍니다.

개인 트레이 레진의 수축에 의해 하악의 트레이는 변형되고, 전후로 흔들리는 것처럼 헐거운 경우가 자

a|b|c

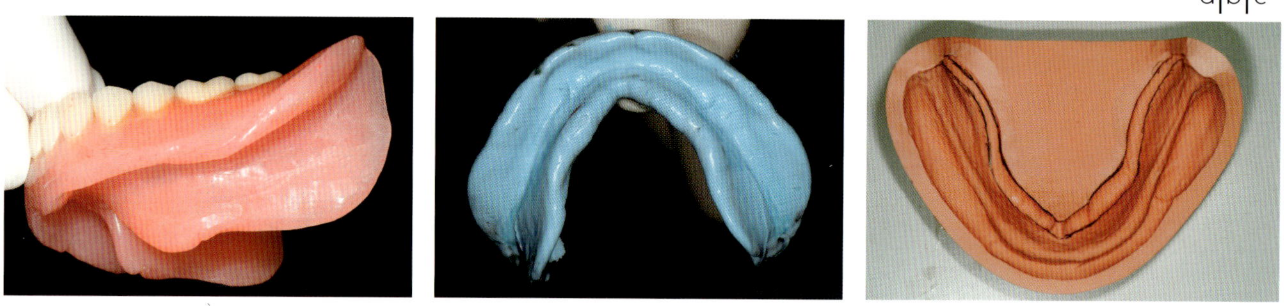

그림 2-11-1a~c 하악 의치는 우선 그 형태의 이미지를 기억해 놓으면 좋다. 그 이미지를 구강 내나 인상, 변연 형성 중의 개인 트레이를 볼 때에 항상 기억한다. Retromolar pad에서 buccal shelf를 따라 외측으로 풍융하게, 협소대 부근에서 약간 모아진다. 전치부의 muccobuccal fold를 따라 달리는 정중부 부근에서는 mentalis m.의 긴장에 의해 변연이 약간 들어올려진다. 설측은 설소대 혹은 genioglossus m. 을 인기하지만, 영향이 없어진다면 즉시 설하선 부위의 봉쇄를 확보하면서 하악을 따라 후방으로 주행한다. Premylohyoid fossa에서 약간 모이고 악설골근의 긴장으로 의치 변연은 내측으로 볼록하게 되어 소위 S자 형 커브를 그린다.

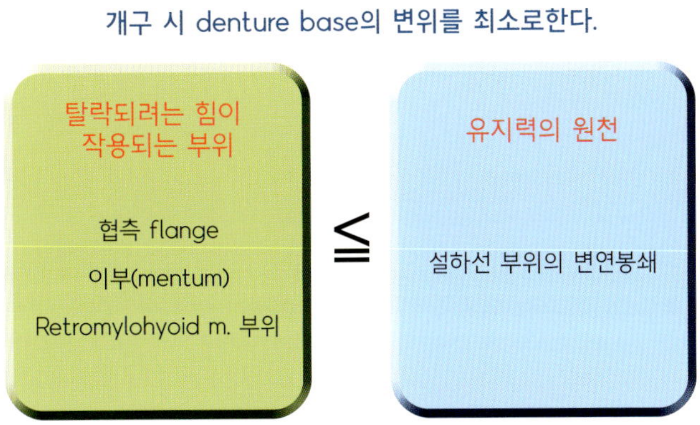

그림 2-11-2 하악 의치를 들어올리는 힘은 협측 flange, mentum 부위, retromylohyoid m. 부위와 관련된다. 유지력의 원천은 설하선 부위의 변연봉쇄에 있다. 이 두 가지 요소의 균형을 얻는 것이 중요하다.

a|b

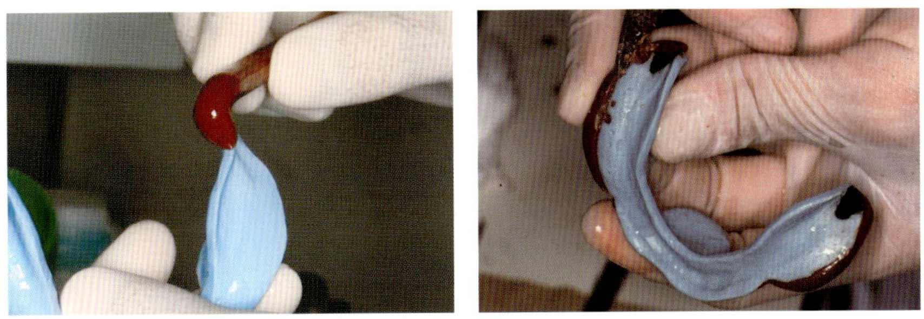

그림 2-11-3a, b Retromolar pad 부위 근형성의 요점은 압접하여 개구한다. Pad의 외측에 작은 소대가 존재하는 경우에 안정 시에는 보이지 않지만, 개구 시에 의치를 들어올리는 경우가 있다. 트레이 레진의 수축에 의해 하악 트레이는 변형되고, 전후로 흔들리는 것처럼 헐거운 경우가 많다. 개인 트레이의 안정이 부족했을 때 트레이 내면에 모델링 컴파운드를 올려서 압접해 놓으면 좌우 후방의 2점과 전치부 치조제의 3점에서 지지되어 트레이가 안정된다. 개인 트레이의 안정은 정밀한 변연 형성 시 매우 중요하다. 특히 심하게 흡수된 잔존 치조제에서는 트레이가 안정되기 어려우므로 트레이를 첨상(relining)하는 방법도 있다.

a|b
c|d

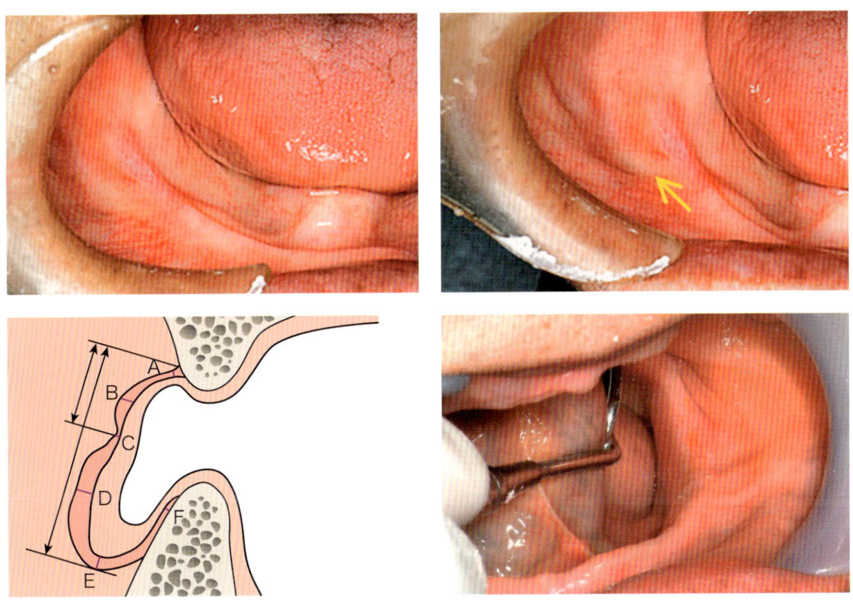

그림 2-11-4a~d a: Buccal shelf 부분은 간단하게 보이지만, 특히 오해하는 경우도 있다. b: 안정 시에는 보통 잔존 치조제처럼 보이지만, 개구 시키면 소대와 같은 것이 보인다(황색 화살표). c: 이 부위는 협근의 하부가 부착되어 있는 곳으로 의치상은 협근 위에 올려지게 된다. d: 가끔 소대같이 보이기도 하고, 잡아당기면 잔존 치조정 부근까지 협점막이 들어올려지는 경우도 있다 (그림 c: 참고문헌 5에서 인용발췌).

주 있습니다. 하악 개인 트레이의 안정이 부족했을 때, retromolar pad 부분의 내면에 컴파운드를 올려서 압접해 놓으면, 좌우 후방의 2점과 전치부 잔존치조제의 3점으로 지지되어 트레이가 안정됩니다(그림 2-11-3).

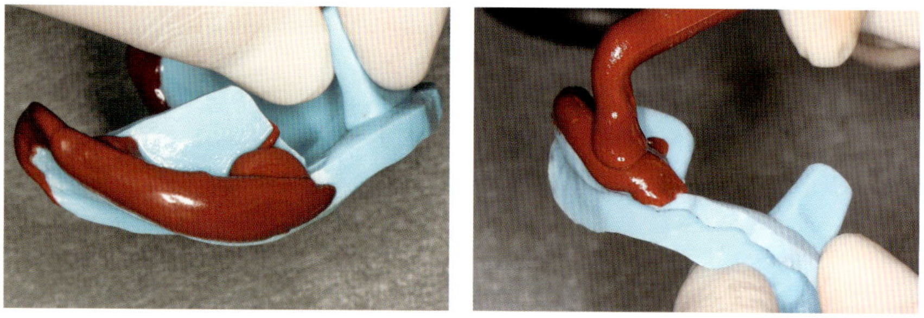

a|b

그림 2-11-5a,b Buccal shelf는 기본적으로는 가로로 넓게 변연을 형성하지만, 컴파운드를 연화시켜서 협점막의 형성을, 점막에 비틀림이 생기지 않도록 재현한다.

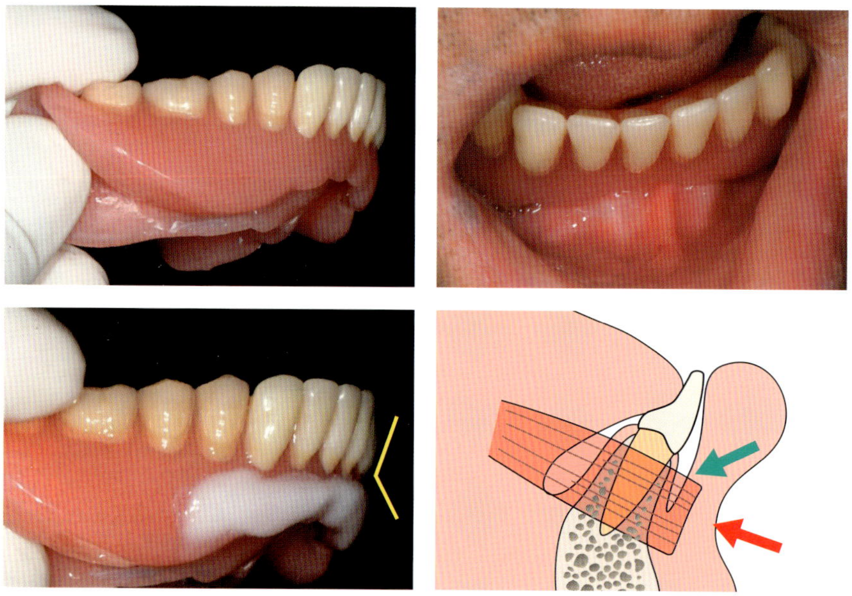

a|b
c|d

그림 2-11-6a~d a : II급으로 mentalis m.의 긴장이 강한 사람의 근육. 근육의 긴장이 절흔으로서 mentum 부위의 변연에 나타나 있다. b: 유지력이 약간 부족하여 개구 상태로 잠시 기다리면 서서히 하악의치가 빠진다. 변연을 보면 인상 시에 mentalis m.의 긴장을 너무 강하게 인기했다. c: 점막 조정재를 첨가. 절흔의 깊이는 변하지 않지만, 두께와 형태는 변화했다. 이것으로 빠지지 않게 되었다. d: 구륜근의 외측 근속(적색 화살표)은 협근과 연결되고, mentum 부위의 약간 상방을 후방으로 끌어당기고 있다. 녹색 화살표가 하악 전치 치경부의 오목한 부위에 걸쳐 있어서 하악 의치의 유지에 기여한다고 생각한다(그림 b, c: 참고문헌 2의 인용발췌, 그림 d: 참고문헌 7 인용발췌).

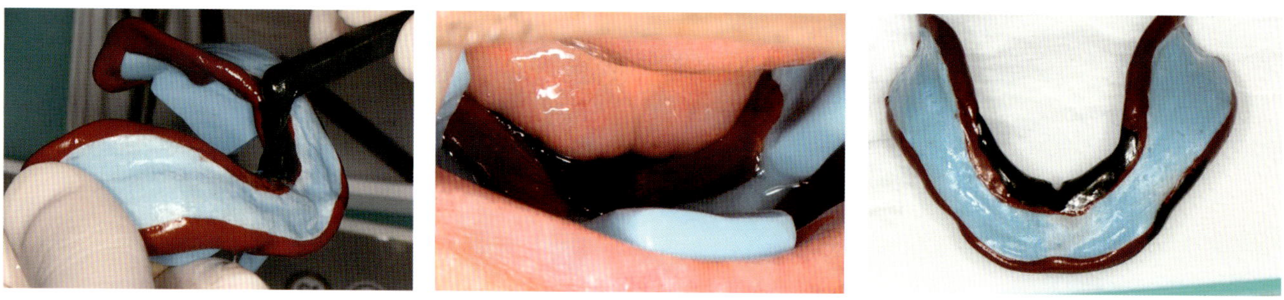

그림 2-11-7a~c 설하선 부위는 하악 의치의 유지에 매우 중요한 부위이다. 가동성이 큰 부위이므로 항상 봉쇄되어야 한다고 생각할 것. 통계학적으로 변연봉쇄가 잘 되어 있는 형태를 추구하는 것이 중요한 요점이다. 즉, 이 부위의 의치 변연은 폭을 약간 넓게 하고 살짝 누르면서 (깊게) 채득한다는 것이다. 촉진할 때 점막의 반발을 충분히 파악할 것.

a|b|c

III Buccal shelf

Buccal shelf는 협근의 하방 근속이 부착된 곳이고, 협근의 부착이 잔존 치조정 부근까지 이어져 있기 때문이기도 하지만(그림 2-10-4), 이 부위의 협근의 주행은 의치변연과 평행하고, 그 부착 부위를 넘어서서 연장해야만 합니다. 단, 무조건 연장하면 좋다는 것이 아니라, 때에 따라 협근 부착 부위가 다른 경우도 있고, 개구 시에 소대처럼 보이는 경우도 있어서 주의가 필요합니다.

이러한 부분은 예비인상 시에 반영되지 않은 경우가

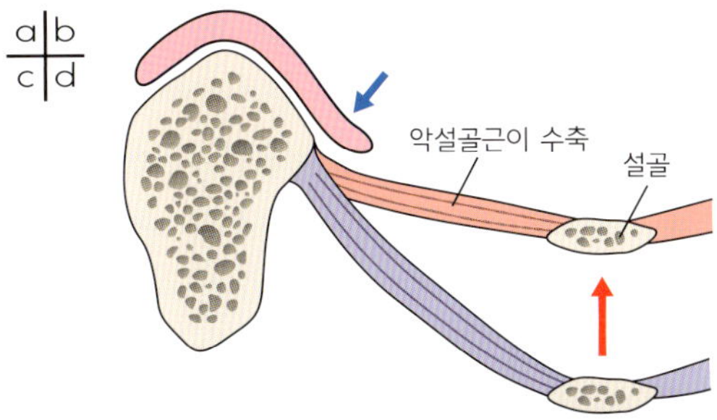

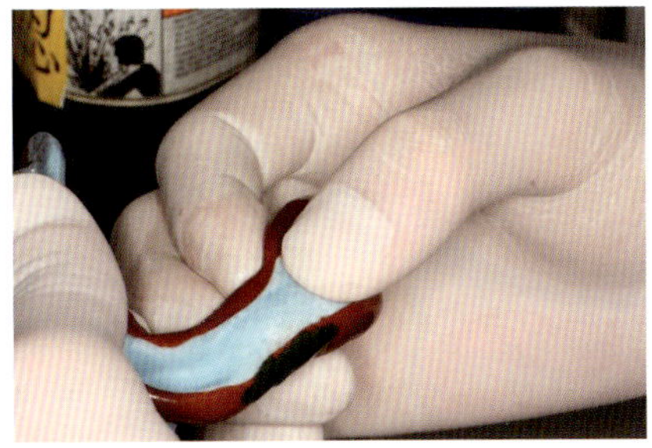

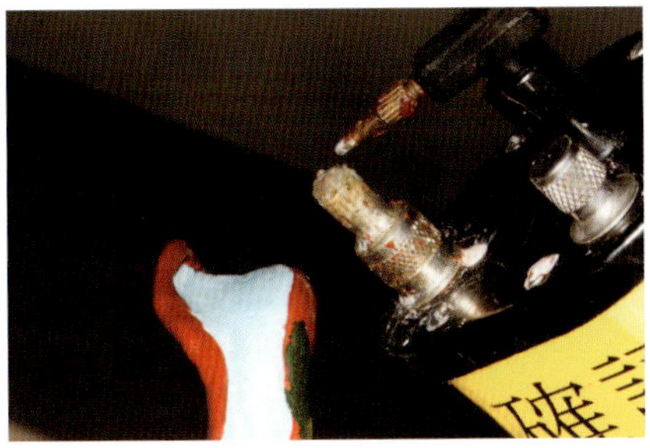

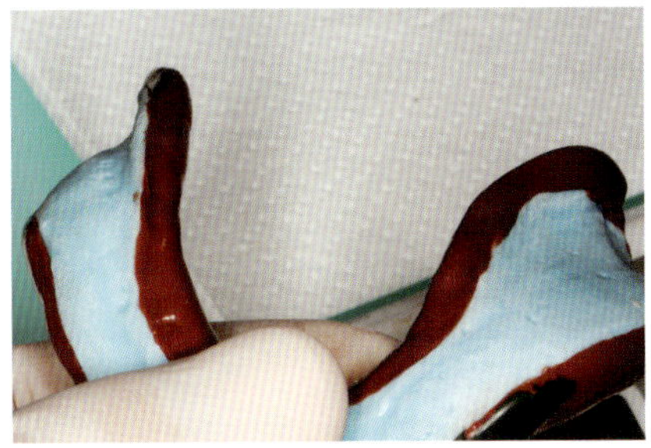

그림 2-11-8a~d 모델링 컴파운드 조작. 『1/2의 두께까지 연화』하는 것은 어렵지만, 여러 차례의 연습으로 잘할 수 있게 된다. a: 악설골근이 수축하면, 설골이 거상되고 악설골근의 주행방향이 변화한다. 이 때문에 이 부위의 변연은 설측(내측)에 볼록한 커브를 그리는 것처럼 된다(그림 a: 참고문헌 8에 의해 인용발췌).

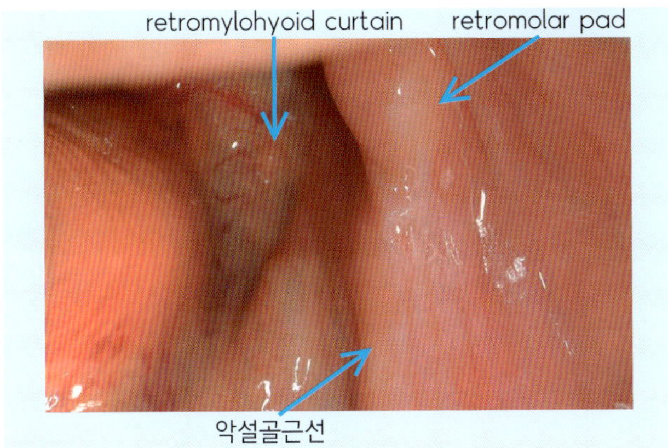

그림 2-11-9a 삼자의 위치관계와 retromylohyoid curtain 의 움직임에 주목. 혀를 내밀면 설근부(root of tongue)와 더불어 커텐은 전방으로 나오게 된다.

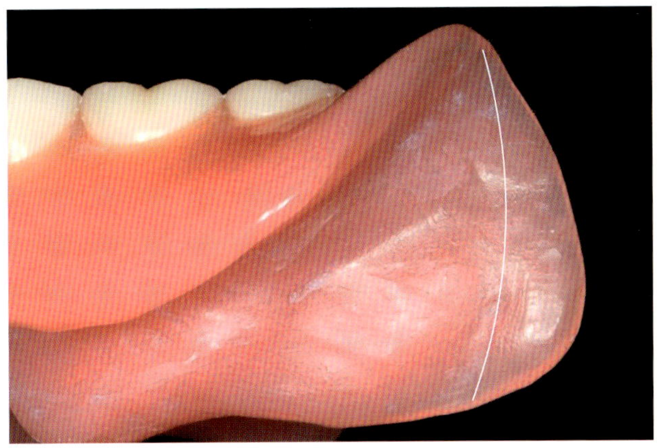

그림 2-11-9b. 일반적으로 흰선보다 후방은 retromylohyoid curtain을 침해하는 부분으로 삭제 대상이 되지만, 이 환자는 인두가 쳐져 있는 증례로서 봉쇄의 확보를 위해 연장할 필요가 있었다.

많고, 개인 트레이로 덮어 버린 경우도 있습니다. 이것을 놓치면 정확한 근형성이 되지 않기 때문에 트레이 시적 시에 체크하는 것이 중요합니다.

이 부위의 근형성은 모델링 컴파운드를 연화 후 입을 벌리게 하고 입술을 잡아당깁니다.

특히 잔존 치조제 흡수가 심한 경우, 이 부위의 근형성은 인상변연의 형태를 결정할 뿐 아니라 인상면에서 올라가는 연마면도 함께 채득하기 위해 컴파운드를 충분히 올려서 충분하게 연화시킵니다(그림 2-11-5).

IV Mentum 부위

이근(mentalis m)은 협근·구륜근의 복합체를 하악골에 고정하는 근육입니다(그림 2-10-6 참조). 이근의 주행방향은 의치상의 연장방향과 직각이고, 근육의 기시 부위가 변연의 위치보다 상방에 있습니다. 그러므로 근육의 수축이 이 부위 변연의 위치를 결정합니다.

혹시 이 부위가 긴 경우, 개구 시에 구륜근이 수축하는 것 같은 동작을 하면, 이근도 동시에 수축하고, 하

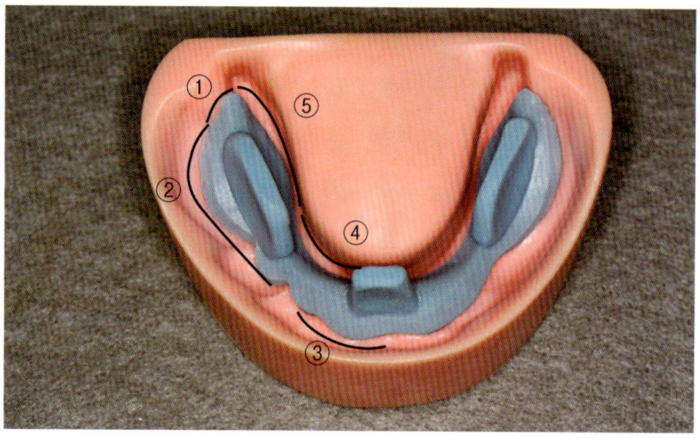

그림 2-11-10 필자들이 학생실습 시 사용하는 컴파운드에 의한 변연 형성 연습용 모형. 잔존 치조제 흡수가 심한 모델에 변연부 연조직을 가동성으로 한 실리콘 모형이다.
트레이 제작용 석고 모형과 쌍으로 되어 있어서 변연 형성 시에는 원칙적으로 그림에 쓰인 번호 순으로 컴파운드를 첨가한다. 순서는 ① retromolar pad ② buccal shelf ③ mentum 부위 ④ 설하선 부위 ⑤ mylohyoid ridge 부위이다. ⑤ 번 부위의 기능운동은 악설골근을 긴장시키기 위해 연하를 시행한 후에. Retromylohyoid curtain 운동을 인기하기 위해 혀를 내밀게 한다. 컴파운드는 충분히 연화시킨다.

악 전치부의 의치 변연을 들어올립니다.

또한 이 부위는 하악 전치의 배열 위치에 많은 영향을 줍니다. 상악 전돌경향으로 배열을 하지 않으면 안 되는 경우에는 mentum 부위의 변연을 두껍게 하고, 하악 전치부 치경부를 전방으로 설정하고, 순면의 기울기가 적게 되도록 해야 합니다. 그렇지 않으면 개구 시에 하순의 압력이 직접적으로 의치를 이탈시키는 힘으로 작용해 버리기 때문입니다.

이 부위 의치상의 연장은 mentalis m.의 긴장에 역행해서 하방으로 연장하지 않고 주행방향과 같은 전방으로 의치 변연을 두껍게 해야 합니다(그림 2-11-6).

V 설하선부

이 부위의 변연봉쇄는 하악 총의치의 유지력에 가장 중요한 부분입니다. 그러므로 이 부위의 변연봉쇄를 확보하고 싶지만, 이 부위의 움직임은 크고 일반적인 변연 형태나 위치에서는 모든 상태에 대해서 완전하게 변연봉쇄를 이룰 수 있도록 대응하는 것은 불가능합니다. 그러므로 변연봉쇄되어 있는 시간이 가능한 길도록, 혹은 봉쇄되어 있는 확률이 높아지도록 이 부위의 변연 두께나 깊이를 설정하려는 생각으로 접근합니다.

구체적으로 의치 변연은 두껍게 해서 설하주름(sublingual fold)을 변연봉쇄를 위해 활용하고, 설소대 이외에는 부드러운 부분이기 때문에 약간 길게 해서 설하선 부위의 부드러운 조직을 약간 파고 들어가는 듯하게 합니다. 구강저 점막의 긴장이 강한 사람도 있기 때문에 이 부위의 반발을 촉진해서 잘 체크해 놓읍시다(그림 2-11-7).

VI Mylohyoid ridge 부위

악설골근의 수축에 의해 의치 변연은 형태가 내측으로 볼록한 외형이 되는 부분입니다.

또한 이 부위는 적극적으로 변연봉쇄가 필요하지 않고 악설골근의 긴장을 피하면 좋은 곳입니다(그림 2-11-8a). 그리고 retromylohyoid fossa 부분은 retromolar pad 아래로 들어가고 mylohyoid ridge 부위와 함께 S자 형태 커브의 일부가 됩니다.

그러므로 악설골근 부위에서 retromylohyoid fossa의 변연은 서서히 얇아지고, 연마면 형태는 혀의 측연 부위를 받아들이는 것같이 볼록하게 됩니다.

이 부위의 근형성은 약간 연구가 필요합니다. 우선 트레이 변연과 구강저의 거리를 확인하고, 설하선 부위로 인기한 구강저의 위치를 참고로 retromylohyoid fossa에 이르기까지 모델링 컴파운드를 말아서 손가락으로 이상적인 형태로 만듭니다(그림 2-11-8b). 이때 트레이 외형선의 묘기나 트레이의 제작, 과거의 근형성 등을 통해서 채득한 S자 형 커브나 의치의 이미지를 가지고 있다면 좋겠지요.

그리고 악설골근 부분의 컴파운드를 내측에서「두께의 반만 연화」합니다(그림 2-11-8c). 이때 천천히 연화시키면 전체가 연화되어 버리기 때문에 빠르게 연화시키고, 미지근한 물에 넣어서 표면온도를 낮추고, 즉시 구강 내로 넣습니다. 조금 후에 열이 컴파운드의 전층에 전달된 후에 혀운동이나 공기를 연하시키는 등 악설골근을 수축 시키는 운동을 시킵니다. 이렇게 하면 연화된 컴파운드가 혀에 붙지 않으면서 부드러운 S자 형 커브를 재현할 수 있습니다(그림 2-11-8d).

Ⅶ Retromylohyoid fossa, Retromylohyoid curtain

Retromolar pad 직하의 언더컷 부위를 retromylohyoid fossa라고 하고, 그 부위에서 설근 부위(root of tongue)에 걸쳐 있는 점막을 retromylohyoid curtain이라고 합니다. 하악의치의 후연이고, 혀를 내밀면 전상방으로 움직이고, 이 부위의 의치상이 길면 의치가 들어올려집니다. 그러므로 이 부위의 근형성에는 혀의 전돌이나 좌우로 움직일 것을 지시하지만, 일상에서의 운동범위를 고려하여 중정도로 움직이게 합니다.

그러나 구치부의 slope 상에 잔존 치조정이 없어질 정도로 흡수되어 있는 경우, 이 부위를 적절한 범위로 연장함으로써 안정을 향상시키므로, 어떠한 경우라도 짧게 한다고 좋은 것이 아니라, 신중하게 길이를 조정해야 하는 증례도 있습니다(그림 2-11-9).

살빠진 남성 고령자가 개구할 때 인두의 안까지 보이면서 크라운이나 메탈코어를 삼켜 버리는 경우가 있습니다. 이것은 인두의 근육감소증(sarcopenia)이라고 생각되고, 인두 주위의 근육량이나 수축력이 노화로 인하여 감소하여 생긴 증상입니다.

이러한 경우, 혀의 측연부가 내려가서 하악 의치의 설측 후연이 봉쇄되지 못합니다. 이 부위의 의치상 내면에 간격이 있으면 흡착을 얻을 수 없지만, 언더컷이 되기 쉬운 곳이기 때문에 봉쇄가 어려워 고민되는 부위입니다.

상기에 유의하면서 인상을 채득하기 위해 훈련이 필요합니다. 그렇지만 이것은 어려워서 시간이 걸리는 것은 아닙니다. 적극적으로 모델링 컴파운드에 의해 변연 형성의 연습을 하십시오. 결코 돌아가는 길이 아닙니다(그림 2-11-10).

❖ 참고문헌

1. 水口俊介. 総義歯の形態－人工歯配列, 粘膜面, 研磨面とのかかわりあいにおいて－, 村岡秀明, 渡辺信孝, 榎本一彦（編）総義歯という山の登り方　臨床のベスト・ルートを求めて. 東京：医歯薬出版, 2009：138-152.
2. 水口俊介. 連載全部床義歯臨床のスキルアップ 第1回 印象編. 補綴臨床, 2010；43（4）：462-474.
3. 水口俊介. 連載全部床義歯臨床のスキルアップ 第2回 咬合採得・人工歯排列編. ―義歯の三次元的形態のレイアウトとしての咬合採得と人工歯排列. 補綴臨床, 2010；43（5）：594-606.
4. 水口俊介. 連載全部床義歯臨床のスキルアップ 第3回 試適および装着・調整編. 補綴臨床, 2010；43（6）：702-714.
5. 宮尾尚文：日本人口筋の解剖学的研究―頬筋の起始と経過について, 歯科学報. 1972；72：1842-1863.
6. 水口俊介, 飼馬祥頼. 写真でマスターする きちんと確実にできる全部床義歯の印象. 東京：ヒョーロンパブリッシャーズ, 2011.
7. Dawson. オクルージョンの臨床（丸山剛郎 監訳）. 東京：医歯薬出版, 1993.
8. Neill, D. J., Nairn, R. I.：Complete denture prosthetics. 3rd ed, Wright, London, 1990.

Treatment Edition 12

교합상(Bite plate)의 탈락 원인과 방지법

I 부적절한 기초상(base plate) 변연 형태에 의한 교합상의 탈락

교합채득 시에 교합상이 안정되지 않으면 정확한 교합을 채득할 수 없습니다. 교합상의 탈락 원인으로서 기초상 변연이나 교합제(occlusal rim)의 형태 불량 외에 기초상의 적합 불량이나 변형에 의한 유지력 부족을 들 수 있습니다.

원래 정밀인상채득 시에 개인 트레이를 사용하여 적절히 변연을 형성하고, 교합상 변연이 적절하게 제작된다면 문제는 없습니다만, 변연 형태가 정확히 인기되지 않았거나, 기초상 제작 시 변연을 너무 길게 하거나 두껍게 한 경우에는 변연에 구순·혀 및 협점막에서 압력이 가해져 교합상이 탈락되어 버립니다.

교합상 변연 형태의 적부를 검사하는 방법으로는 손가락이나 미러를 사용하여 입술·뺨을 외측으로 잡아당기고, 부분적으로 배제한 점막을 원래로 되돌려 봅니다. 이때 교합상의 탈락이 보이면 이 부분의 의치상 변연 형태가 부적절하다고 생각할 수 있습니다(그림 2-12-1).

II 교합제(occlusal rim)의 형태 불량

교합제의 크기는 표준적인 것이 있고[1, 2, 4], 일반적으로 기준선에 따라 제작합니다. 단 denture space를 고려하지 않았기 때문에 교합제에 부적절한 근압이 가해져서 교합상을 이탈시키는 경우가 있습니다.

잔존 치조제 흡수가 심한 하악 증례에서는 하구순의 긴장에 의해 교합상이 후방으로 눌려서 탈락하거나, 전방 혹은 편측으로 치우쳐 있고 설압이 가해짐으로써 교합상이 탈락되어 버리는 경우도 있습니다.

이러한 경우라도 기초상의 변연 형태가 부적절한 경우처럼, 교합상에 접촉하는 점막을 부분적으로 배제하거나, 혀·입술이 긴장하는 모습이나 교합상이 탈락할 때 이동하는 방향을 관찰하면서 수정해 갑니다(그림 2-12-2).

III 교합상(bite plate)의 유지력 부족

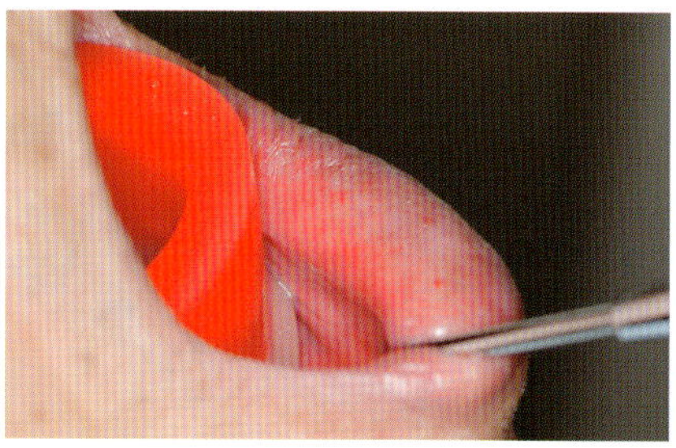

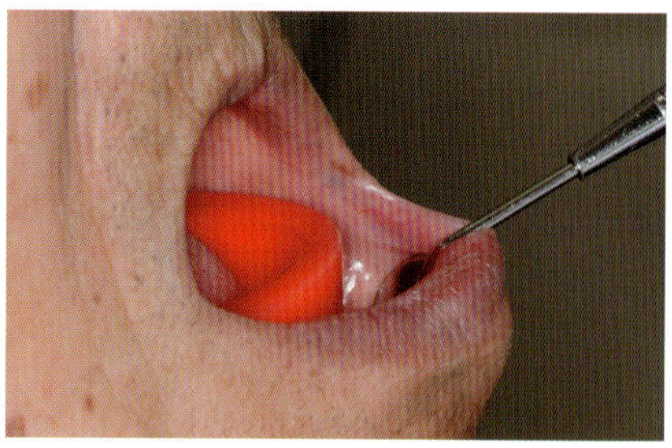

1|2

그림 2-12-1 기초상 변연부에 점막이 접촉하지 않도록 미러를 이용하여 구순점막을 젖혀 본다.

그림 2-12-2 교합제와 점막이 접촉하지 않도록 미러로 젖힌 후 교합상이 들어올려지나 확인한다.

3|4

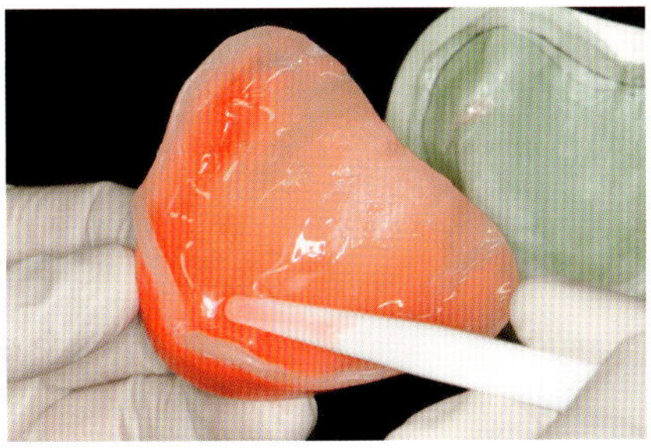

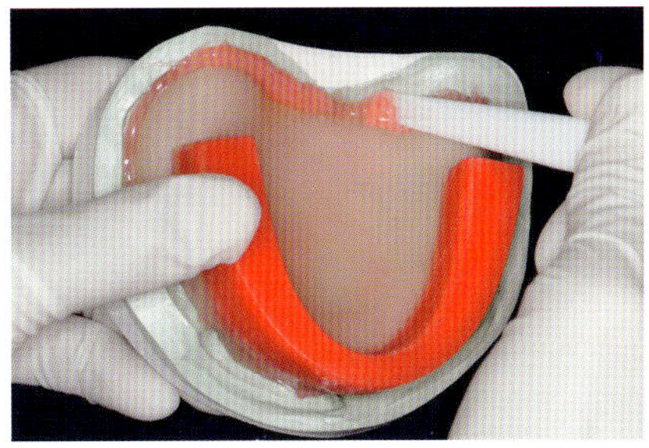

그림 2-12-3 이장재를 교합상 점막면에 올린다.

그림 2-12-4 이장재가 경화되기 전에 변연부의 형태를 다듬는다.

5|6

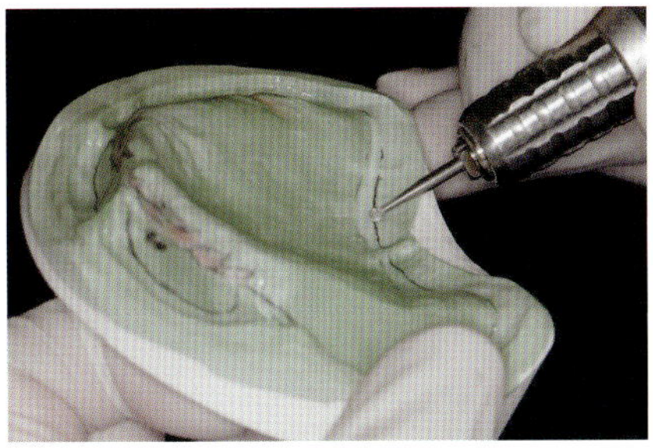

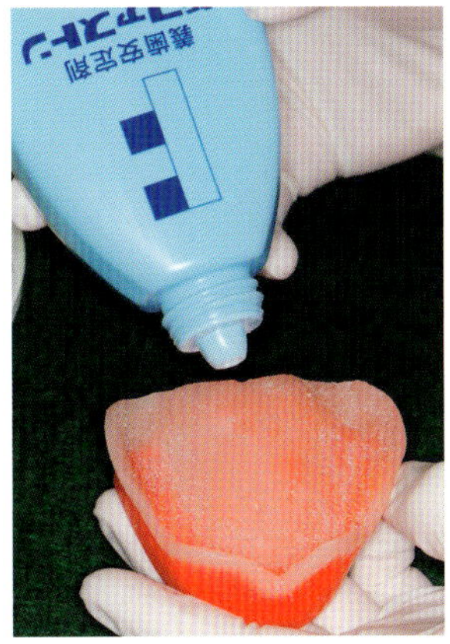

그림 2-12-5 작업용 모형 상에서 post dam의 형성

그림 2-12-6 교합상 점막면에 파우더 형태의 의치안정제를 사용한다.

트레이용 상온 중합레진으로 제작한 기초상은 레진 중합 시 수축에 의해 적합이 불량한 경우가 있습니다. 이 기초상을 사용하여 제작한 교합상을 구강 내로 시적하면, 유지력 부족에 의해 쉽게 탈락합니다.

이때에는 작업 모형 상에서 기초상의 첨상(relining)을 시행하는 것을 추천합니다[3].

통법에 따라 교합상을 제작하고, 직접 첨상에 사용하는 이장재를 교합상 점막면에 첨가한 후, 분리재를 도포한 작업용 모형에 압접합니다(그림 2-12-3). 이장재가 경화하기 전에 완성의치를 생각하면서 변연부의 형태를 다듬고, 교합상 점막면의 적합성과 변연봉쇄를 완성의치와 동등하게 함으로써 유지력을 높힐 수 있습니다(그림 2-12-4).

이 방법을 사용함으로써 의치가 완성된 시점에서의 유지력 상황도 예측할 수 있습니다.

단, 작업용 모형 상에서 이장재를 사용할 경우에는 모형의 변연을 포함하여 언더컷 부위를 블럭아웃 합시다.

교합상의 내면을 첨상 하더라도 유지력이 부족한 경우에는 작업 모형을 수정하여 post dam을 부여[1] 하는 것으로 대처하는 방법도 있습니다(그림 2-12-5).

이 외의 방법으로서는 의치안정제를 사용합니다. 사용 시 주의사항으로서 교합관계에 영향을 주지 않도록 가능하면 탈락이 적은 파우더 형태의 의치안정제를 추천합니다(그림 2-12-6).

쿠션 형태의 안정제는 유지력 향상에는 훌륭하지만, 안정제 자체의 두께 때문에 정확한 교합채득이 불가능하기 때문에 그다지 추천하지 않습니다.

❖ 참고문헌

1. 細井紀雄, 平井敏博, 大川周治, 市川哲雄(編著). 無歯顎補綴治療学 第 2 版. 東京：医歯薬出版, 2009；132, 133, 137-139.
2. 坪根政治, 豊田静夫. 総義歯臨床形態学. 東京：医歯薬出版, 1978.
3. 豊田静夫, 三宅茂樹, 清水稔弘. 総義歯アトラス—Flange Technique を中心として—. 東京：而至, 1981；33-34.
4. 山縣健祐. 無歯顎補綴学. 東京：デンタルフォーラム, 1995；117-121.

Treatment Edition 13

교합평면은 Camper's plane과 평행하면 좋을까?

I 가상교합평면의 설정순서

가상교합평면의 설정은 일반적으로 ①~③의 순서로 합니다(그림 2-13-1).

① 심미성 회복을 위해 상악 교합제의 전치부 순면을 수정하고, 상악 전치의 전후적 위치관계를 결정합니다.

② 상악 교합제 정중부 하연의 위치, 즉 상악 전치의 수직적 위치관계를 결정합니다.

③ 상악 교합상의 교합면에 교합평면 설정판을 대어서, 가상교합평면이 정면에서 봐서 동공선에 평행한지 보고, 동시에 측방에서 봐서도 Camper's plane(ala-tragus line, nasoauricular line) 에 평행하도록 조정합니다.

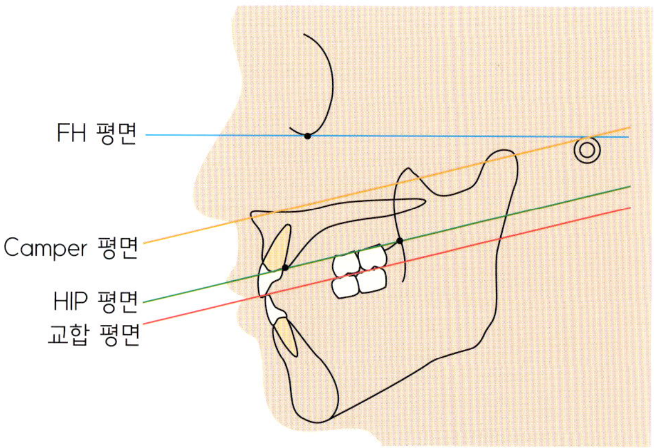

그림 2-13-1 FH 평면, Camper's plane, 교합평면과의 관계

II 상악 교합제의 전치부 순면의 풍융 결정

상악 교합제의 전치부 순면의 풍융은 이어서 설정할 상악 전치의 수직적 위치에 영향을 주기 때문에, 교합채득 시 가장 먼저 결정합니다. 상순의 풍융 정도는 심미성에 영향을 주기 때문에 여성에서는 풍융하기를 바라는 환자가 있습니다. 그러나 상순을 너무 풍융하게 하면, 하악 전치 인공치와의 overjet이 크게 되는 경향이 있습니다.

Overjet을 적게 하기 위해 하악 전치를 전돌시키면 하순의 힘에 의해 하악 전치에 설측 방향으로 힘이 작용되어, 하악 의치를 후상방으로 들어올리는 원인이 되어 의치의 안정성을 떨어뜨립니다(그림 2-13-3).

이때문에 상악의 풍융을 결정할 때 하악 전치의 순측 위치를 고려하여 결정하는 것이 좋습니다. 상악 전치의 풍융을 결정한 후에 하악 전치부의 중립대(neutral zone)를 기록함으로써(그림 2-13-4), overjet의 크기를 예측할 수 있고, 전치부의 심미성을 확인함과 동시에 하악 전치의 배열 위치를 치과기공사에게 지시할 수 있게 됩니다.

Overjet이 크면, 상악 전치부의 만곡도와 하악 인공치의 만곡도 사이에 차이가 크게 되어 같은 mold의 상하악 전치 인공치를 사용하면, 하악 견치가 상악 견치에 비해 원심으로 위치합니다. 이때문에 하악 견치 원심사면이 상악 견치 근심사면으로 가이드 되지 않고, 상하악 견치의 cusp tip끼리 접촉하고, 여기에 하악 구

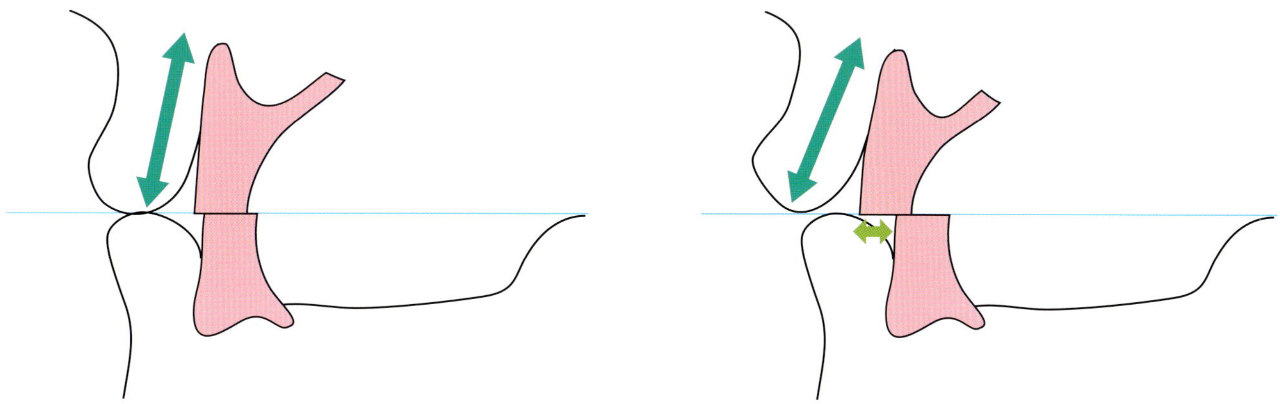

그림 2-13-2 상순을 너무 풍융하게 하면, overjet이 크게 되기 때문에 하악 전치의 배열 위치를 생각하면서, 상악 전치의 풍융을 결정한다. 특히 II급 관계에서는 주의가 필요하다.

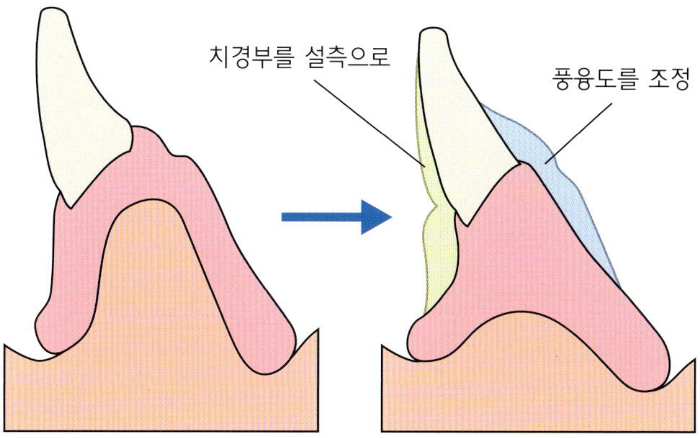

그림 2-13-3 잔존 치조제의 흡수가 진행하여 구륜근에서 설측으로 가해지는 힘이 큰 경우에, 하악 전치를 순측으로 배열하면 의치를 탈락하게 한다. 이러한 경우에는 인공치를 설측으로 배열하든지, 구륜근의 힘이 작용한 치경부를 설측으로 넣는다. 설측은 혀 공간을 확보하기 위해 풍융도를 조정한다.

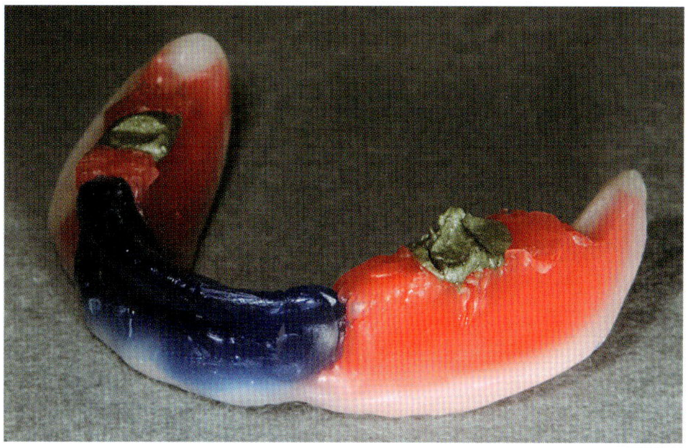

그림 2-13-4 전치부에서는 soft wax를 이용하여 중립대(neutral zone)를 기록하면, 전치부의 배열 위치를 예측하기 쉽게 된다.

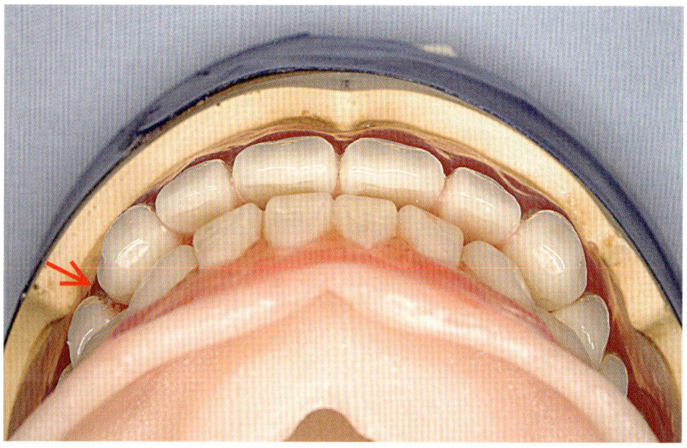

그림 2-13-5 Overjet이 큰 경우에 하악 좌측 전치의 mold는 상악에 비해 적기 때문에 견치가 근심으로 위치하여 측방활주시에 적절한 가이드를 부여하기 쉽게 된다. 우측은 상하악이 같은 크기의 mold이기 때문에 상악 견치 원심부에 간격이 생겨 있다(적색 화살표).

치도 원심으로 위치되기 때문에 상악 견치와 제1소구치 사이에 공간이 생겨서 심미성이 떨어집니다. 따라서 전치부의 overjet가 큰 경우에는 상악보다 작은 하악 전치 인공치의 mold를 사용함으로써(그림 2-13-5),

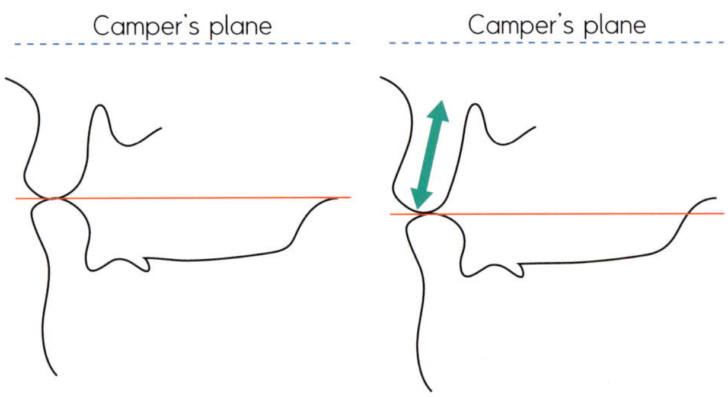

그림 2-13-6 상순이 길어져 있는 환자는 가상교합평면이 내려가서 하악 인공치를 배열할 공간이 없어지는 경우가 있다.

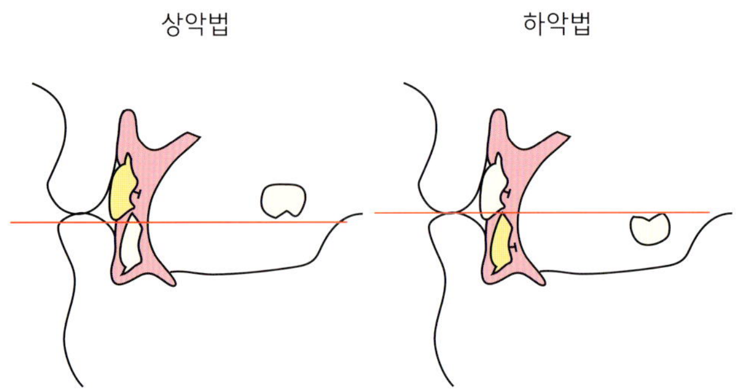

그림 2-13-7 구치부 인공치를 상악법으로 배열하는 경우에는 상순 하연의 1~2mm 하방을 상악 교합제의 정중부와 일치시키고, 이것을 기점으로 상악 교합제의 가상교합평면을 설정한다. 하악법에서는 상악 교합제 정중부의 높이를 상순 하연과 일치시킨다.

측방 활주 시에 적절한 가이드를 의치에 부여할 수 있게 되고, 상악 견치와 제1소구치 사이에 불필요한 간격이 없이 적절한 구치부 교합관계를 얻을 수 있습니다.

Ⅲ 가상교합평면의 전치부 높이

상악 전치부 절연은 안정 시에 상순 하연에서 1~2mm 노출되도록 설정하게 되어 있습니다. 그러나 연령이 증가함과 더불어 상순이 길어지고, 상악 전치의 노출량은 감소합니다. 상순이 길어졌는데도 안정 시에 전치를 1~2mm 노출시키고 가상교합평면을 Camper's plane 에 평행하게 설정하면 가상교합평면이 너무 하방으로 내려가서, 상악 의치의 안정성을 떨어지게 할 뿐 아니라 상악 구치부 인공치 배열공간에 비해서 하악 구치부 인공치 배열 공간이 작게 되는 경우가 있습니다(그림 2-13-6).

이러할 때는 상악 전치의 노출량을 적게 하는 것이 좋겠지요. 최종적으로는 환자에게 유치악 시절의 상순과 전치의 관계나 환자의 희망사항 등을 확인하여 가상평면교합의 전치 높이를 결정하는 것이 바람직하다고 생각합니다.

Ⅳ 상악법과 하악법

구치부 인공치 배열방법을 상악법으로 하느냐 하악법으로 하느냐에 따라 교합제의 전치부의 수직적 길이 설정위치가 달라집니다. 이것은 구치부 인공치 배열 시 조절만곡량을 설정하기 위해 대합되는 대악교합제의 평면을 남겨놓을 필요가 있기 때문입니다.

그러므로, 상악 구치부 인공치를 하악보다도 먼저 배열하는 상악법에서는 상악 교합제 중절치 부위의 하연을 상순 하연에서 1~2mm 노출시키도록 설정하고, 하악법에서는 상악 교합제 중절치 부위의 하연을 상순 하연과 같은 높이로 설정합니다(그림 2-13-7).

상악법과 하악법의 사용방법에 대해서는 미리 배열하는 인공치 위치가 우선되기 때문에 잔존 치조제의 조건이 나쁜 쪽의 인공치를 먼저 배열해야 합니다. 현대의 무치악 환자는 고령이고, 조기에 발치된 것이 줄어들었기 때문에 하악의 잔존 치조제 흡수가 심한 증례가 많고, 하악법에서 교합을 채득하는 경우가 많다고 생각됩니다. 구강 내 검사결과나 연구 모형 등에서 어느 쪽의 교합채득법을 사용할 것인가 결정해 놓을 필요가 있습니다.

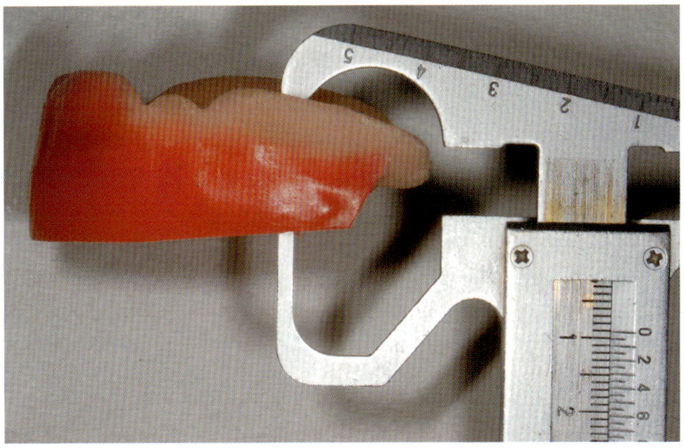

그림 2-13-8 대구치 부위에서 점막면에서 교합면까지의 거리는 인공치 배열 공간을 고려하면, 7mm 이상 있는 것이 바람직하다. 너무 얇은 경우에는 Camper's plane에 상관하지 말고, 수정하는 편이 상하악의 균형, 인공치 배열 시에 유리하다.

V Camper's plane과 교합평면

Camper's plane은 좌우측 어느 한쪽의 비익(ala of nose) 하연과 양측의 이주 상연에 의해 형성된 평면이라고 정의합니다.

교과서에서는 Camper's plane과 교합평면이 평행이라고 되어 있지만, 반드시 평행하지 않다는 보고도 있고[1,2], 후방기준점은 이주중앙·하연, 외이도상·하연 등 연구자에 의해 다릅니다[3,4].

이때문에 Camper's plane을 기준으로 해서 설정한 가상교합평면은 상악 전치 인공치의 수직적 배열 위치에 우선 기준을 부여하고, 교합평면의 좌우 높이의 가이드는 되지만, 반드시 구치부 인공치 배열 가이드라고는 의미하지 않습니다. 그러므로 Camper's plane 과 가상교합평면을 완전하게 일치시킬 필요는 없다고 생각합니다.

VI 가상교합평면의 설정

Camper's plane은 반드시 구치부 인공치 배열 가이드가 되지 않기 때문에 가상교합평면의 기울기를 Camper's plane에서 다소 변화해도 좋다고 생각합니다. 상악 전치부가 내려온 경우에는 Camper's plane보다도 가상교합평면의 후방이 올라가도록 설정하든지, 하악을 기준으로 한 가상교합평면의 높이(retromolar pad의 1/2의 높이)를 참고로 설정하는 것이 좋습니다.

한편, Camper's plane을 기준으로 하면, 상악 구치부 인공치 배열 공간이 너무 좁아지는 경우도 있습니다. 상악 구치부 인공치 폭경을 감안하면, 상악 제1대구치의 배열 위치에서 약 7mm의 공간이 있다면, 상악 구치부 인공치 배열이 가능하기 때문에, Chair-side에서는 상악 제1대구치 부위에서 잔존 치조제~가상교합평면 간의 거리가 7mm 이상 되도록 설정하는 편이 인공치를 배열하기가 쉽습니다(그림 2-13-8).

마지막으로 교합기 장착 후에 상하악 잔존 치조제의 대향관계가 명확하게 된 상태에서 Camper's plane을 참고로 하면서, 해부학적인 지표, 상악 구치부 인공치 배열 공간, 상하악 중앙 부근의 높이 등을 고려하여 가상교합평면을 미세조정합니다.

❖ 참고문헌

1. Augsburger RH. Occlusal plane relation to facial type. J Prosthet Dent. 1953 ; 755-770.
2. 早川巌ほか. 頭部X線規格写真計測法の補綴学的応用に関する研究(とくに咬合平面について). 補綴誌, 1975 ; 19 : 294-298.
3. Hartono R. The occlusal plane in relation to facial types. J Prosthet Dent. 1967 Jun ; 17(6) : 549-558.
4. 上原 純ほか. 鼻聴道線の側貌頭部X線規格写真による研究. 神奈川歯学. 1970 ; 5 : 1-7.

제2부 치료편

Treatment Edition 14

무치악 환자의 교합채득

I 교합채득의 목적

교합채득은 상하악의 수직 및 수평적인 악간관계를 결정함과 동시에 치아의 상실에 의한 안모변화의 회복 정도를 결정하는 것을 목적으로 합니다.

교합상을 이용한 교합채득의 주요 목적은 수직적인 악간관계의 기록과 안모변화의 회복정도를 결정하고, 수평적인 악간관계는 고딕아치 등을 이용하여 확인합니다.

II 두부의 위치

약간 턱을 당겨서 Camper's plane(nasoauricular line) 을 기준으로 가상교합평면이 바닥과 수평이 되도록 합니다. 고령 환자에서는 등이 구부려져서 두부의 위치를 정하기가 어려운 경우도 있습니다. 타월 등을 목 뒤로 놓아두어서 안정을 얻기 쉽게 합시다.

교합채득 시 두부의 위치에 따라 얻어진 결과가 크게 달라지기 때문에 반드시 바른 위치를 잡도록 하는 것이 중요합니다.

III 상악 교합상의 수정

① 상악 교합상의 적합상태: 교합상의 변연의 길이가 너무 길지 않는지를 확인합니다. 교합상이 흡착되지 않으면 소량의 의치 안정제를 이용하면 그 후의 조작을 쉽게 할 수 있습니다.

● 상순 풍융부의 개선

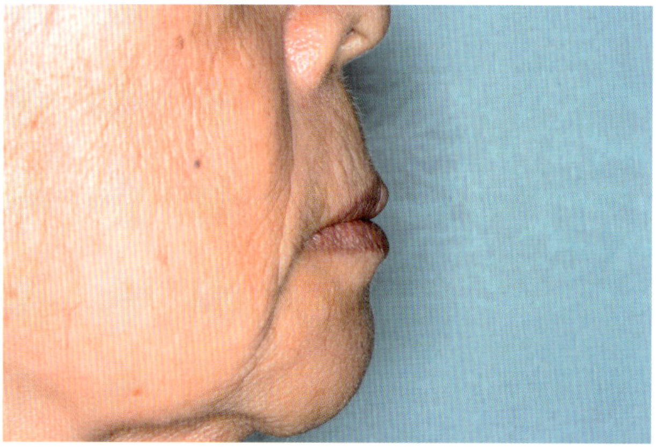

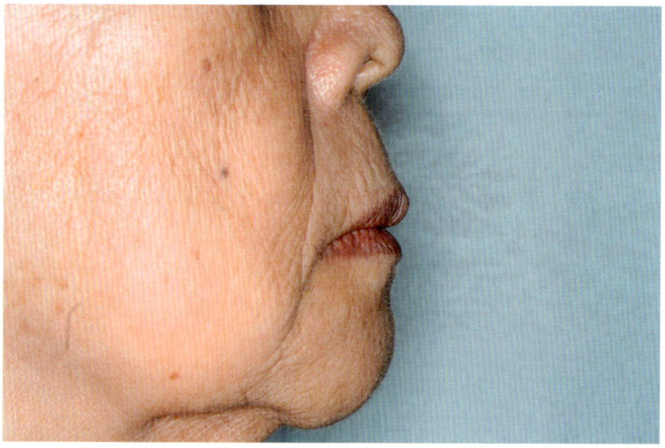

그림 2-14-1a, b a: 상순 부위의 풍융이 부족하다. b: 납의치의 순측에 왁스를 추가하여 풍융을 개선했다. a|b

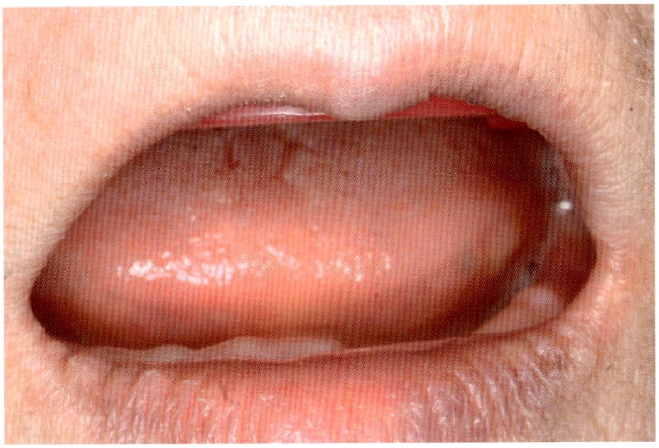

그림 2-14-2 상악 교합제 전연부를 상순 하연과 일치시킨다.

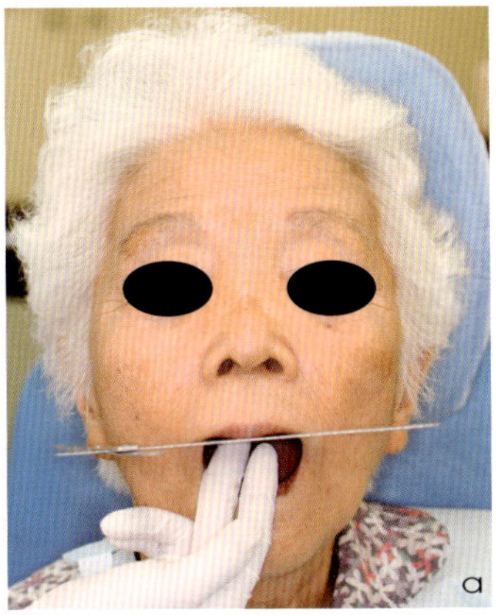

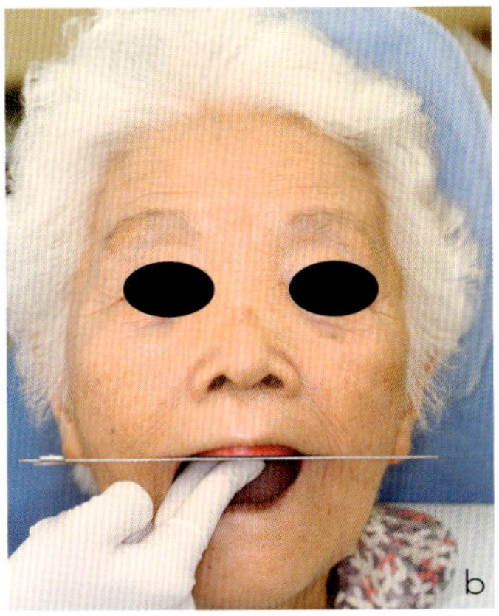

그림 2-14-3a, b a: 가상교합평면이 우측으로 내려가 있어서 동공선과 평행하지 않다. b: 가상교합평면과 동공선이 거의 평행하게 되었다.

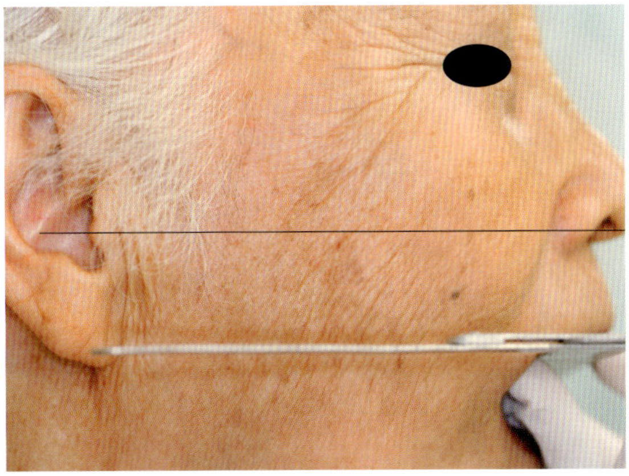

그림 2-14-4 가상교합평면은 측면에서 Camper's plane과 평행이 되도록 조정한다.

② 전치부 순측의 풍융도: 환자에게 거울을 잡게 하면서 확인합니다. 안모의 회복을 중시해서 결정하지만, 너무 과도하게 전방으로 돌출되면 의치의 안정을 해치므로 주의합시다(그림 2-14-1).

③ 교합제 전연부의 조정: 인공치 배열방법에 의해 설정 위치가 다릅니다. 상악 중절치 절연을 설정한 가상교합평면보다 1mm 하방으로 배열한다면, 교합제 전연부를 상순 하연과 일치시킵니다. 상악 중절치 절연을 설정한 가상교합평면과 일치하도록 배열한다면, 교합제 전연부를 상순 하연에서 1mm 하방으로 설정합니다(그림 2-14-2).

IV 가상교합평면의 설정

① 정면 모습: 구강 내에 교합평면 설정판을 삽입하고, 상악 교합제의 교합평면이 동공선과 평행하게 되도록 합니다(그림 2-14-3). 환자에게 눈을 뜨도록 하는 것이 확인하기 쉽습니다. 또한 환자의 전방에 서서 단시간에 평행성을 확인하는 것은 곤란하므로, 오판하기 쉽습니다. 디지털 카메라로 사진을 촬영하고, 모니터 상에서 확인하면 평행성을 간단하면서도 정확하게 확인할 수 있습니다.

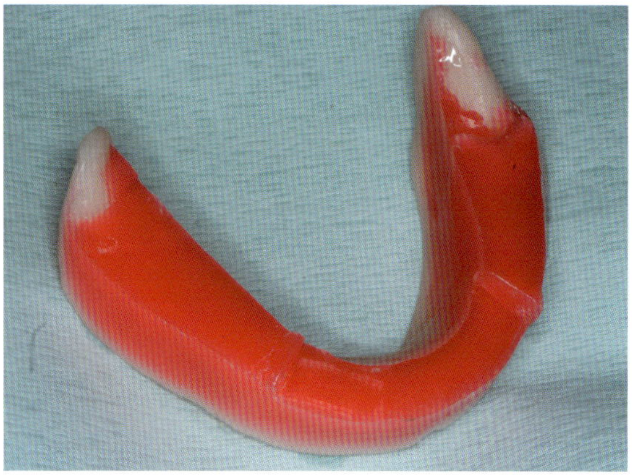

그림 2-14-5 최종적인 교합고경 결정 전에 하악 전치부의 교합제를 삭제하고 전치부로 교합되는 것을 방지한다.

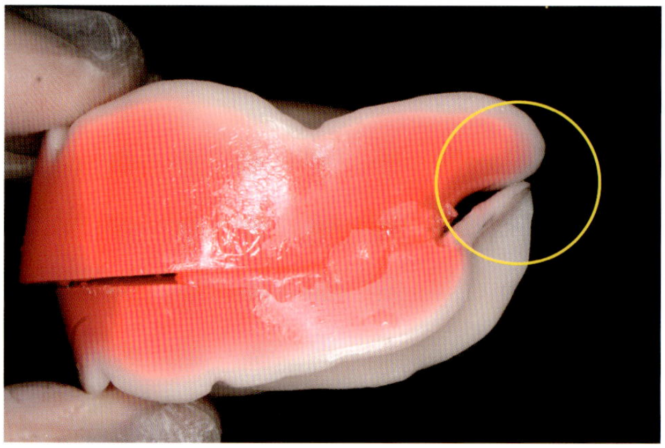

그림 2-14-6 상악결절 부위와 retromolar pad 부위의 기초상이 접촉하는 경우에는 접촉 부위를 삭제하고 다시 연화, 교합 시킨다.

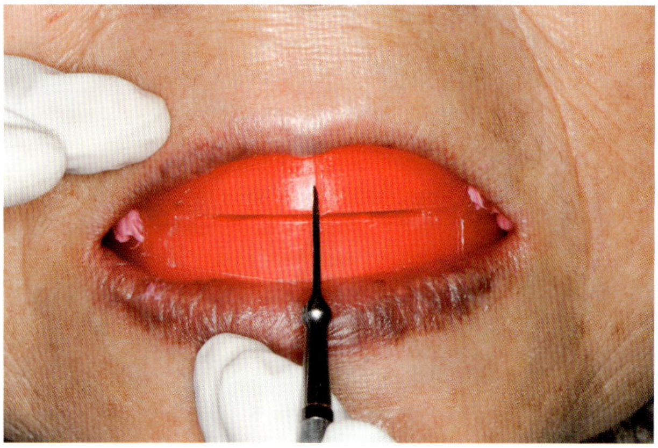

그림 2-14-7 환자를 정면에서 관찰하고, 조각도 등을 이용하여 교합제 순측부에 기준선을 기입한다.

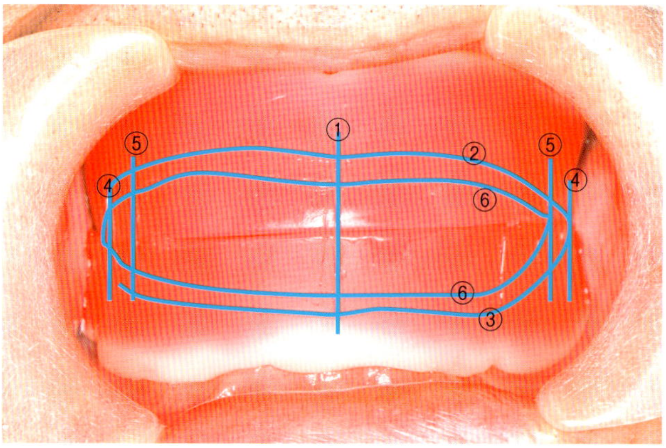

그림 2-14-8 표시선 ① 정중선, ② 상순선, ③ 하순선, ④ 구각선, ⑤ 비익폭경선, ⑥ 미소선(smile line)

② 측면 모습: 교합평면 설정판을 이용하여, 상악 교합제의 교합평면이 Camper's plane과 평행하게 되도록 수정합니다.

③ 상악 교합제의 교합평면이 동일 평면이 되도록 샌드페이퍼(#80)를 사용하여 마무리합니다.

V 교합고경(수직적 악간관계)의 결정

이어서 임상에서 가장 많이 사용되는 freeway space 이용법을 설명하겠습니다.

① 상악 교합상만을 삽입하여 환자에게 안정위를 취하게 합니다. 구체적으로는 상하 구순이 접촉할 정도에서 편안하게 했을 때 높이를 계측합니다. 과도하게 긴장되면 수치가 변하기 때문에 주의가 필요합니다. 측두부나 하악지 등을 촉진하여 근육의 긴장이 없는 것을 확인합니다.

② 기준이 되는 계측 부위는 Subnasale-mentum 간 거리입니다. 이 거리를 히라네식 자로 계측합니다. 히라네식 자에 의한 계측은 어려운 경우도 있습니다. 이 경우 연필 등으로 해당 부위의 피부 위에 표시를 하고, 통상의 자로 계측하는 방법도 효과적입니다.

③ 기록된 하악 안정위의 수치에서 freeway space (2~3mm)를 뺀 수치가 구하려는 교합고경이 됩니다.

Ⅵ 하악 교합상의 수정

① 하악 교합상의 적합상태에 대해서 변연의 길이가 길지 않은지, 안정한지를 확인합니다.
② 상하악의 교합상을 삽입하여 교합시킵니다.
③ 최종 목표의 교합고경보다 1mm 정도 높게 조정합니다.
④ 지금까지의 교합 습관으로 인해 전방위에서 채득되는 경우도 많이 있습니다. 최종단계의 교합고경을 채득하기 위해 상하 교합제를 교합시키기 전에 하악 전치부의 교합제를 3mm 정도 삭제하면, 전방교합을 예방할 수 있습니다(그림 2-14-5).
⑤ 상악 구치부에 V자 형으로 팝니다.
⑥ 상악 교합제의 교합면에 바셀린을 바르고, 상악 교합제의 교합면을 왁스 spatular로 균일하게 연화시키고, 가볍게 교합시켜서 설정한 교합고경으로 악간관계를 조절합니다. 이때 일어나기 쉬운 실패로서 상악결절부와 retromolar pad 부위의 기초상이 접촉하는 경우가 있습니다(그림 2-14-6). 접촉하는 경우에는 교합상의 두께를 조정한 후 다시 교합제를 연화시켜 조정합니다.
⑦ 전복시험을 시행합니다. 상하악 교합제 사이에 spatular 등의 기구를 집어넣어서, 교합상의 접촉의 긴밀성(좌우 혹은 전후)에 차이가 없나를 확인합니다. 동요가 보이면 교합제가 균일하게 연화되지 않았다고 생각됩니다. 다시 한 번 ⑥, ⑦의 조작을 반복합니다.

Ⅶ 상하악 교합상의 고정

① 상악에 미리 판 V 자의 위치를 참고로 하악 구치에도 V 자로 팝니다.
② 구강 내에 교합상을 삽입하고 교합시킵니다.
③ 파인 부분의 측방으로 바이트 재료를 주입합니다.

Ⅷ 표시선의 기입

인공치의 선택이나 배열 시 기준을 삼기 위해 아래의 기준선을 기입합니다(그림 2-14-7, 8).

① 정중선: 양측 중절치의 근심면의 접촉 부위에 해당하는 선입니다. 안면상에서는 미간, 코 끝, 비중격, 인중, 상순소대, mentum의 중앙 부위가 됩니다. 여기에 일치하는 선을 교합제에 기입합니다.
② 상순선: 상순을 최대한 거상한 상순 하연의 위치입니다. 상악 전치의 치경부의 위치 즉, 상악 전치부 인공치의 치관장을 결정할 때 참고가 됩니다.
③ 하순선: 하순을 최대한 내린 경우 하순 하연의 위치이고, 하악 전치의 치경부의 위치, 즉 하악 전치부 인공치의 치관장을 결정할 때 참고가 됩니다.
④ 구각선: 구각을 통과하는 선으로, 정중선에 평행하게 기입합니다. 이것은 상악 견치 원심 끝의 위치를 보여주기 때문에, 좌우 구각선 간의 거리가 상악 6전치 총 폭경이 됩니다.
⑤ 비익폭경선: 비익에서 내린 수선으로 상악 견치의 cusp tip의 위치를 보여줍니다. 구각선보다도 내측이고, 상악 6전치의 폭경의 선택 및 상악 견치 배열 위치의 참고가 됩니다.
⑥ 미소선: 웃었을 때 상순 하연과 하순 상연의 위치이고, 전치부 인공치 치관장의 참고가 됩니다.

Treatment Edition 15

교합고경이 너무 높은 경우, 너무 낮은 경우의 대응방법

I Subnasale-mentum 간 거리의 차

하악이 안정위에 있을 때는 상하 전치 치열 간에는 2~3mm의 간격이 있어야 합니다.

이를 확인하기 위해서 하악 의치를 제거하여 하악 안정위를 취하게 했을 때 subnasale-mentum 간 거리와 하악 의치를 넣어서 교합시켰을 때 거리를 bite gauge 혹은 점묘 간 계측법으로 비교합니다. 적절한 교합고경이 부여되지 않은 총의치를 사용하면, 여러 가지 불쾌한 증상이 발생합니다(표 2-15-1)[1~3].

그러므로 환자가 불쾌한 증상을 호소하고, 하악 안정위 시와 교합 시와의 subnasale-mentum 간 거리의 차이가 2~3mm보다 적은 경우에는 교합고경이 너무 높다고 판단하고, 큰 경우에는 교합고경이 너무 낮다고 판단합니다.

II 교합고경이 너무 높은 경우의 증상

교합고경이 너무 높은 경우의 증상으로는 아래와 같은 증상을 들 수 있습니다.

표 2-15-1 교합고경이 적절하지 않은 경우에 보이는 증상과 소견 (참고문헌[1]에서 인용발췌).

	주관적	객관적
교합고경이 너무 높은 경우	① 입속이 꽉 차있는 느낌이 든다. ② 입술이 다물어지지 않는다. ③ 안면근이 피로하다고 느끼고 의치를 빼고 싶어진다. ④ 발음이나 저작 시에 상악 인공치가 충돌하고, 이상한 의치음이 들리거나 혀가 꼬인다. ⑤ 크기가 큰 음식은 씹기 어렵다. ⑥ 이갈이나 이악물기를 자각한다. ⑦ 의치상의 자극으로 구토반사가 일어난다. ⑧ 연하가 어렵다.	① 안면영역의 표정에 긴장감이 보인다. ② [S]음의 발음이 불명확하다. ③ 의치상 하방의 치조점막에 발적이 보인다. ④ 잔존 치조제에 동통이 지속되고 경우에 따라서는 잔존 치조제의 골흡수가 일어난다.
교합고경이 너무 낮은 경우	① 입 안이 좁아진 느낌이 든다. ② 저작 시나 발음시 혀를 잘 씹는다. ③ 교합력이 저하된다. ④ 악관절 증상을 호소하는 경우가 있다. ⑤ 청력 감퇴나 이명 등을 호소하는 경우가 있다.	① 입술부위가 얇아져서 구순에 힘이 없고, 주름이 많아져 빈약한 외관이 된다. ② 불수의 운동이 보인다. ③ 구각염이 보인다.

● 너무 높은 교합고경

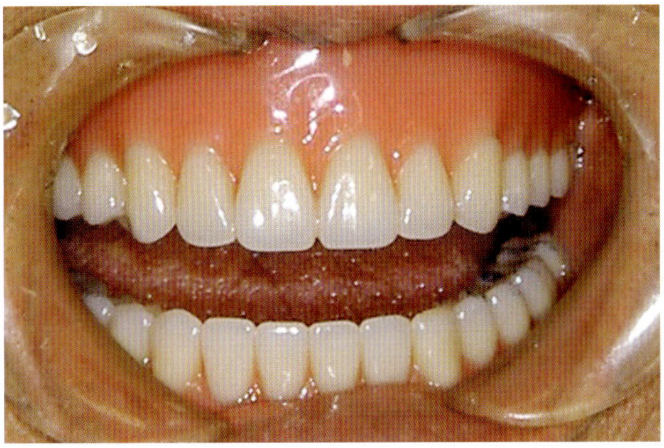

그림 2-15-1a 교합고경이 너무 높은 경우 통상 개구량에서 음식물을 섭취 시 필요한 상하절치 간 거리가 확보되지 못해 오히려 의식적으로 더 개구하려는 노력이 필요하게 된다.

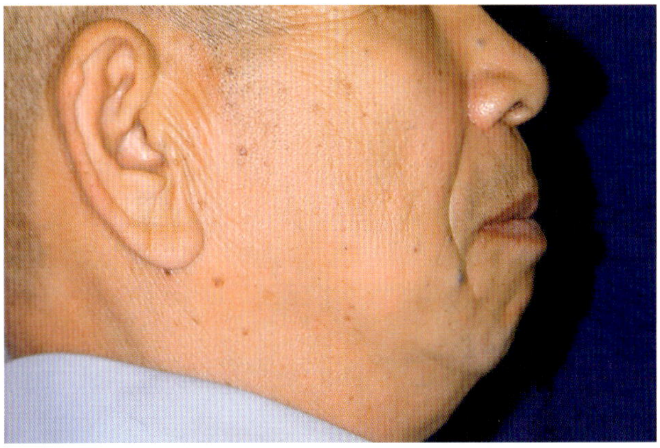

그림 2-15-1b 교합고경이 너무 높은 경우 구순을 폐쇄하기 곤란하게 된다.

1. 잔존 치조점막 전체(특히 하악)의 만성염증 증상

잔존 치조점막 전체의 발적, 지속적 동통, 치조골의 조기 흡수 등이 보입니다.

2. 의치음 발생

발음이나 저작 시에 특유의 의치음이 발생합니다. 이것은 의치의 유지가 불량한 경우에 발생하고, 감별진단이 필요합니다.

3. 악관절 부위의 위화감

교합고경이 너무 높으면 교합 시에도 하악두가 관절와 내에 안정되지 않고, 악관절 부위가 늘어난 듯한 감각을 호소하기도 합니다.

4. 안면근의 피로감이나 긴장감

안면근육이 만성적으로 늘어나서 근육의 피로감을 기억하여 경도의 둔통을 호소하기도 합니다. 중증인 경우에는 후두부에서 이상발한, 식욕부진 등을 호소하기도 합니다.

5. 음식 섭취 시 의식적인 노력 개구의 자각

통상 개구량에서 음식물을 섭취할 때 필요한 상하절치 간 거리가 확보되지 않고, 의식적으로 개구하기 위한 노력이 필요하게 됩니다(그림 2-15-1a). 또한, 중등도 크기의 식괴를 씹을 때에도 불편한 감각을 호소하는 경우도 있습니다.

6. 구순폐쇄의 곤란

구강 내가 꽉 차 있다는 느낌으로, 구순폐쇄가 곤란하고, 순음의 발음이 불명료하게 됩니다(그림 2-15-1b).

Ⅲ 교합고경이 너무 높은 경우의 대처

교합고경이 너무 높은 경우에는 인공치아를 제거하여 다시 배열합니다. 특히 음식물 섭취 시 충분한 개구량을 얻을 수 없고, 개구를 노력해야 하는 경우에는 상하악 전치를 모두 제거하고, 상순 하연을 참고로 다시 배열하고, 적절한 overbite를 확보한 후에 구치부를 다시 배열합니다[1].

● 너무 낮은 교합고경

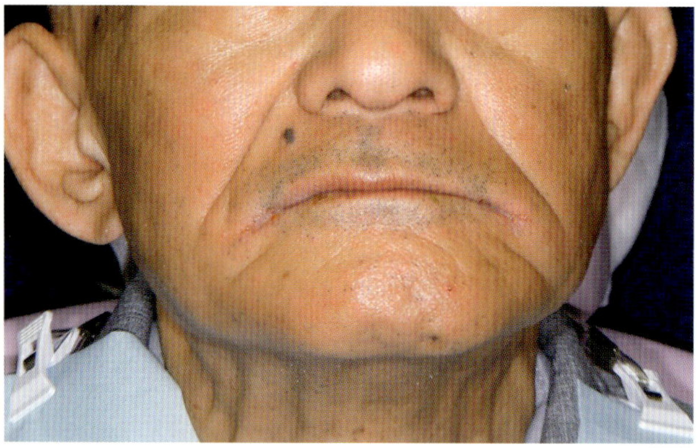

그림 2-15-2a 교합고경이 너무 낮은 의치를 장착하고 있는 상태 (정면모습). 구순의 긴장감이 소실되고 입술이 안으로 접혀 있다. 또한 구각부에 주름이 생기고, 입 주변의 주름이 폭이 넓게 되어 있음을 알 수 있다.

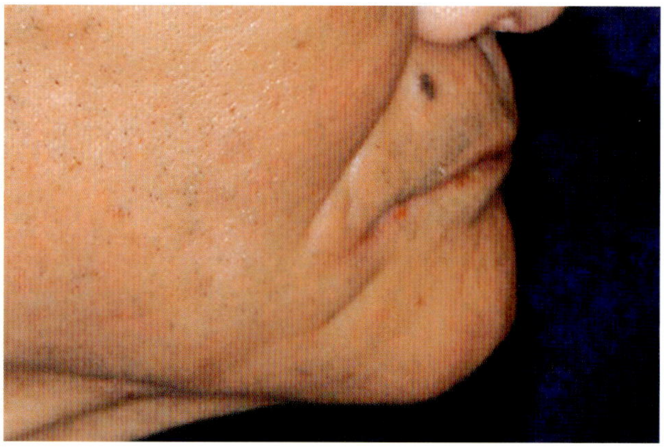

그림 2-15-2b 교합고경이 너무 낮은 의치를 장착하고 있는 상태 (측면 모습).

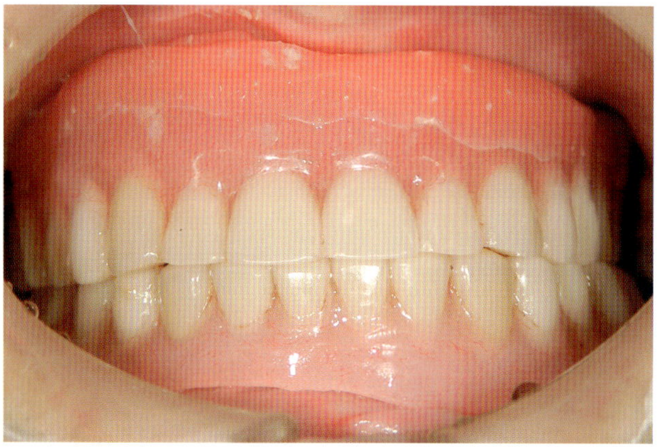

그림 2-15-3a 교합면 재형성 전.

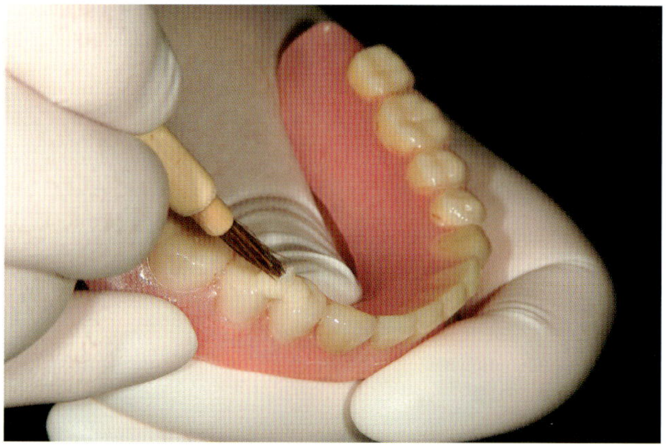

그림 2-15-3b 교합면에 즉시 중합레진을 첨가하여 교합을 거상한다.

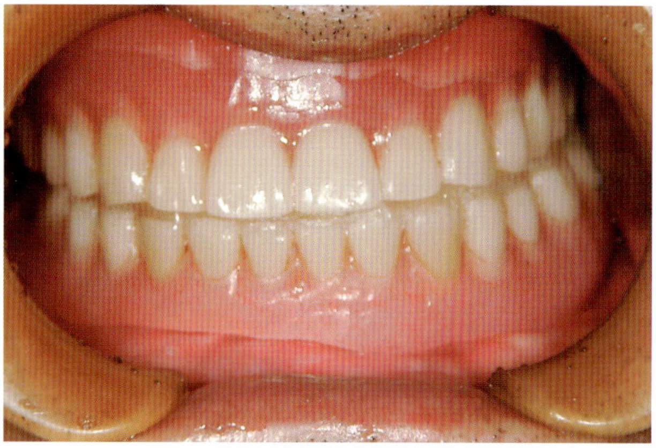

그림 2-15-3c 교합면 재형성 후.

Ⅳ 교합고경이 너무 낮은 경우의 증상

교합고경이 너무 낮은 경우의 증상으로는 다음과 같습니다.

1. 무치악 안모상

상하악 모두 의치를 장착하고 있는데도 무치악과 같은 안모를 보이는 경우가 있습니다(그림 2-15-2). 무치악 같은 안모의 특징으로서는 ① 구순의 긴장감이 소실되어 입술이 안으로 접힌다. ② 구각부에 주름이 생겨 구각염이 되기 쉽다. 또한 입술 주변의 주름의 폭이 넓게 된다. ③ 하악 전방부의 돌출, ④ 얼굴의 생기 있는 긴장감 소실 등을 들 수 있습니다.

2. 혀공간(tongue space)이 좁아지고 혀와 볼을 자주 씹는다

교합고경이 낮기 때문에 구강 내가 좁아진 느낌을 받습니다. 또한 하악 교합면보다도 설배가 상방에 위치하기 때문에 저작 시나 발음 시 혀를 잘 씹는다고 호소합니다.

3. 교합력의 저하

저작 시에 힘이 들어가지 않고, 교합 시에 어려움을 호소하는 경우가 있습니다.

4. 관절탈구의 원인

적절한 교합고경 및 교합관계를 부여하면 치유되는 경우가 있습니다.

5. Costen syndrome

교합고경이 너무 낮음으로써 Costen syndrome이 발현되는 경우가 있습니다. Costen증후군의 특징으로서 ① 악관절 증상(동통·운동제한·잡음), ② 귀 증상(이명·이폐색감·난청), ③ 두부 증상(정형적 부비강성 두통, 후두 이후부의 동통, 어지러움), ④ 구강인두증상(혀·인두, 비점막의 동통, 작열감) 등을 들 수 있습니다[4]. 또한 인공치의 교모가 진행되면 교합고경이 저하될 뿐 아니라 교두감합위가 불명료하게 되는 경우도 있습니다.

Ⅴ 교합고경이 너무 낮은 경우의 대처

교합고경이 낮고, 근육이나 악관절 부위의 이상이 보이는 경우에는 인공치 교합면에 즉시 중합레진을 첨가하여 교합을 거상하여, 교합면을 재형성합니다(그림 2-15-3)[2, 3, 5].

이때 대폭적인 교합거상을 한번에 시행해 버리면, 환자가 새로운 교합고경에 적응되지 못하고, 잔존 치조점막면의 동통이나 발적을 호소한 경우가 있기 때문에 환자의 상태를 살펴가면서 2, 3주에 걸쳐 2, 3mm 거상을 목표로 시간을 두고 시행하는 것이 좋습니다.

❖ 참고문헌

1. 豊田静夫, 守川雅男. コンプリートデンチャー ―その考え方と臨床―. 東京：クインテッセンス出版, 1993；151, 512-532.
2. 市川哲雄(編)：補綴臨床 入門無歯顎補綴治療. 東京：医歯薬出版, 2006；116-131, 144-151.
3. 細井紀雄, 平井敏博, 大川周治, 市川哲雄(編著). 無歯顎補綴治療学 第2版. 2009；84-90, 144.
4. Costen JB. A syndrome of ear and sinus symptoms dependent upon disturbed function of the temporomandibular joint. Ann. Otol. Rhinol. Laryngol. 1934：43；1-15.
5. 細井紀雄, 早川 巖, 平井敏博, 長岡英一, 赤川安正(編). コンプリートデンチャーテクニック 第5版. 東京：医歯薬出版；2005；16-20.

Treatment Edition 16

고딕아치 묘기법의 기록법
~기록상의 제작방법과 교합기 취급방법~

I 고딕아치 묘기법

고딕아치 묘기법은 하악운동의 기록법 중 하나로서, 정해진 교합고경에서 하악이 수평적인 좌우 측방한계운동로(고딕아치)를 묘기 시켜, 그 묘기도를 기준으로 악간관계를 결정하고 진단하는 방법입니다. 생체와 교합기의 하악운동을 비교할 수 있습니다(그림 2-16-1).

묘기장치는 묘기판과 묘기침을 구강 내에 설치하는 구내법 묘기장치(그림 2-16-2)와 구강 외에 설치하는 구외법 묘기장치가 있습니다.

구내법은 장치의 조작성이나 안정성이 우수하고, 기록 시 구순을 자연스럽게 한 상태에서 묘기할 수 있는 장점이 있습니다. 반면, 구외법은 고딕아치의 선이 명료하고 기록 중에 묘기도를 바로 볼 수 있다는 것이 장점입니다.

II 기록상(record base) 제작방법

1. 기초상 (base plate) 제작

작업용 모형에 재현되는 해부학적 구조를 관찰하고, 골융기 : flabby gum · 소대부 · 언더컷 부위 등을 고려하고, 파라핀 왁스를 이용하여 릴리프 혹은 블록아웃을 시행합니다.

작업용 모형에 분리재로서 바셀린을 도포한 후에 트레이 레진을 압접하고, 이행부가 매끄럽게 되도록 형태를 수정합니다.

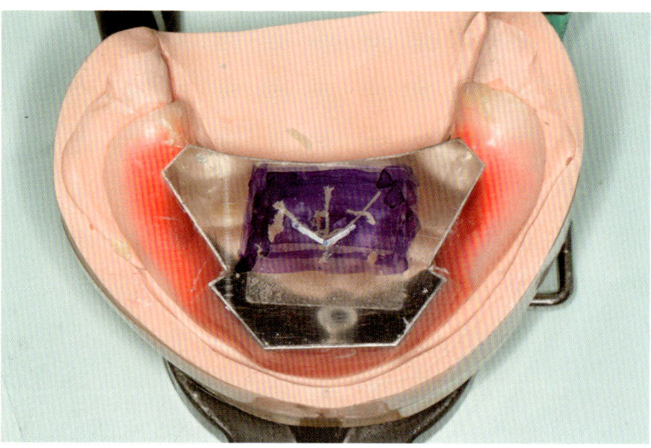

그림 2-16-1 묘기된 생체의 측방운동로와 교합기 상의 측방운동로(백색)의 비교.

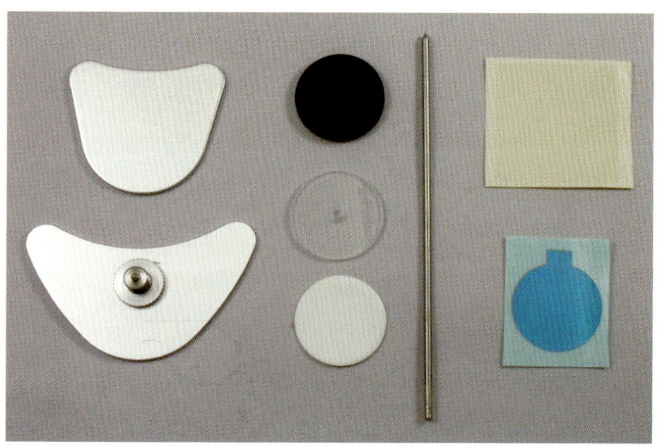

그림 2-16-2 구내법의 고딕아치 묘기장치. 좌측위에서 묘기판. 묘기침. 흑색 원판(부착용 디스크). 투명플라스틱판(고정용 디스크). 양면 접착테이프. 디스크 유도봉. 보호 씰. 기록 씰(TN-C1).

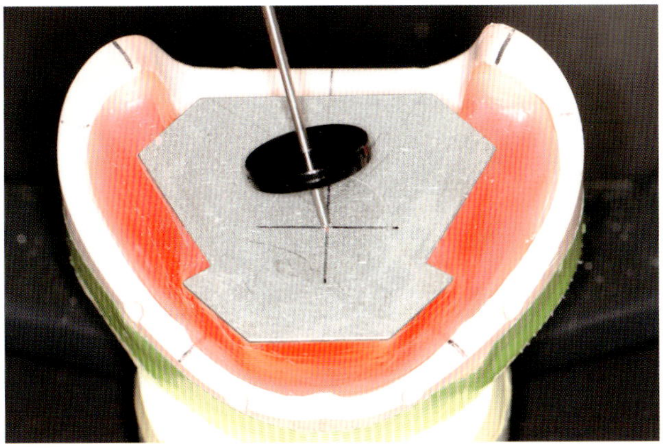

그림 2-16-3 묘기침 부착.

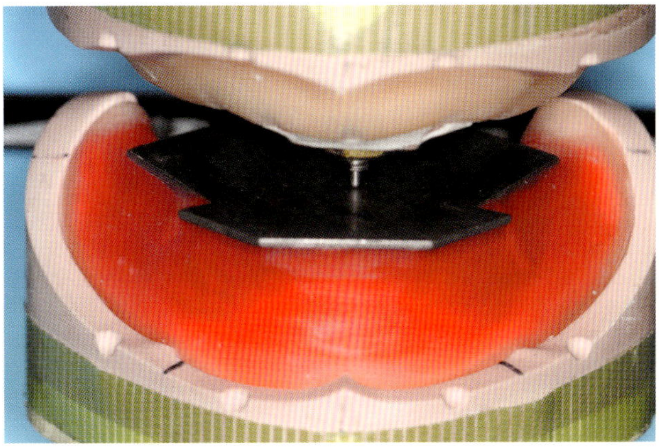

그림 2-16-4 묘기침이 묘기판에 접촉하고 있다.

안정을 얻기 쉬운 상악의 기초상에는 직접 묘기침을 장착하고, 하악은 교합상을 제작하여 묘기판을 장착합니다.

2. 교합상 제작

파라핀 왁스를 연화하여 롤 모양으로 둥글게 말아서 치조제의 형태를 참고하여 교합제를 만든 후 기초상과 연결합니다.

기초상과 교합제는 왁스를 가감하여 잘 이행되도록 하고, 이미 채득된 상악 교합상에 일치하도록 교합평면 및 순면을 수정합니다.

3. 묘기판 · 묘기침의 부착

가상교합평면과 묘기판이 동일 평면으로 되도록 교합상의 교합면에 연화된 묘기판을 붙입니다. 유도봉을 이용하여 묘기판의 중앙이 흑색 원판의 구멍과 일치되도록 양면 테이프 등으로 접착합니다(그림 2-16-3).

Utility wax·sticky wax·plaster 등을 겸용해서 묘기침을 흑색 원판의 구멍에 들어가도록 묘기침 기저부를 고정합니다. 묘기침이 가상교합평면과 수직이 되도록 설정하는 것이 중요합니다. 또한 상하악 기록상을 포함한 모형이 교합기에 장착한 상태에서 묘기침이 묘기판에 접촉할 것, 교합기의 incisal pin이 incisal table에 접촉하는 것을 교합지로 확인해 주세요(그림 2-16-4).

Ⅲ 고딕아치 묘기법

1. 전방 활주운동, 좌우 측방운동의 묘기

구강 내에 기록상을 장착하고, 적합을 확인합니다. 전방 활주운동, 좌우 측방운동이 원활하도록 충분한 연습을 시킵니다. 그 후 묘기판에 기록용 잉크를 바르고, 전방 활주운동, 좌우 측방운동을 묘기합니다.

2. Tapping point의 인기

교합지를 이용하여 tapping 운동을 지시합니다. 고딕아치의 묘기 및 tapping point의 인기가 끝난 후 기록상을 교합기에 장착하고 교합기를 개폐시켜서 교합기 상에서 묘기침의 위치를 묘기판에 인기합니다. Apex(고딕아치 화살표의 정점)와 교합기 상의 묘기침의 위치관계를 확인합니다.

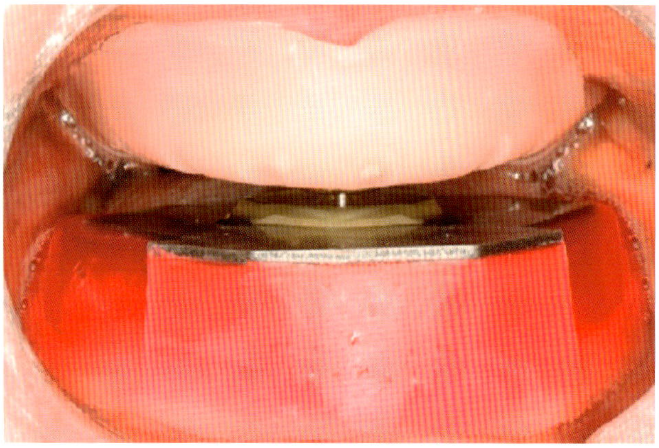

그림 2-16-5 투명 플라스틱판과 묘기침이 일치하는 위치까지 교합시킨다.

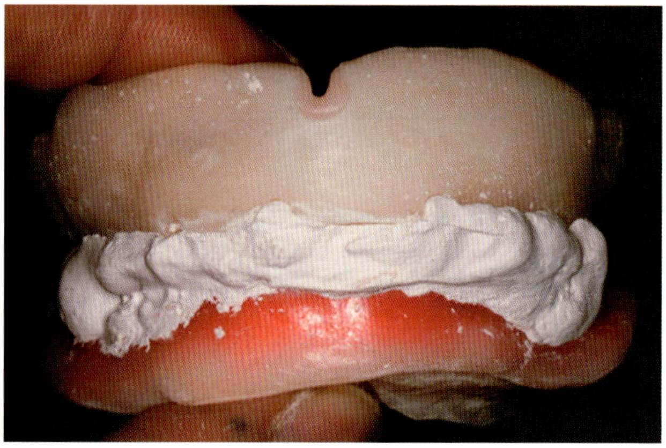

그림 2-16-6 한덩어리로 빼 낸 기록상.

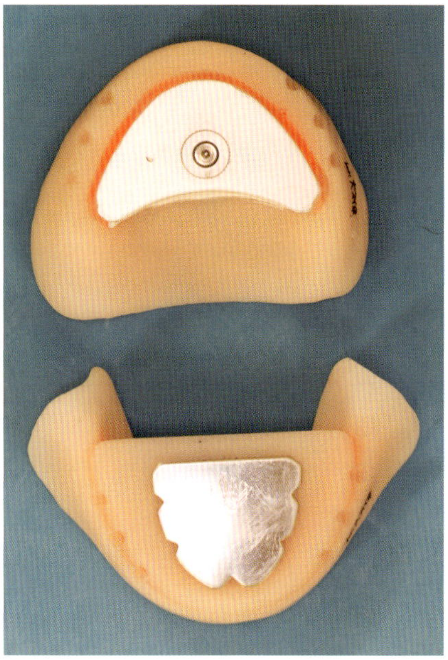

그림 2-16-7 트레이용 레진으로 보강된 기록상 (묘기판과 묘기침).

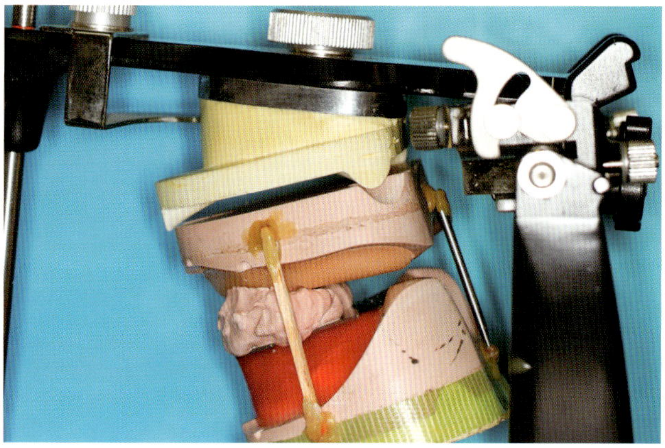

그림 2-16-8 시상과로 lock lever를 해제하기 전에는 split cast 부위에 간격이 생긴다. 교합기 상암을 전방으로 이동시키고 split cast와의 간격이 가장 적게 되는 위치까지 시상과로 lock lever를 고정한다.

Ⅳ 교합기의 취급방법

1. 작업용 모형의 재장착이 필요한 경우

고딕아치의 Apex와 교합기 상에서 묘기침의 위치 및 tapping point가 2mm 이상 떨어져 있는 경우에는 교합위를 잘못 채득한 경우가 많기 때문에 Check bite를 채득하여 작업용 모형에 재장착할 필요가 있습니다.

2. Check bite의 채득방법

투명 플라스틱 판에 disk 유도봉을 집어 넣어서 디

스크 유도봉의 끝은 Apex와 일치시키고, 투명 플라스틱판을 기록판에 고정합니다. 구강 내에 묘기장치를 다시 삽입하고, 투명 플라스틱판과 묘기침이 일치하는 위치에서 교합시키고(그림 2-16-5), 상하악 기록상 사이에 코어용 석고를 이용하여 고정합니다. 그 후 석고가 경화한 후에 기록상을 한 덩어리로 떼어내고(그림 2-16-6), 작업용 모형에 재장착합니다.

3. 시상과로 및 측방 과로의 조절

교합상을 장착한 상태에서 전방 활주운동을 시행한 경우에는 시상 Christensen 현상이 일어나기 때문에 교합상에 간격이 생깁니다. 또한 좌우 측방 활주운동을 한 경우에도 측방 Christensen 현상이 생깁니다.

반조절성 교합기에서는 고딕아치 묘기 및 Check bite법을 이용하여 Christensen 현상을 이용하여 과로의 조정을 시행할 수 있습니다. 이때 Check bite는 전방위, 우측위, 좌측위의 3가지가 필요합니다. 그러나 Check bite를 채득할 때 Bite가 변형할 가능성이 있습니다. 이때문에 트레이용 레진으로 보강한 기록상을 사용하는 것을 추천합니다(그림 2-16-7). 보강선의 기록상은 교합력에 의해 묘기판이 변형하는 것도 방지할 수 있습니다.

Hanau의 공식을 이용하여, 시상 과로경사에서 측방 과로각을 조정하는 간편한 방법도 있고, 이때에는 전방위만의 Check bite채득으로 조정할 수 있습니다. Hanau 공식에서는 측방 과로각=시상과로경사각÷8+12의 수식으로 측방 과로각을 산출합니다.

4. 시상과로의 조절 실제

고딕아치 묘기법을 이용하여 묘기한 전방 활주운동로 상에서 Apex에서 5mm의 위치에 표시를 하고, 투명 플라스틱 판에 디스크 유도봉을 집어 넣어서 디스크 유도봉의 끝을 표시한 위치와 일치시키고, 투명 플라스틱판을 기록판에 고정합니다.

하악의 작업용 모형은 교합기에 부착한 채로 상악의 작업용 모형을 split cast에서 떼어냅니다. 측방 과로각은 고정한 상태에서 좌우의 centric lock lever를 해제하고 교합기 상암을 떼어냅니다.

고딕아치 묘기장치에 채득한 전방위 Check bite를 개재시키고 상하악 작업용 모형을 고정합니다. 좌우의 시상과로 lock lever를 해제하여 교합기 상암을 이동시키고, split cast와의 간격이 가장 적게 되는 위치까지 시상과로 lock lever를 고정합니다(그림 2-16-8). 이때 시상 과로경사각을 읽어서 기록합니다.

5. 측방 과로의 조절의 실제

측방 Check bite를 이용한 경우에는 고딕아치 묘기장치에 채득한 측방위 Check bite를 개재시키고, 상하악 작업용 모형을 고정합니다.

조절한 시상과로 경사각은 고정한 상태에서 측방 과로 고정나사를 해제합니다. 측방 과로각을 조정하고 split cast와의 간격이 가장 적게 되는 위치까지 측방 과로 고정나사를 고정합니다. 같은 순서로 반대측도 조정하고, 측방 과로 경사각을 읽어서 기록합니다.

Treatment Edition 17

고딕아치 묘기의 해석방법
~악관절증을 의심한다~

Ⅰ 고딕아치 묘기로의 길이에 영향을 미치는 인자

고딕아치 묘기법(그림 2-17-1, 2)은 대표적인 수평적 악간관계 기록법의 하나이지만, 검사방법을 잘못하면 하악운동을 정확하게 묘기할 수 없습니다. 고딕아치 묘기로의 길이에 영향을 미치는 인자로는 의치상의 안정, 점막의 동통, 혀의 압박감, 구토반사, 피검자의 이해도나 협력도, 피검자의 자세, 근육의 긴장도, 악관절 상태 등을 들 수 있습니다.

그러므로 고딕아치 묘기장치를 제작할 때는 적합이 좋은 교합상을 이용할 것, 묘기침이 전후, 협설적으로 중앙에 위치할 것, 묘기판은 교합평면에 평행하게 설치하고, 의치상하방 치조점막의 통증이 있는 경우에는 묘기를 시행하지 않을 것 등의 주의가 필요합니다.

Ⅱ 묘기침의 위치에 의한 고딕아치 묘기도의 변화

묘기침의 위치에 의해 묘기된 고딕아치도 변화합니다(그림 2-17-3). 전방에서 묘기하면 고딕아치의 전개도는 넓게 되고, 역으로 후방에서 묘기하면 전개도는 좁게 됩니다. 측방에서 묘기하면 좌우의 전개각이 변화합니다. 그러므로 묘기침이 묘기판의 중앙에 있도록 설치할 것, 기록상끼리 접촉하여 하악 운동장애가 발생하지 않는가를 확인합니다.

또한 교합고경의 변화에 의해 운동로의 길이가 달라집니다. 개구량이 크게 되면 처음에는 운동로의 길이가 약간 증가하지만, 오히려 감소하게 되어 후방한계 운동로를 넘으면 급격하게 짧게 됩니다. 그러나 후방한계 운동로를 넘지 않는 한 고딕아치의 전개각은 거의 변화하지 않습니다.

● 고딕아치 묘기도

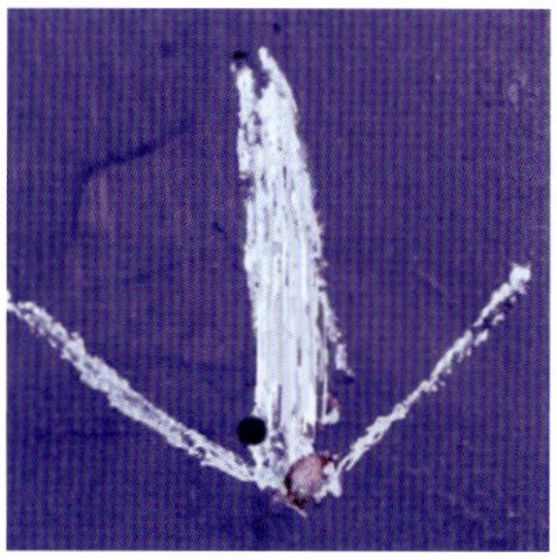

그림 2-17-1 묘기된 고딕아치.

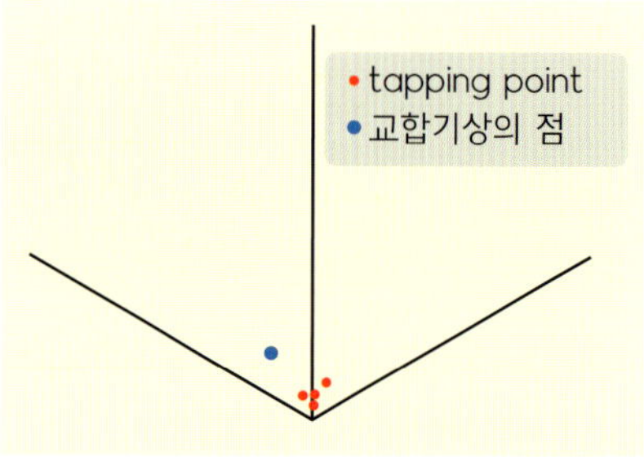

그림 2-17-2 고딕아치 묘기도.

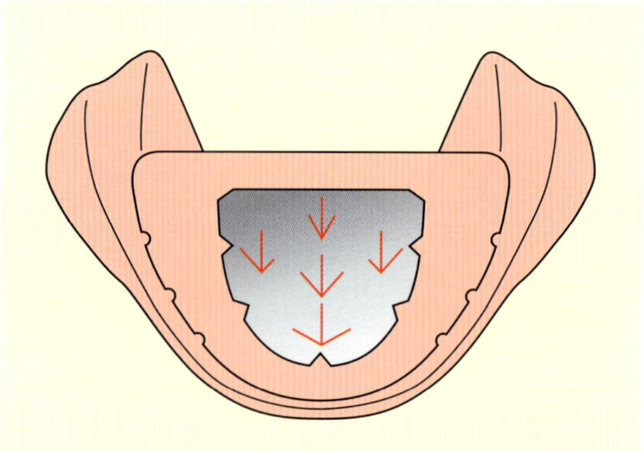

그림 2-17-3 묘기침의 위치에 의한 고딕아치 묘기도의 변화.

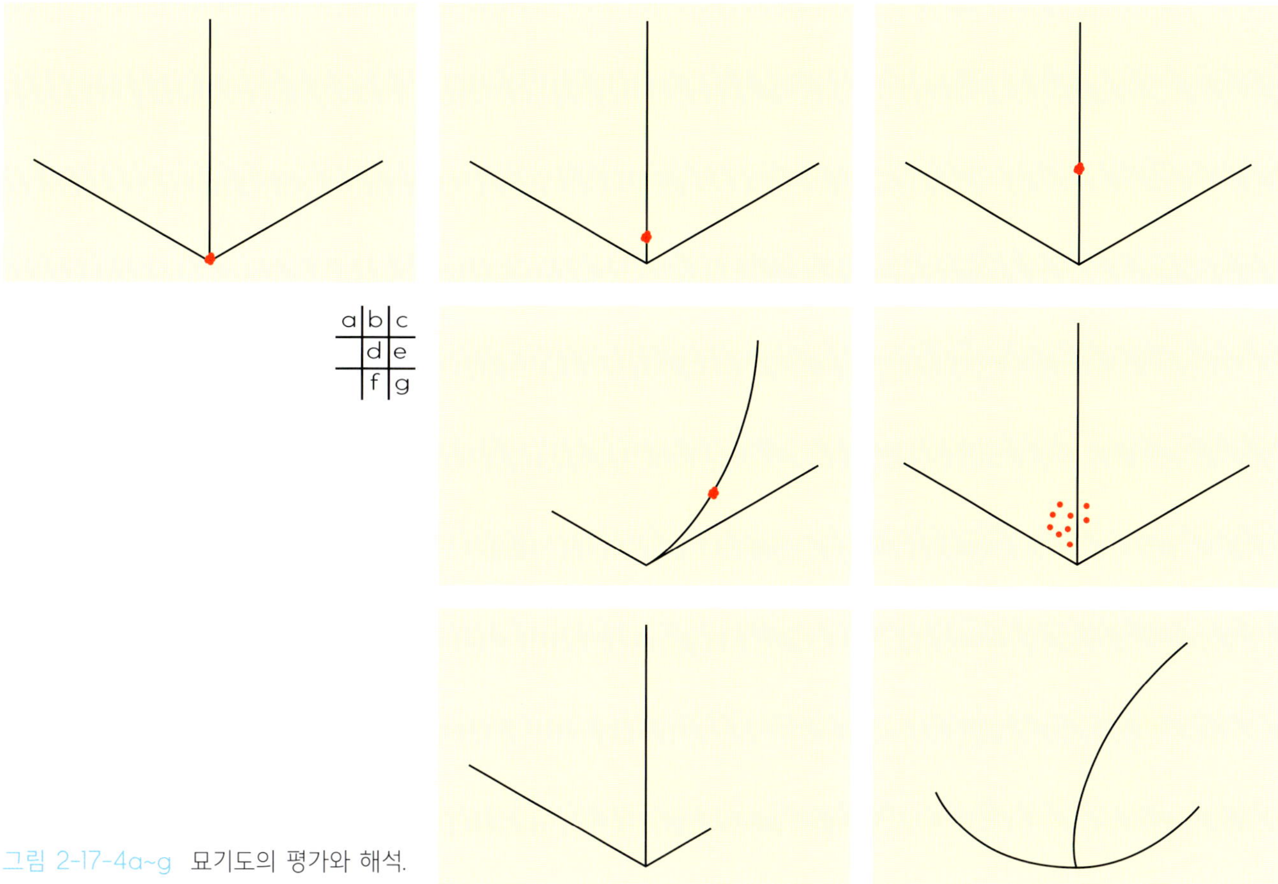

그림 2-17-4a~g 묘기도의 평가와 해석.

III 묘기도의 평가와 해석

고딕아치가 명료한 화살표 형태로 묘기되고, tapping point가 Apex(고딕아치의 정점)에 일치되어 있거나(그림 2-17-4a), tapping point가 Apex 전방 1mm 이내의 위치로 수렴하고 있는 경우(그림 2-17-4b)에는 하악운동에 큰 문제가 없고, 이상적인 수평적 하악위임을 보여줍니다.

고딕아치가 명료한 화살표 형태로 묘기되고, tapping point는 한점으로 수렴하고 있지만, 전방으로 멀리 떨어져 있는 경우(그림 2-17-4c)에는 습관성 교합위라고 의심할 수 있습니다.

Apex가 명료하게 그려지고 tapping point가 한점으로 수렴하고 있지만, 전방운동 활주로가 측방으로 치우쳐서 전방으로 편위되어 있는 경우(그림 2-17-4d)에는 습관성 편심교합을 가지고 있고, 하악두가 하악와에서 편위되어 있거나 혹은 하악두의 형태변화를 의심할 수 있습니다.

고딕아치가 명료한 화살표 상으로 묘기되어 있지만, tapping point가 흩어져 있는 경우(그림 4-17-4e)에는 교합위가 불안정하다는 것을 보여줍니다.

좌우의 측방운동로의 길이가 크게 다른 경우(그림 4-17-4f)에는 저작근의 기능장애나 악관절의 내부장애 등에 의한 하악두의 운동장애가 의심되고, 편측만 저작하고 있는 증례에 많이 보입니다.

Apex가 명료하지 않은 경우(그림 4-17-4g)에는 묘기 시에 측방 한계운동이 일어나지 않거나 악기능 이상이 의심됩니다. 총의치의 실패를 피하기 위해 고딕아치를 이용하여 이상이 의심될 때는 의치 제작을 중단하고, 사용 의치의 교합조정이나 치료용 의치를 이용하여 교합치료를 하는 것이 중요합니다.

Treatment Edition 18

해서는 안 될 전치부 배열

I 과도한 부정(不正) 배열은 심미성을 해친다

전치부의 인공치 배열에서는 심미성을 중시하여 환자의 개성이 조화되고 자연스러운 배열이 요구됩니다. 이때문에 획일적인 배열이 아니라 의도적으로 인공치를 경사 · 회전 · 총생을 부여하는 등 부정(不正) 배열을 시행하기도 합니다.

그러나 이러한 경우라도 부정(不正) 배열의 느낌이 너무 강하면 역시 심미성을 해치기 때문에 아래에 열거한 점에 주의할 필요가 있습니다.

II 전치부 치열궁 형태

의치에서 전치부의 풍융은 환자의 입술 주변을 회복할 때 안모에 큰 영향을 줍니다(그림 2-18-1). 자연스러움을 강조하기 위함이라도 교합채득 시 구강내에 장착하여 형성된 기준을 변화시키면 안됩니다.

III 정중선의 위치와 경사

안모가 좌우대칭이 되지 않도록 안모의 정중선과 치열의 정중을 일치하지 않게 하는 주장도 있지만, 심미성의 관점에서 양측 중절치가 인접할 위치는 안면 정중선과 일치시키도록 합시다.

또한 정중선은 수직성을 유지해야 합니다. 정중선의 수직성을 잃으면 전치 전체의 수직성도 잃게 되고, 동시에 절연을 연결한 선이 기울어져 버리는 경우도 있습니다.

안면 정중선과 입술의 중앙 부분과 수직이 아닌 경우, 또는 기능 시, 즉 말할 때나 미소 지을 때 입술의 경사가 큰 경우에는 인공치의 노출도를 다르게 함으로써 좌우 불균형(그림 2-18-2a)을 피할 수도 있습니다.

이러한 증례라도 전치 절연선을 입술의 경사에 맞

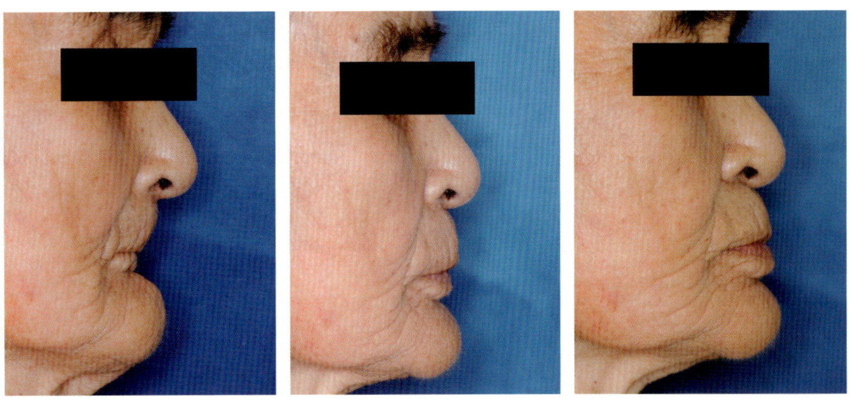

a|b|c

그림 2-18-1a~c a: 의치를 장착하지 않은 측모. 구강 주위가 함요되어 있다. b: 통상적인 배열을 시행한 납의치를 장착한 측모. c: 전치를 전방으로 내서 배열한 납의치를 장착한 측모관. 구강 주위가 돌출. 구순을 다물기 때문에 하악은 전돌되어 있다.

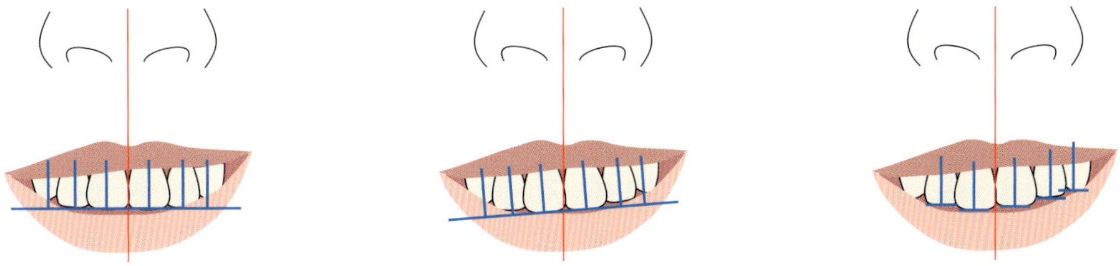

그림 2-18-2a~c a: 구순의 한쪽이 올라가고, 전치의 노출이 왜곡을 조장. b: 인공치를 경사시켜, 수직성을 잃은 부자연스러운 배열. c: 한 개의 치아씩 수직성을 확보한 배열. a|b|c

추어 경사지게 하기 위해 치축을 기울여서 배열하면, 전치의 수직성을 잃어버려 매우 부자연스러운 배열이 되어 버립니다(그림 2-18-2b). 이것을 방지하기 위해 구각이 올라가 있는 측으로 맞추어 원심 측으로 갈수록 1개 치아씩 수직성을 유지한 채로 상방으로 위치되도록 배열하는 것이 좋겠지요(그림 2-18-2c).

Ⅳ 회전과 경사

자연스러운 배열을 할 때 인공치를 회전시켜 인접치와 접촉관계를 깨서 부정(不正) 배열을 하는 경우가 있습니다. 그러나 중절치 배열에는 회전을 사용하지 않는 것이 좋다고 생각합니다. 이 치아는 가장 빨리 인접치와 동시에 맹출하고 좌우대칭성이 가장 강하기 때문입니다.

이에 반해 측절치는 오히려 비대칭이므로 회전을 적용할 때는 이 치아를 활용하는 것이 좋겠지요. 그리고 견치는 양 치아의 중간적인 성격이 있다고 생각하면 될 것입니다.

경사에 대해서는 측절치는 근원심적으로도 협설적으로도 매우 대칭적이므로 좌우 균형을 깨는 것은 좋지 않습니다. 경사를 깨서 개성적인 느낌의 배열로 한다면 편측의 중절치 혹은 견치를 움직이는 것이 무난합니다. 도가 지나치면 오히려 부자연스러운 느낌이 강하게 되어 좋은 배열이라고는 말하기 어렵습니다.

Ⅴ 기능성, 청소성

상악 전치에 비정상적인 배열이 있다면 그 나름대로 하악에도 비정상적 배열이 있는 것이 당연합니다. 하악의 배열에서 상악의 비정상적 배열에 대합된다면 스스로 하악의 비정상적 배열은 완성될 것입니다.

여기에서 주의할 것은 상하 부정배열보다 저작운동에 방해되지 않도록 배려하고 충분한 삭제를 시행하는 것입니다.

또한, 비정상적인 배열에 의해 자연스럽게 되었더라도 치경부나 치간공극(embrasure)의 요철이 강하게 되고, 음식물 잔사가 정체되기 쉬운 경우가 있습니다. 치은 부분의 치근 형태나 치간유두의 형태를 포함하여 정체장소를 만들지 않도록 연구하는 것이 필요합니다.

❖ 참고문헌

1. 坪根政治, 豊田静夫. 総義歯臨床形態学. 東京：医歯薬出版, 1978；281-283.
2. 芳賀通夫, 浮谷 実. 自然らしい義歯一特に前歯の乱排を中心に一. 歯界展望. 1964；24(2)：173-178.
3. 平沼謙二, 奥野善彦, 細井紀雄, 岸 正孝. アドバンスシリーズ［3］ 欠損歯列・無歯顎の診断と治療. 東京：医歯薬出版, 1995；103-104.
4. 芳賀通夫. 前歯の個性美 とくに正中の扱い方. 歯界展望. 1968；31(2)：197-203.
5. 芳賀通夫, 浮谷 実, 高梨恒一, 岩瀬 朗, 沼沢孝人, 腰原 好. 義歯の自然観に関する研究(第2報 上顎中切歯の排列). 補綴誌. 1961；5(1)：58-62.
6. 細井紀雄, 平井敏博, 大川周治, 市川哲雄(編著). 無歯顎補綴治療学 第2版. 東京：医歯薬出版, 2009；201-203.

Treatment Edition 19

구치부 인공치 배열 한계의 기준

I 치조정 간선법칙은 만능일까?

구치부 인공치 배열의 기준으로서 가장 먼저 생각하는 것이 치조정 간선법칙입니다. 구치부 인공치의 협설적 배열 위치를 치조정 간선 상으로 배열하여 저작 시 의치의 역학적 안정을 얻으려는 생각으로, 총의치 교과서에도 반드시 기재되고 있습니다. 그렇지만 실제 임상에서는 단순하게 치조정 간선법칙을 이용하더라도 잘 되지 않는 경우도 많이 있습니다.

그 이유는 임상 현장에서 우리들이 만나는 총의치 환자의 대다수는 고령자이며 치조골 흡수가 심하게 진행된 증례가 많기 때문입니다. 십수 년 전에는 충치에 의해 조기에 치아를 상실하고, 고령을 맞이하기 전에 무치악 환자가 되는 경우도 많았습니다.

당시에는 치의학부의 의치실습에 사용된 양호한 잔존 치조제를 가진 비교적 젊은 환자의 증례도 많았던 모양입니다. 그러나 오늘날의 무치악 환자는 무치악에 이르기까지 오랜 기간 치주질환에 이환되어 왔거나 고령자가 많고, 총의치 치료의 조건은 과거 교과서의 시대보다 좋지 않습니다.

치조골 흡수가 진행될수록 상악 치조제는 작아지

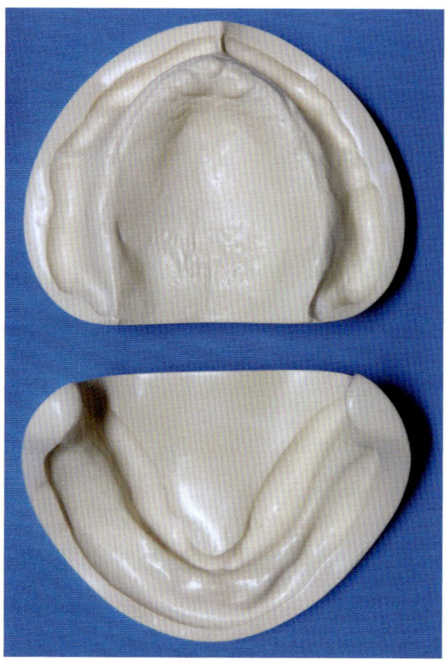

그림 2-19-1 상하악 모두 양호한 잔존 치조제를 가지고 있고, 하악의 치조정선도 명료하다고 말할 수 있다. 치조정 간선의 검사가 쉽다.

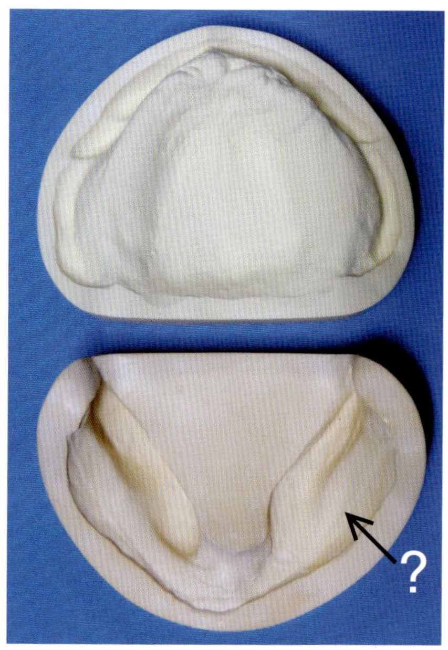

그림 2-19-2 하악의 잔존 치조제는 치조골 흡수가 진행되어 있고, 치조정선은 불명료하다. 이것은 치조정 간선의 검사가 어렵다.

고, 하악 치조제의 구치부는 반대로 외측으로 넓어집니다. 이런 상태에서 단순하게 치조정 간선법칙에 따라 배열하면 혀 공간이 작아지거나 혹은 전치부에서 구치부에 걸쳐서 심미성에 문제가 생기는 경우가 있습니다. 치조골 흡수가 심한 하악의 경우에는 치조정선이 명료하지 않은 경우도 많습니다(그림 2-19-1, 2). 치조정 간선법칙의 단순한 적용이 잘 되지 않은 이유들입니다.

그러면 이러한 증례에는 어떻게 대처하면 좋을까요? 당연하지만 구치부 배열 위치를 치조정 간선법칙의 위치보다도 약간 협측으로 이동시키는 것입니다. 그러나 어느 정도 양의 이동을 허용할 것인지가 문제입니다. 혹시 이동량이 너무 크면 교합 시 혹은 저작 시에 상악 의치의 탈락이 걱정됩니다.

이 문제를 예방하기 위해 의치가 완성되기 전에 구치부 인공치 배열 위치를 주의깊게 검사할 필요가 있습니다.

II 협측 배열의 한계를 알자

요점을 말하자면, 모든 총의치 환자에게 적용가능한 배열한계의 결정법은 없습니다. 유효한 여러 방법을 알고, 이들을 상황에 맞게 종합적으로 결정하는 것이 필요합니다. 여기에서는 치조정 간선법칙 이외의 중요한 포인트를 열거하겠습니다.

1. 검사 전에 필요한 인상 포인트

의치상 면적의 크기나 활발한 움직임이 있는 혀와의 위치관계 등의 요소에서 일반적으로 상악이 하악보다도 의치의 안정을 얻기 쉽고, 의치 안정에 대해서 불리한 외력이 작용하더라도 상악 의치는 허용력이 있다고 말할 수 있습니다.

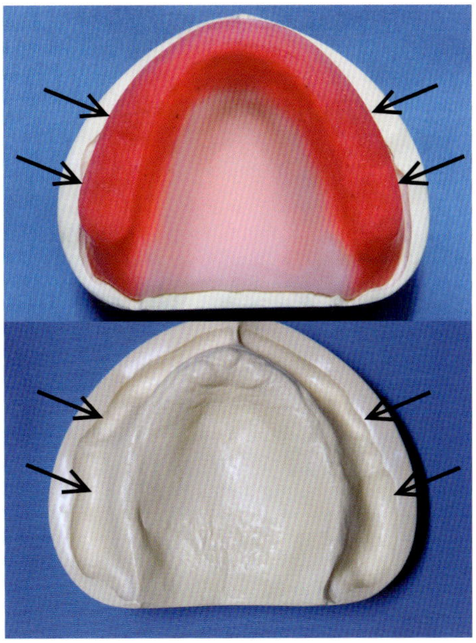

그림 2-19-3 교합제의 교합면은 미리 협측으로 연장하여 넓게 만든다. 설측으로 연장할 필요는 없다.

그러므로 상악 구치부 인공치는 치조정보다 협측으로 배열하는 것이 가능합니다. 이를 위해서는 당연하지만 인상을 정확하게 채득하고, 그 인상에서 얻은 작업용 모형 상에서 의치상의 외형과 같은 변연 형태를 가지면서 적합도가 좋은 교합상을 만드는 것이 필요합니다. 혹시, 인상이 잘못 채득되어 너무 작게 교합상이 제작된 경우에는 교합상의 변연 봉쇄가 얻어지지 않기 때문에 완성된 의치의 유지력이 저하될 뿐 아니라 교합채득 시에 배열한계의 검사도 할 수 없게 됩니다.

2. 교합채득 시에 직접 검사를 하는 방법

교합채득시에 교합제에 힘을 가하고, 안정도를 조사하는 방법이 기본이라고 말할 수 있습니다. 상하악 교합상에 대해 가상교합평면이나 순측 풍융 등을 결정한 후에 구치부 교합제 상에 구치부 배열 가능영역을 검사합니다. 협측에의 배열 한계영역을 기록하고 싶기 때문에 미리 교합제를 넓게 만듭니다 (그림 2-19-3).

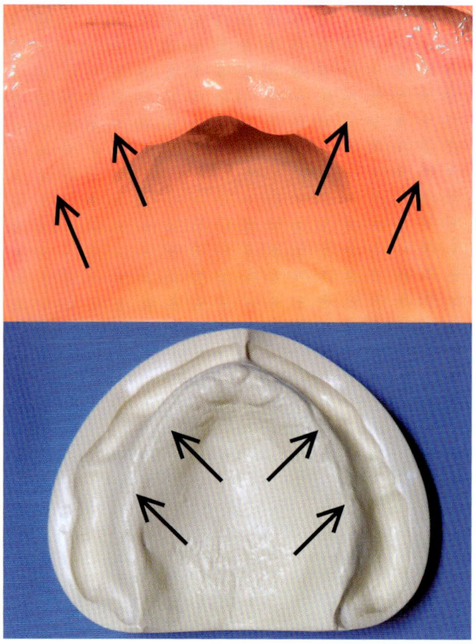

그림 2-19-4 상악의 잔존 치조제 근처에 상실한 자연치의 설측 치은연을 보여주는 흔적. 이 위치가 인공치 배열 위치를 결정하는 포인트가 된다.

기록은 구치부 교합제를 반복하여 눌러주고, 교합상 전복에 작용하는 포인트를 표시합니다. 이 조작을 반복함으로써 교합상이 안정된 교합제 영역을 구합니다[1]. 그리고 이 영역의 협측 경계를 구치부 배열 한계의 기준이라고 생각할 수 있습니다.

3. 작업용 모형의 검사 (해부학적 지표에 의한 배열 한계 검사)

상악의 잔존 치조제 근처에 상실한 자연치의 설측 치은연을 보여주는 흔적(그림 2-19-4)이 선상으로 남아 있다고 알려져 있습니다[2].

하야가와[3]는 구치부 인공치를 이 선상에 배열하는 범위에서 치조정을 협측으로 넘어서서 원래 있었던 자연치 위치 가까이에 배열하는 것을 주장합니다. 인공치를 과도하게 협측으로 배열 시키면 의치의 전복을 일으키지 않나 하고 염려할지도 모릅니다.

이 문제에 대해서도 하야가와는 상악 구치부 인공치를 원래 있었던 자연치 위치에 배열함으로써 의치상이 협점막에서 적절한 압력을 받고, 이 압력이 상악 의치의 유지력으로 작용하여 의치의 유지와 안정에 연결된다고 서술하고 있습니다.

4. 구치부 인공치 배열 위치 결정

이상 서술한 포인트를 고려한 후 구치부 인공치의 배열 위치를 결정하게 됩니다. 그러나 이것이 모든 총의치 치료에 그대로 통용된다는 것은 아닙니다. 예를들어 혀가 매우 큰 무치악 환자는 이 기준을 넘어서서 보다 협측으로 배열하는 경우가 있습니다. 또한 견치에 인접한 소구치의 배열 위치는 심미적인 요소도 고려할 필요가 있습니다.

이러한 경우에도 배열 한계를 정한 후에 배열 위치를 결정하는 것이 총의치 치료의 예지성을 높이기 위해 중요합니다.

요구되는 모든 사항을 고려하여 완성된 의치의 인공치열은 총의치 치료를 시행한 치과의사의 기술과 경험이 실제로 눈에 보이는 형태로 표현된다고 말할 수 있습니다.

❖ 참고문헌

1. 岡本　信ほか. 新しい顎堤対咬関係の検査法(オクルーザルマップ)を用いた総義歯の症例. 補綴誌, 2013 : 5 : 300-308.
2. Watt DM and MacGregor AR. Biometric guides to the design of complete dentures. DASIGNING COMPLETE DENTURE Second Edition. Wright, Bristol, 1986 : 3-31.
3. 早川　巖. コンプートデンチャーの理論と臨床―総義歯をイメージする―. 東京, クインテッセンス出版, 1995 : 65-90.

Tea Time ④ 총의치 치료를 하는 치과의사의 적정 연령?

과거에 보철학회에서 저명한 총의치 대가의 강연이 있었습니다. 질의응답 시간이 되어 제가 질문했을 때『당신은 총의치입니까? 총의치로 된 후에 질문하세요』라고 대답하셨습니다. 그 선생님은 자신이 총의치이므로 어떤 것이든 안다는 느낌이었습니다. 누구든지 인생을 살아갈 때 가능한 많은 치아를 남기고 싶다고 생각하는 것은 당연한 일이고, 지금 자신에게는 적절한 총의치 치료를 시행하는 것이 불가능한 것인가, 불행하게도 젊어서 무치악이 된 치과의사만이 총의치 환자를 만족시킬수 있나? 라고도 생각했습니다만, 이것으로는 총의치 임상의 발전은 없다고 제 나름의 결론을 내렸습니다. 수많은 훌륭한 총의치 임상을 보고한 선생님의 대답이라서 매우 놀랐습니다만, 한편으로는 안타까왔습니다. 이후에 이 선생님의 책을 읽는 것은 그만두었습니다.

처음으로 총의치 환자를 치료하게 되었을 때『외모라도 믿음직스러운 치과의사로 보일 수 있도록 진료 중에는 항상 넥타이를 매도록!』지도해주신 선생님의 말씀이셨습니다. 70대 후반의 부인이셨습니다. 관계 형성도 잘되고, 인상채득 · 교합채득 · 고딕아치 · 체크바이트 · 덴쳐 스페이스 채득, 인공치 배열, 기능적 치은 형성, 매몰, 중합, 선택 삭제 등 지금까지 배웠던 것을 열심히 구사해서 최선을 다해 제작하였습니다. 드디어 완성된 의치의 장착날이 왔고, 구강 내에 장착하여 의견을 청취한 결과『정말 열심히 만들어 줘서 고마워. 아픈 곳도 없고, 씹을 수 있을 것 같습니다. 그렇지만 다음부터는 조금 더 나이든 선생님께 진찰 받을 수 없을까요?』라는 답변이었습니다. 매우 실망하였습니다. 환자들도 젊은 치과의사에게는 총의치는 무리라는 인식을 가지고 있다는 것을 알았기 때문입니다.

총의치 임상은 자기의 기량이 즉시 환자의 반응으로 되돌아온다고 생각하면 치료하기 어렵다고 말할 수 있을지 모르겠습니다만, 환자들과 함께 좋은 틀니를 만들어가는 과정은 치과의사로서 매우 의미가 있고, 장착 후에 환자들이 만족해 하며 웃는 얼굴을 보면 지금까지의 힘든 것을 모두 잊어버릴 만큼의 만족감과 감동을 얻을 수 있습니다. 이때문에 총의치 치료를 하고 있다고 말할 수 있을지 모릅니다. 젊은 선생님들이 꼭 흥미를 가지고, 총의치를 치료하는 치과의사의 적령기등이 없다는 것을 실증해 주기를 바라마지 않습니다.

큐슈치과대학 구강기능학 강좌 악구강결손 재구축학 분야 교실 / 마스미 신이치

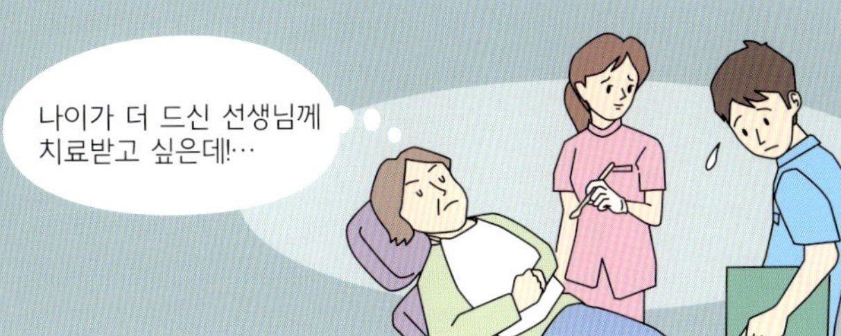

Treatment Edition 20

의치를 전복시키지 않은 구치부 인공치 배열
~ occlusal map을 사용한 인공치 배열법 ~

I 편측성 균형교합의 확립

총의치에 부여할 교합양식으로서는 양측성 균형교합이 널리 알려져 있습니다. 양측성 균형교합은 측방교합위에서 작업측에서 발생한 의치의 전복에 가해진 힘을 평형측의 교합접촉에 의해 상쇄하고, 의치의 안정을 유지하는 목적으로 부여됩니다.

그러나 실제 저작 시에는 작업측의 구치부 인공치간에 식괴가 개재하고, 평형측의 교합 접촉은 잃어버립니다. 이러한 상태에서도 의치가 전복되지 않고 안정되어 있는 것을 『편측성 교합균형(Unilateral Balance)이 확립되어 있다』라고 말합니다(그림 2-10-1).

양측성 균형교합이 성립하는 의치라도 편측성 균형교합이 확립되지 않으면, 실제 저작을 원활히 수행하는 것은 어렵습니다.

II 편측성 균형교합을 달성하기 위한 방법

편측성 균형교합을 확립하기 위해서는 구치부 인공치의 배열 위치가 중요합니다. 배열 위치가 나쁘면, 작업측의 치조정을 지점으로 한 의치의 전복이나 동요가 발생합니다. 또한, 인공치를 배열할 때 상하 잔존 치조제의 대향관계는 특히 고려하지 않으면 안될 하나의 요소입니다.

대향관계를 고려한 배열 방법으로서는 치조정 간선 법칙에 기초한 방법이나 Gerber의 방법, Key-Zone 법 등이 있고, 의치의 안정을 목표로 임상에서 여러

● 편측성 균형교합

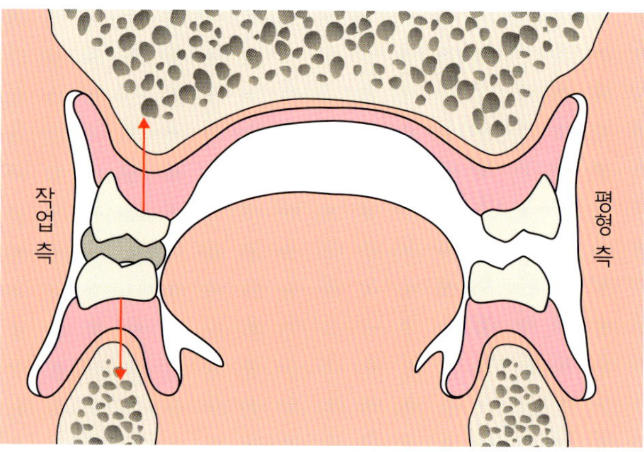

그림 2-20-1 편측성 균형교합(Unilateral Balance). 작업측 구치부 인공치 간에 식괴가 개재하더라도 의치가 전복되지 않고 안정하고 있는 상태.

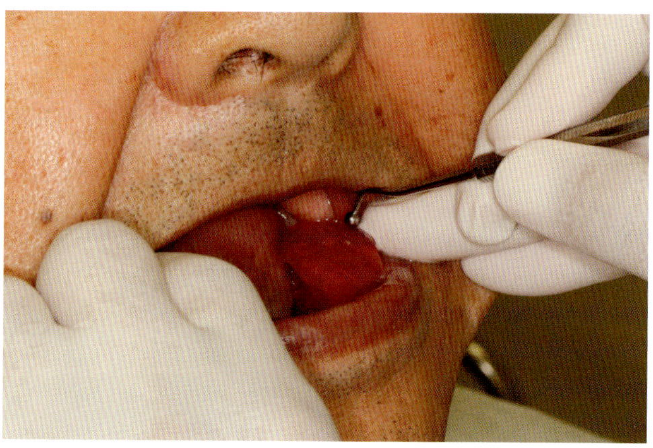

그림 2-20-2 편측성 균형교합이 얻어진 영역의 검사. condenser 의 둥근 부분으로 눌러서, 교합상이 동요하지 않은 범위를 기록한다.

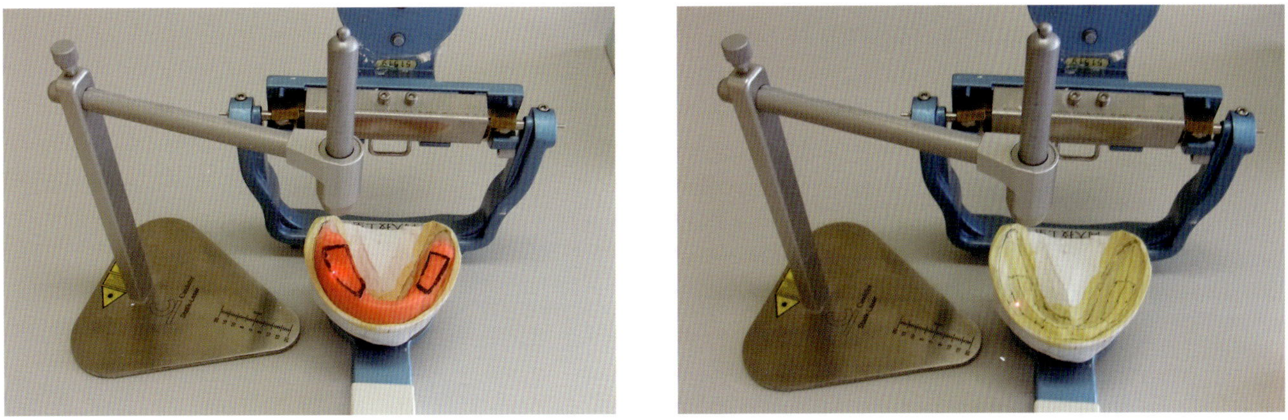

그림 2-20-3a, b Statik-Laser를 이용한 UB-Area의 복사. Statik-Laser는 table 에 레이저포인터가 달려 있는 단순한 구조이지만, 매우 편리하고 인공치 배열 시에도 도움을 준다. a|b

가지 방법을 강구하고 있습니다.

여기에서는 쉽고 확실하게 의치의 안정을 달성하기 위한 하나의 구체적인 방법으로서『Occlusal map을 이용한 인공치 배열법』에 대해서 소개하려고 합니다.

Occlusal map이란 디지털 화상처리를 이용하여 상하 잔존 치조제의 대향관계를 시각적으로 표현한 검사방법입니다. 지금까지 현실에서 관찰이 불가능하였던 교합평면에 수직 방향에서의 화상을 얻을 수 있기 때문에, 인공치 배열의 지표로서 많은 도움을 주고 있습니다. 또한 편측성 균형교합의 확립에 필요한 정보를 Occlusal map 상에 재현함으로써 저작 시 움직이지 않은 기능 의치를 제작하는 것이 가능하게 되었습니다. 실제로 디지털화상처리를 시행하지 않더라도 개념을 이해하는 것은 간단합니다. 아래에 구체적인 순서를 보여줍니다.

1. 편측성 균형교합을 얻는 영역의 검사

편측성 균형교합 영역(Unilateral Balancing area : UB-Area)이란 잔존 치조제 상에서 그 부분에 배열한 인공치에 교합력을 가했더라도 의치가 안정된 영역을 말합니다. 환자의 구강 내에서 UB-Area를 검사하고, 상하악의 UB-Area가 중첩되는 영역에 교합접촉점을 부여함으로써 저작 시에 의치의 안정을 얻을 수 있습니다.

UB-Area를 검사할 때 기능적인 인상을 채득하여 제작한 교합상을 이용하고, 상하 가상교합평면의 설정까지를 마칩니다. 검사를 시행할 악궁에 교합상을 장착하고, condenser의 둥근 부분으로 교합평면에 대해 수직 방향으로 교합제를 눌러서 교합상의 동요를 확인합니다(그림 2-20-2).

위치를 바꾸어 교합제 위를 누를 때 가능한 강한 힘으로 누르더라도 교합상이 동요하지 않은 영역을 조각도 등으로 기록합니다. 의치의 전복이나 미끄러짐을 일으키는 상악 협측 부분, 하악 원심부분은 특히 주의깊게 검사합니다.

상하 모두 교합제 상에 기록이 끝나면, 교합상을 모형에 되돌리고 기록한 영역을 작업용 모형 상에 복사합니다. 이때 Statik-Laser(Candulor, Rinkai 주식회사)를 사용하면 보다 정확한 복사를 할 수 있습니다(그림 2-20-3).

검사자체는 단순하지만, 이 UB-Area는 잔존 치조제의 형상, 주위 조직 상태, 타액량과 성상, 의치상의 크기, 적합이라는 여러 요인에 영향을 받고 있습니다. 즉, 모형 상의 분석만으로는 알 수 없는, 생체의 보철 임상적인 많은 인자를 포괄한 정보라고 말할 수 있습니다.

Occlusal map

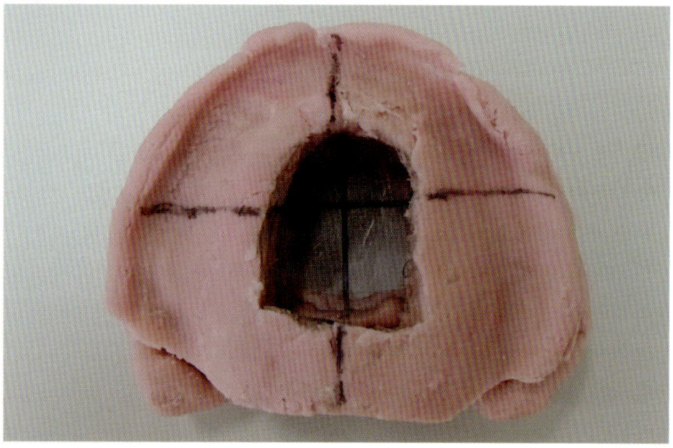
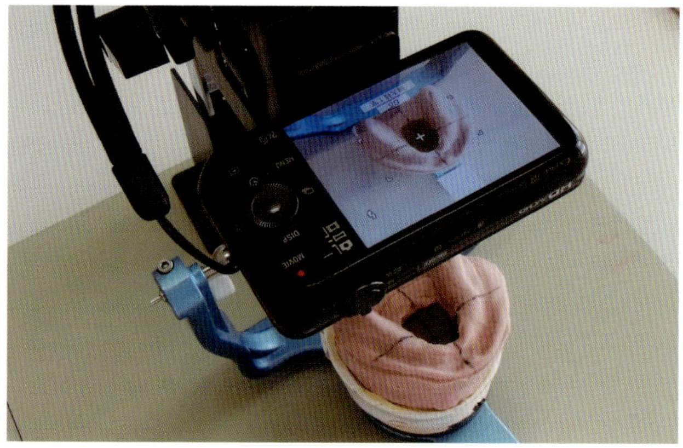

그림 2-20-4a, b 상하악 모형의 규격 촬영. a: 위치를 정할 때 사용하는 투명한 표식판과 silicone putty로 제작한 장치. b: 디지털 카메라를 copy stand에 설치하고 수직 방향에서 모형을 촬영한다. a|b

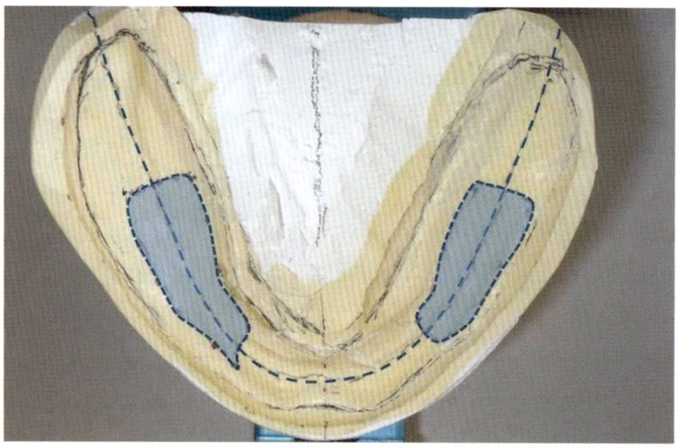
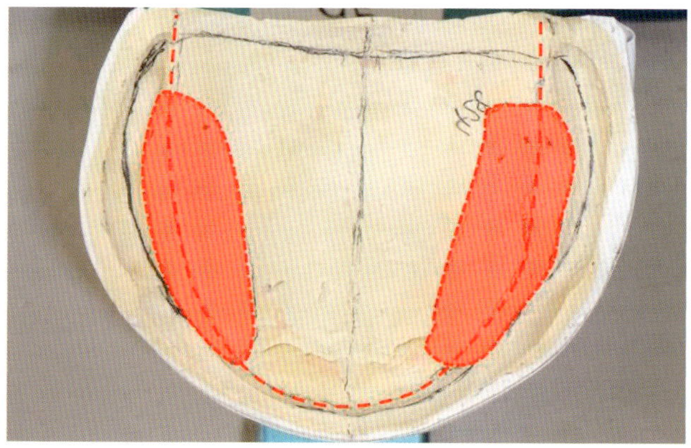
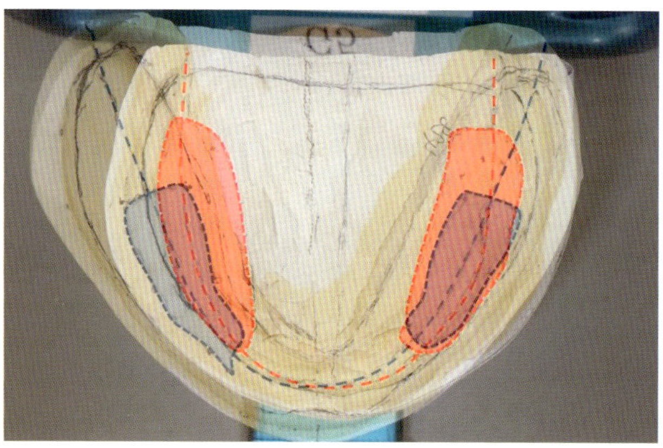

a|b
c

그림 2-20-5a~c Occlusal map의 제작. 하악 화상(a)을 좌우 반전시킨 상악 화상에 중첩시켜(b). 투명도를 50%로 하면 Occlusal map의 완성. 교합기의 상방에서 본 상태를 표현하는 화상이 된다(c).

2. Occlusal map의 제작과 인공치 배열

교합기 장착까지 마친 상하악 모형을 교합평면에 대해서 수직 방향에서 같은 위치가 되도록 규격촬영을 합니다. 투명한 표식판을 가상교합평면에 일치시키도록 실리콘 퍼티로 상하악 작업용 모형을 고정하고, 표식판의 중앙과 일치되도록 설정하여 규격 촬영을 할 수 있습니다(그림 2-20-4).

얻어진 상하악의 화상을 컴퓨터에 전송하고, Photoshop이나 Gimp[2] 등의 화상처리 소프트웨어를 이용하여 하악 화상에 좌우반전한 상악 화상을 중첩시킵니다. 상악 화상의 투명도를 50%가 되도록 함으로써 Occlusal map을 완성합니다(그림 2-20-5).

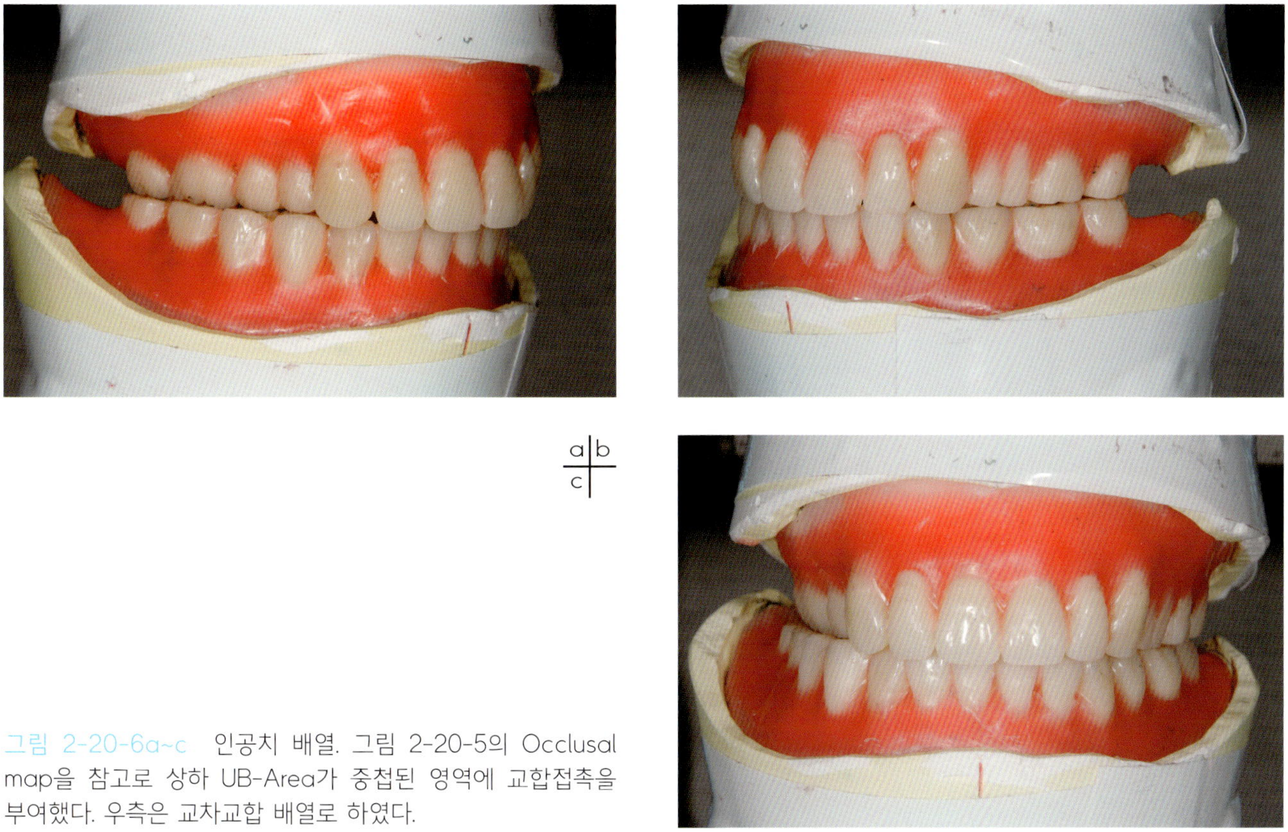

그림 2-20-6a~c 인공치 배열. 그림 2-20-5의 Occlusal map을 참고로 상하 UB-Area가 중첩된 영역에 교합접촉을 부여했다. 우측은 교차교합 배열로 하였다.

이 Occlusal map은 상악은 적색, 하악은 청색으로 치조정과 UB-Area를 기입합니다. 이것에 의해 상하악 잔존 치조제의 대향관계나 UB-Area의 중첩상태를 상세하게 관찰할 수 있습니다.

Occlusal map을 참고로 구치부 인공치를 배열하고, Statik-Laser로 확인해 가면서 상하 UB-Area보다도 원심에는 교합접촉점을 부여하지 않는 것이 포인트입니다. 하악의 원심 부분은 소위 스키 존(ski zone)이 되고, 이 부분에 교합접촉을 부여하면 의치가 미끄러져나오기 쉽게 됩니다.

납의치 시적 시에는 배열한 인공치가 편측성 균형교합을 확립하고 있는지의 여부를 확인합니다. 교합접촉점을 1개씩 손가락으로 눌러서, 의치가 안정되고 있다는 것을 확인합니다. 불안정한 경우에는 배열 위치나 교합접촉점을 수정하고, 의치를 완성시킵니다.

의치를 전복시키지 않기 위해서는 구강 내 안정된 위치로 인공치를 배열하지 않으면 안 됩니다. 이 「Occlusal map을 사용한 인공치 배열법」은 저작 시에 전복하지 않은 기능적인 의치 제작을 실현할 수 있는 매우 유용한 방법입니다.

❖ 참고문헌

1. 岡本 信, 皆木省吾. デジタル画像処理を用いた欠損補綴治療における対向関係の検査法. 補綴誌. 2013 ; 5 : 65-71.

2. 岡本 信, 前田直人, 山本美恵, 鵜川由紀子, 洲脇道弘, 沖和広, 西川悟郎, 皆木省吾. 新しい対向関係の検査法(オクルーザルマップ)を用いた全部床義歯の症例 - 片側性咬合平衡の確立に主眼を置いた新しい人工歯排列法 -. 補綴誌. 2013; 5 : 300-308.

3. 岡本 信. よく噛める総義歯の設計図 ―オクルーザルマップを使用した人工歯排列法―. 歯界展望. 2014 ; 1 : 144-151.

Treatment Edition 21

납의치(Wax denture)의 구강 내 시적에서 이것을 점검하자

I 심미만으로는 끝나지 않는다

납의치 시적 시 심미만을 환자에게 확인하고 끝내 버리는 경우가 많지 않나라고 생각됩니다.

실제로 의치상 외형선 · 심미성 · 교합관계 · 인공치 배열 위치, 치은부(연마면 형태), 발음 기능을 점검할 필요가 있습니다. 이 장에서는 보통 잊어버리기 쉬운 포인트에 대해서 설명하겠습니다.

II 교합관계의 점검

시적할 때 우선 악간관계를 확인합시다. 시적은 인상, 교합채득이 모두 끝나고, 의치를 완성하기 전단계입니다. 이 상태에서 악간관계의 확인은 매우 중요합니다.

교합채득이나 고딕아치 등으로 악간관계를 기록했지만, 대부분의 경우, 교합상이나 고딕아치 묘기장치는 본래 있어야 하는 형태보다 크게 만들어져 있고, 환자의 생리적인 근육의 움직임을 방해할 수 있습니다.

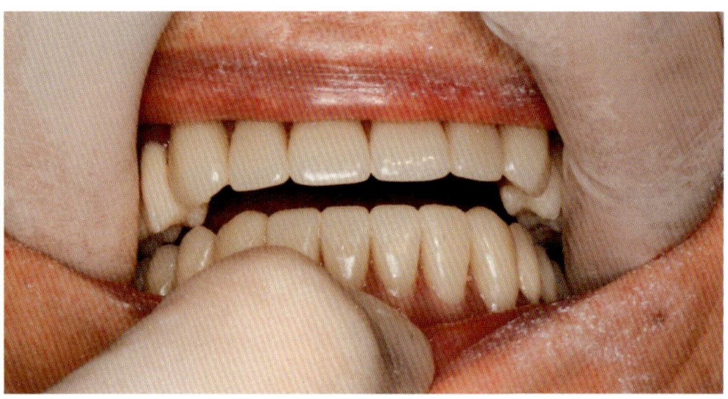

그림 2-21-1 하악을 중심위로 유도하여 하악위가 틀어져 있는지를 체크한다. 이 증례에서는 하악이 안으로 들어가 있기 때문에 이미 구치는 접촉하고 있지만 전치부가 개구상태이다.

반면, 납의치는 최종 의치와 거의 같은 형태를 하고 있고, 최고의 교합상이라고 말할 수 있습니다. 따라서, 이 단계에서 확실하게 하악위를 확인하는 것이 중요합니다.

하악위를 확인하기 위해서는 하악을 유도하는 것이 중요합니다. 교합채득 시 환자에게 자신의 힘으로 교합시키면 힘이 들어가서 전방위에서 교합을 채득하기 쉽습니다.

그림 2-21-1에서 전방위에서 교합이 채득된 증례를 보여줍니다. 하악을 유도하여 교합시키면, 교합채득한 상태보다도 하악이 안으로 들어갑니다. 이렇게 하악위가 부정확하다고 인정된 경우에는 Check bite를 떠서 다시 교합기에 마운팅합니다.

III 인공치 배열 위치의 점검

전치의 배열 위치는 신경쓰면서 구치의 배열 위치 확인을 잊어버리기 쉽습니다. 그림 2-21-2, 3에 바른 배열(그림 a)과 잘못된 배열(그림 b)을 보여줍니다.

그림 2-21-2b를 보면 협점막과 인공치 사이에 공간이 보이고, 혀에 인공치가 눌리는 것처럼 보입니다. 인공치는 그림 2-21-2a처럼 협점막과 혀의 중간에 있고, 양측에 공간이 보이지 않을 정도로 위치되어

● 바른 배열과 잘못된 배열

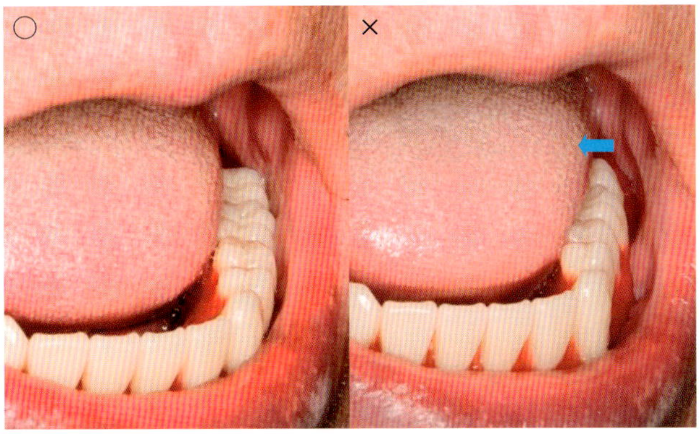

그림 2-21-2a, b 협설적인 배열의 위치 a: 적절한 협설적 배열 위치. 설배와 협점막 중앙에 배열되어 있다. b: 설배 측으로 배열되어 있고 협점막과의 사이에 공간이 보인다. a|b

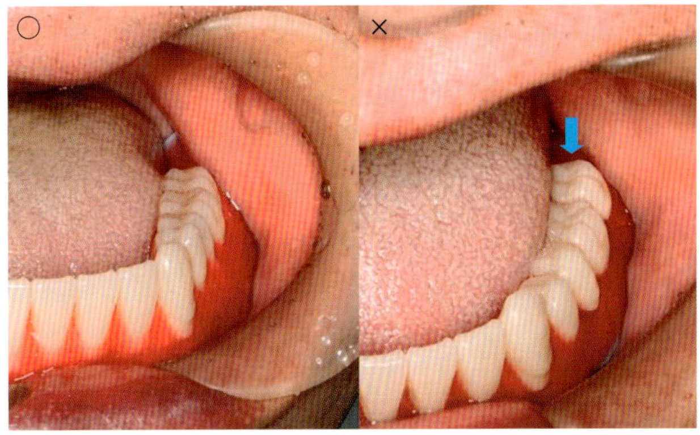

그림 2-21-3a, b 상하 배열 위치. a: 적절한 상하 배열 위치. 설배와 같은 높이로 배열되어 있다. b: 설배보다 하방으로 배열되어 있다. a|b

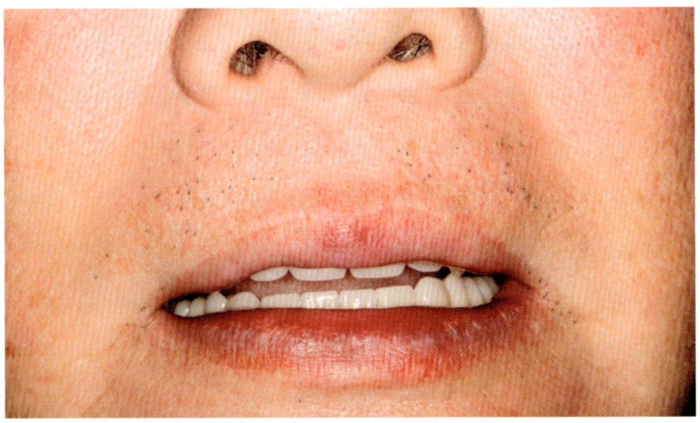

그림 2-21-4 안정위에서 전치의 절연이 약간 보이는 것이 필요. 단 고령의 환자에서는 안면의 피부 탄력을 잃어서 입술이 처지기 때문에 절연이 보이지 않은 상태가 되어도 어쩔 수 없다.

30대	1.58mm
40대	0.95mm
50대	0.46mm
60대	−0.04mm

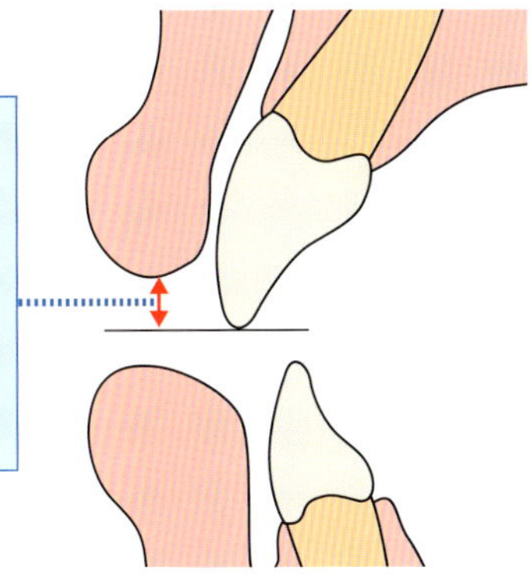

그림 2-21-5 고령자의 전치 절연과 구순의 관계. 젊은 세대의 남성의 미소 시 절연의 노출량. 고령이 되면 전치 절연이 보이지 않는 것이 보통이다 (참고문헌 1에서 인용발췌).

있는 것이 좋은 상태입니다.

그림 2-21-3에서는 설배의 위치와 인공치의 높이에 주목해 주세요. 안정 시의 설배보다도 인공치의 위치가 낮으면 그림 2-21-3b에서처럼 혀가 인공치를 덮은 상태로 보입니다. 이 위치가 같은 높이가 될 정도로 조정합시다(그림 2-21-3a참고).

Ⅳ 전치부의 배열 위치

배열 위치는 그림 2-21-4에서처럼 안정 시에 살짝 보이는 것이 중요합니다. 그러나 특히 고령의 남성환자가 되면 상순이 쳐져 길게 되어 치아가 보이지 않는 상태가 되는 것이 일반적입니다.

안정 시에 상악 치아가 약간 보이는 것이 심미성에 좋지만, 무리하게 너무 이런 상태에 집착하다 보면 교합평면이 낮게 되어서 의치의 안정에 나쁜 영향을 줄 수 있습니다. 전치부의 절연 위치가 극단적으로 아래로 위치되지 않도록 주의합시다(그림 2-21-5).

❖ 참고문헌

1. Vig RG, Brundo GC.The kinetics of anterior tooth display. J Prosthet Dent. 1978 : May ; 39(5) : 502-504.

Treatment Edition 22

중합 시 일어나는 교합관계의 변화
~의치상용 레진의 형태와 수정~

I 의치상 점막면의 적합 정밀도가 Key

중합 시에 일어나는 교합관계의 변화는 레진의 중합수축과 열수축에 의해 의치상이 변형되는 것이 원인입니다. 이때문에 레진의 형성방법과 중합방법에 따라 그 정도는 다르지만, 어떠한 중합 시스템을 선택하더라도 인공치의 변위는 피할 수 없습니다. 인공치의 변위는 의치상 점막면의 적합 정밀도가 좋을수록 적게 됩니다. 구개 부위가 깊고, 상악결절의 돌출 정도가 강한 잔존 치조제 형태에서는 의치상 점막면의 적합 정밀도가 나빠질 가능성이 있고, 인공치 변위도 크게 된다고 생각됩니다(그림 2-22-1).

또한 높이가 높은 잔근치나 치근이 남아 있는 증례에서도 의치상 점막면의 적합 정밀도가 나빠질 가능성이 있고, 인공치의 변위에 주의가 필요합니다. 일반적으로 인공치의 수직적인 변위량은 구치부 특히 원심에 위치한 인공치일수록 크게 되는 경향이 있습니다.

혹시 적합도가 불량한 중합 시스템으로 제작한 경우, 중합 후에 작업용 모형에서 꺼내지 않고 교합기 상에서 교합을 조정하더라도 작업용 모형에서 꺼내져서 모형의 구속이 없어진 순간 의치가 변형하고, 인공치의 교합상태가 변화할 가능성이 있습니다. 이때문에 구강 내에서 Check bite를 채득하고, 의치를 교합기에 장착하여 교합을 조정하는 것이 효과적입니다.

이 방법은 잔존 치조제 흡수가 심한 경우나 가동성 잇몸 등, 의치의 안정이 얻어지기 어려운 증례의 교합 조정에서도 효과적입니다.

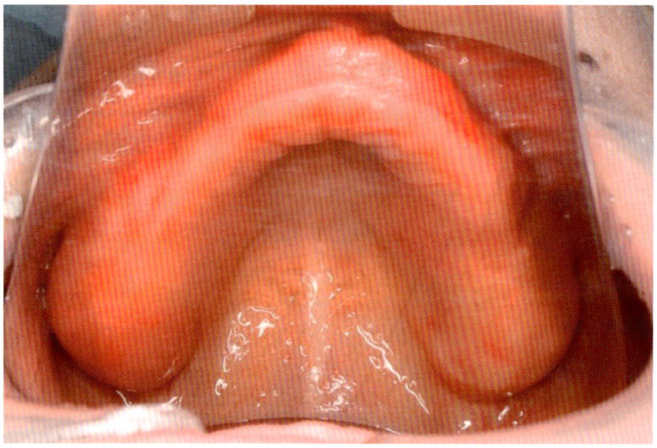

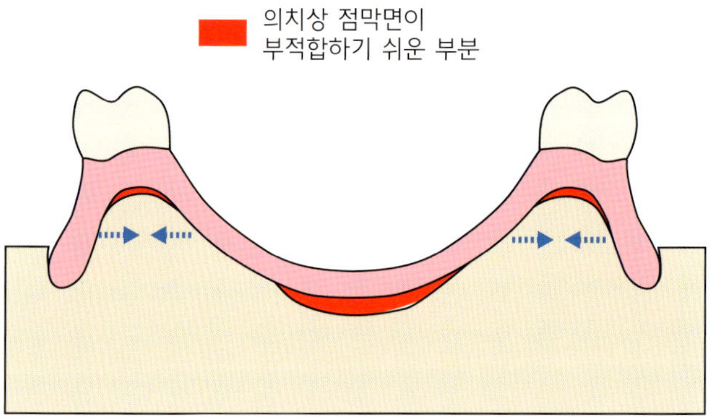

그림 2-22-1a, b 청색 화살표방향으로 중합수축이 일어나기 때문에 구개가 깊고 상악결절의 돌출이 강한 증례에서는 잔존 치조제 형태의 영향을 많이 받아서. 구개부를 중심으로 의치상 점막면의 적합 정밀도가 나빠질 가능성이 있다. 또한 상악결절의 외측에 닿는 부분이 생긴다.

a|b

● Blockout 과 boxing

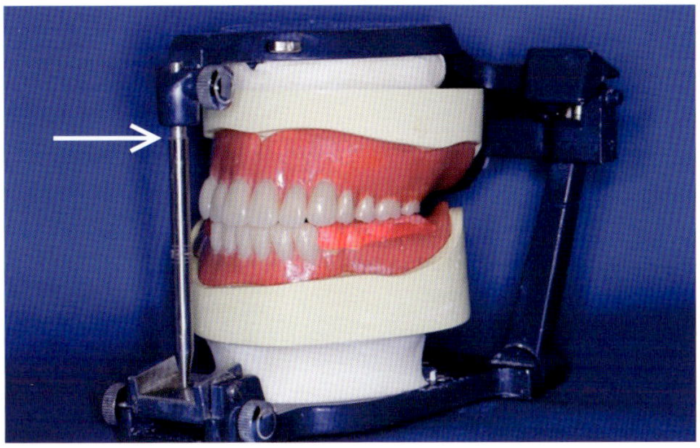

그림 2-22-2 하악 의치의 구치부에 파라핀 왁스를 압접하고 채득한 Check bite를 이용하여 교합기에 장착한다. 교합인기 재료의 두께를 생각해서 교합기의 incisal guide pin을 올려서 장착한다(흰색 화살표). 단, 안궁(facebow)을 이용하여 장착하지 않은 경우에는 교합인기 재료가 너무 두껍게 되지 않도록 주의가 필요.

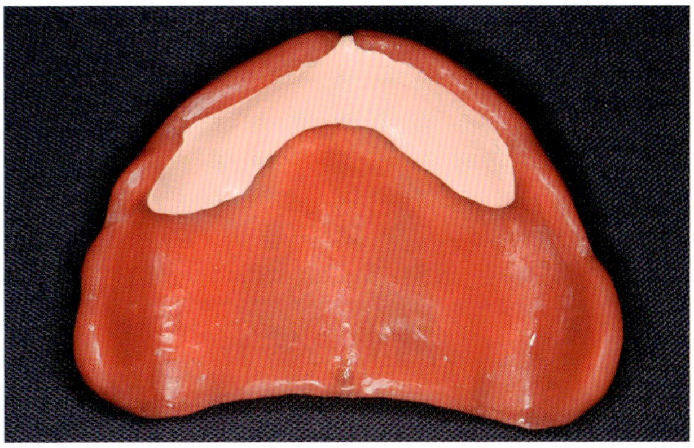

그림 2-22-3 기공용 실리콘 퍼티를 이용하여 의치상 내면의 언더컷을 블록아웃한 후 boxing하고, 석고를 주입한다.

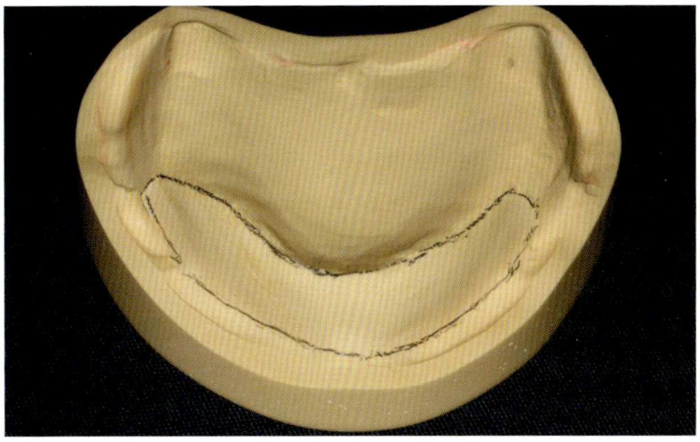

그림 2-22-4 재장착용 모형을 미리 제작해 놓음으로써 교합기 장착이 간단하게 된다. 검은 선으로 둘러싸인 곳은 의치상 내면의 언더컷 부위를 블록아웃한 부분.

II Check bite와 재장착

Check bite는 인공치의 조기접촉에 의한 의치의 변위를 적게 하기 위해 하악 의치의 구치부 교합면에 파라핀 왁스 등을 압접하여 시행합니다. 교합을 채득하는 경우와 같이 하악을 중심위로 유도하고, 왁스가 구멍 뚫리지 않도록 상악 구치부의 압흔을 따라 교합 관계를 기록합니다(그림 2-22-2).

Check bite를 이용하여 상하악의 의치를 교합기에 장착한 경우, 상하악 의치의 재장착용 모형을 제작하고, 미리 상악의 재장착용 모형을 교합기에 장착해 놓음으로써 작업 시간을 대폭 단축할 수 있습니다.

재장착용 모형은 의치상 내면의 언더컷 부위를 블록아웃하고 boxing해서 제작합니다(그림 2-22-3, 4). 블록아웃 시에는 파라핀 왁스보다도 기공용 실리콘 퍼티(silicone putty)를 사용하는 편이 가열에 의한 의치의 변형을 막을 수 있기 때문에 좋겠지요.

❖ 참고문헌

1. 寺岡文雄. 変形しない義歯づくりのための徹底検証レジン床のすべて. 東京：医歯薬出版. 1999.
2. 松本直之. 無歯顎補綴の臨床 Q&A 成功のための問題点と対策. 東京：医歯薬出版. 2006.

Treatment Edition 23

완성의치의 장착과 최종 조정

I 형태조정에서 기능조정으로

완성의치의 조정은 우선 형태에 관한 조정을 하고, 이어서 기능에 관한 조정을 합니다[1,2]. 아래에 상세하게 서술합니다.

II 의치 장착의 전 준비

의치상 점막면의 거친 부위나 소돌기를 제거합니다(석고 모형 상의 기포 등에 의해 돌기가 남아 있는 경우가 있습니다).

이어서 장착을 방해하는 언더컷 부위를 조정하고, 착탈 시에 동통이 있다면 그 부위를 삭제하고 조정합니다.

III 의치 변연 부위의 조정

의치상 후연의 위치, 의치상 길이 및 두께와 형태를 확인합니다. 우선 의치상 후연부에서는 적절한 위치에 설정되어 있는지, 구강점막에 대해서 이행적인지를 확인합니다. 인상을 정확하게 채득한다면 본래 의치 변연의 조정은 필요하지 않지만, 인상채득 시에 오류가 발생할 가능성을 부정할 수는 없습니다. 구강내에 장착하고, 의치의 이탈이나 동통의 유무를 체크하고, 이탈이나 동통이 있는 경우에는 원인이 된 부위를 검사하고, 삭제, 조정합니다.

의치 변연은 의치의 흡착에 관여하고 있기 때문에 특히 신중하게 합시다. 더불어 소대 부위도 확인합니다.

● 의치상 점막면의 적합상태

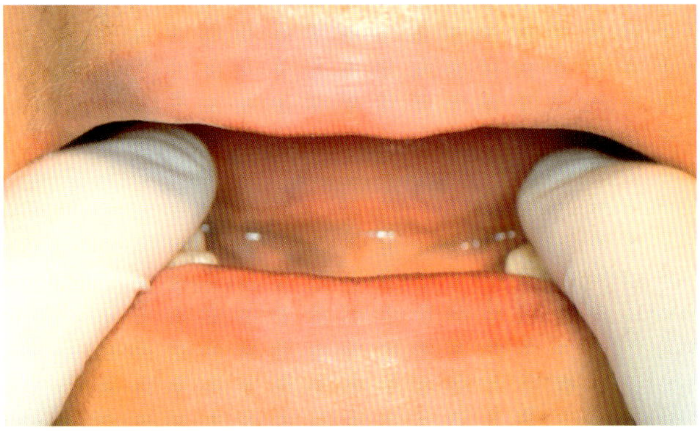

그림 2-23-1 손가락 압력에 의한 의치상 점막면의 적합시험

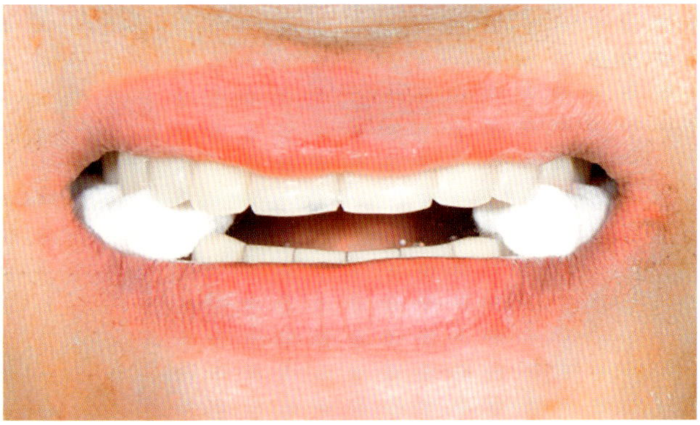

그림 2-23-2 cotton roll에 의한 의치상 점막면의 적합시험.

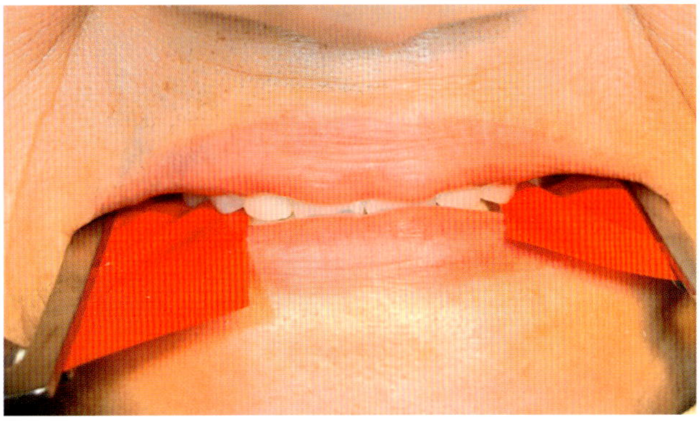

그림 2-23-3 교합 접촉 상태 검사

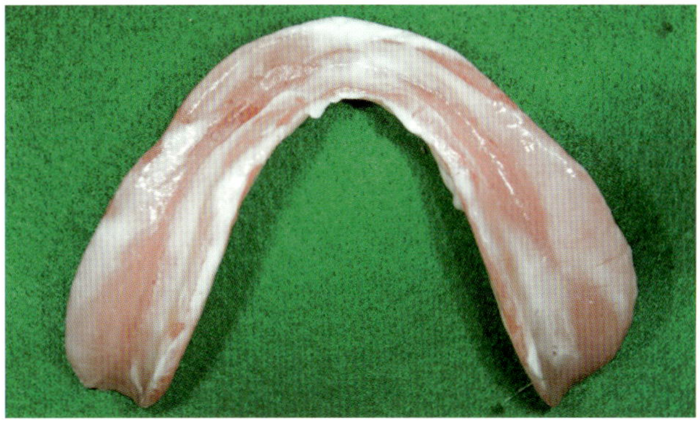

그림 2-23-4 교합조정 후의 적합시험.

Ⅳ 의치상 연마면 형태

의치상 연마면에 대해 의치 주위 근육과 조화되어 있는지 확인합니다. 두께가 과도한 경우에는 조정합니다.

Ⅴ 의치상 점막면의 적합성[3]

적합 시험재를 이용한 의치상 점막면의 적합을 검사합니다. 적합 시험재는 Silicone paste(fit checker), Denture adjusting cream 등이 이용됩니다.

이들 적합 시험재를 의치상 점막면에 도포하고 손가락으로 압접(그림 2-23-1)하거나, cotton roll(그림 2-23-2) 등을 물려서 교합압을 부여하여 의치상 점막면에 대한 적합성을 검사하고, 이때 인공치끼리는 접촉하지 않게 합니다. 점막과 강하게 접촉하는 부위를 삭제합니다.

Ⅵ 교합접촉 상태의 검사

교합접촉 검사재인 교합지를 이용하여 교합접촉 상태를 검사합니다(그림 2-23-3). 상하악 의치를 구강내에 장착하고, tapping운동을 지시합니다. 또한 동시에 양손의 검지손가락을 의치의 소구치부 협측면에 대고, 의치의 교두감합위에서 동요의 정도를 촉진합니다.

촉진 포인트는 ① 교두감합위에서 조기접촉이 보이지 않고, 좌우 및 전후로 균등하면서 안정된 교합접촉 상태를 보이고 있을 것, ② 측방교합위에서 양측성 균형교합과 전방교합위에서 교합평형이 얻어지고, 의치의 전복이나 이동이 보이지 않을 것입니다.

Ⅶ 교합 · 저작압을 부하한 상태에서의 적합시험

마지막으로 상하악의 인공치끼리 접촉된 교합압 상태 하에서의 적합을 검사합니다.

적합 시험재를 이용하여, 손가락 압력의 경우와 같은 순서로 검사합니다(그림 2-23-4).

또한, Cotton roll을 상하 인공치 사이에 개재시켜서 저작 시를 가정한 적합을 검사합니다.

❖ 참고문헌

1. 細井紀雄, 平井敏博(編). 無歯顎補綴治療学. 東京：医歯薬出版, 2004：242-246

2. 小林賢一. 総義歯臨床の押さえどころ. 東京：医歯薬出版, 2001；136-146

3. 井上昌幸ほか(編), 豊田静夫, 鱒見進一(著). 義歯床相当部が発赤した場合. 補綴治療後にこんなことが起こったら - トラブルへの対処と予防法 -. 東京：デンタルダイヤモンド, 1989；224-227.

Treatment Edition 24

무조정에서의 장착을 가능하게 하는 FBI technique

I 조정이 적은 총의치를 제작한다

인상채득이나 교합채득을 정확하게 하려고 해도 많은 경우에 장착 시 조정이 필요하게 됩니다. 원인으로는 따로 채득된 상하악 모형이 교합기에 장착할 때까지 발생되는 오차나 편심운동 기록의 부족을 들 수 있습니다. 안궁이전과 체크바이트에 의한 기록도 기준점이 피부 위에 있기 때문에 수 mm 단위로서 오차가 발생합니다. 예를들어 정확하게 기록하였더라도 교합기 상에 재현하는 운동로는 직선이고, 원래의 하악운동과 오차가 반드시 생깁니다. 이들 문제점을 적게 함으로써 조정이 적은 총의치를 제작하는 것이 가능하게 됩니다.

여기에서는 이들을 극복하는 하나의 방법인 Functional Bite Impression(FBI) technique을 소개합니다.

II FBI technique

FBI technique(기능적 교합인상법)이란 교합인상을 주체로 잔존 치조점막의 기능인상과 Functional Generated Path (FGP) technique을 조합하여 하나의 block으로서 채득하는 방법입니다.

● FBI tray와 FGP

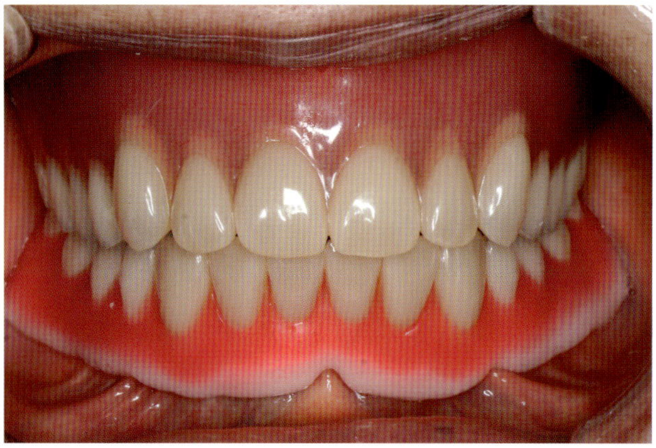

그림 2-24-1 시적 후에 중합완성한 상악 의치와 FBI tray로써 사용한 하악 납의치를 구강 내에 장착한다.

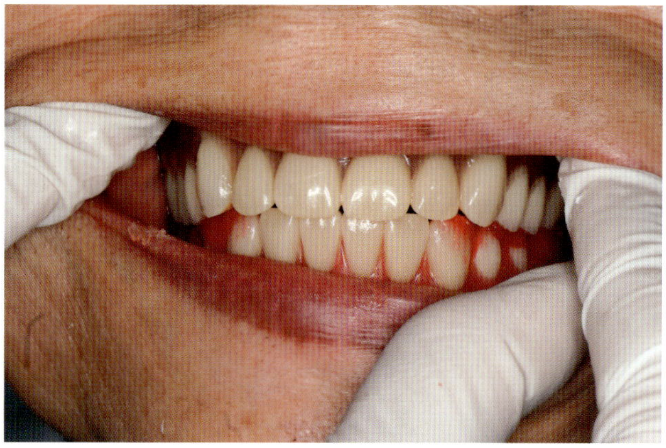

그림 2-24-2 교두감합위나 편심위에서 강하게 간섭하지 않은가를 확인한 후, 납의치상에서 FGP를 묘기한다.

● 운동로의 묘기

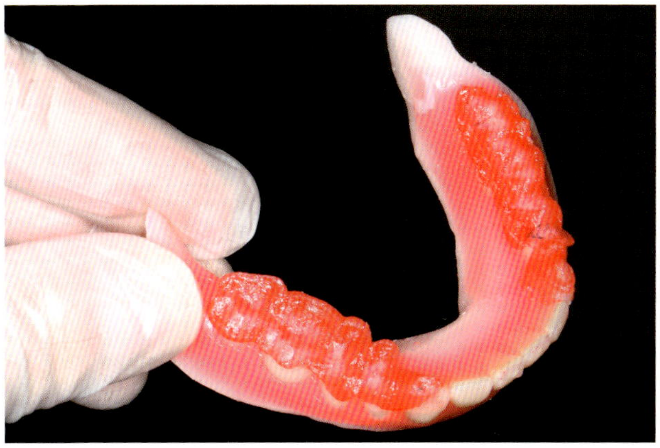

그림 2-24-3 Pattern resin을 기록재로서 운동로의 궤적이 묘기된 기능적 운동로.

III 술식

통법과 같이 인상채득 · 교합채득을 하고, 배열시적까지 시행합니다. 배열시적 시 문제가 없다면 안정을 얻기 쉬운 상악 의치만을 완성시킵니다. 여기서부터의 기본술식은 FGP의 채득, 교합압인상의 채득, 대합치의 해부학적 인상채득의 3단계로 이루어집니다.

1. Chair-side

① FGP의 채득

납의치 시적 후, 상악만을 중합완성시킵니다. 하악 납의치를 FBI tray로 이용하고, 하악인공치 교합면은 FGP table로써 사용합니다(그림 2-24-1).

완성한 상악 의치와 하악의 납의치를 구강 내에 장착하고, 교두감합위나 편심위에서 강하게 간섭하지 않는지를 확인합니다. 교합접촉이 약한 부위가 국소적으로 있더라도 FGP의 기록에 의해 보다 개선되기 때문에 문제는 없습니다.

상악 인공치의 미세한 열구를 소량의 왁스로 메운 후 교합면 전체에 바셀린을 한층 바릅니다. 하악 인공치 상에 Pattern resin을 올리고, 구강 내에 장착한 후 환자에게 천천히 하악운동을 하도록 지시하고, FGP 묘기를 시행합니다.

운동을 시작할 때는 하악 납의치가 움직이지 않도록 하악의 FBI tray에 손가락을 대면서 유도합니다. 운동은 고딕아치 묘기법과 같이, 교두감합위를 기점으로서 시행하고, 레진이 완전 경화되기까지 좌우 측방운동 및 전방운동을 반복합니다(그림 2-24-2).

묘기 기록재료는 종래의 FGP technique에서는 왁스를 이용했습니다. FBI technique에서는 변형이 적을 것, 그리고 트레이와의 접착성이 우수하고 정확한 기공조작을 할 수 있는 상온 중합레진을 사용합니다. 최근에는 특히 정밀도가 뛰어난 Pattern resin을 사용합니다(그림 2-24-3).

FGP 묘기가 정확하게 시행되면 Pattern resin이 경화됨에 따라 의치의 동요가 없어집니다. 단, 여기에서 큰 동요가 발생되면 미리 교합간섭 부위를 조정해야 합니다. 간섭 부위는 Pattern resin이 인공치 위에서 제거되어 있고, 조정 부위나 조정량은 쉽게 확인할 수 있습니다.

② 교합압 인상의 채득

하악 납의치 내면에 실리콘 인상재용의 접착재를 도포하고, 교합압 하에서 기능인상을 채득합니다. 변연 부위의 변연 형성을 하고, 교두감합위에서 경화할때까기 유지합니다.

전술한 바와 같이 상하 무치악 환자의 경우에는 미

● 해부학적 인상채득

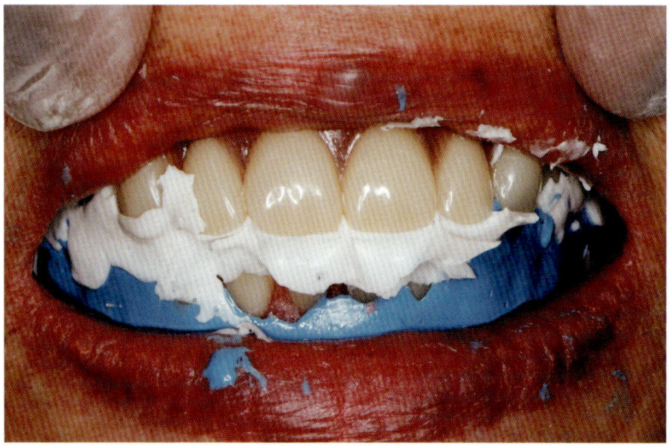

그림 2-24-4 교두감합위에서 확실하게 유지시키고 대합의치 교합면의 해부학적 교합면을 채득한다.

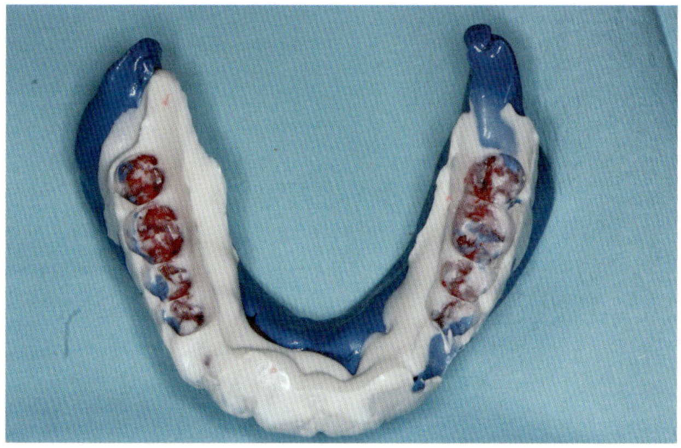

그림 2-24-5 채득된 FBI technique에 의한 인상체. 정확한 교합고경과 FGP. 기능압 하에서 잔존 치조점막을 기록할 수 있다.

● 기능적 운동로를 재현한 대합 모형

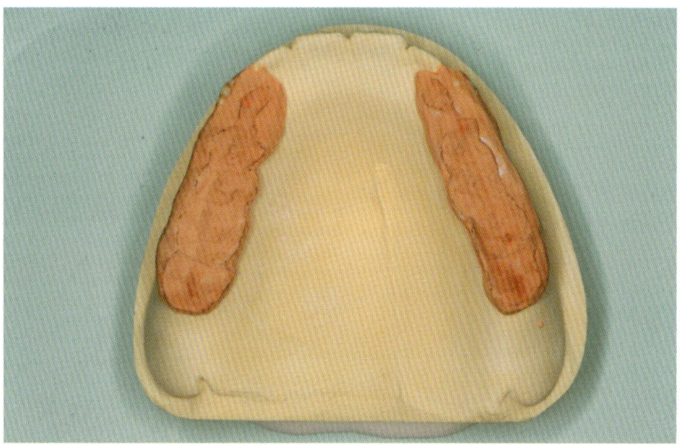

그림 2-24-6 기능적 운동로가 재현된 대합 모형. 편심운동의 궤적에 의해 더욱 협설적으로 확대된 것 같은 대합치 형태가 된다.

리 상악을 완성시키고, 하악의 FBI를 채득합니다. 여기에는 두 가지 이유가 있습니다. 첫번째는 흡착함으로써 동요가 적은 상악을 대합하는 편이 FGP 묘기를 정확하고 쉽게 시행할 수 있습니다.

두 번째는 의치상 면적이 적은 하악의치가 보다 기능압을 고려한 인상이 필요하기 때문입니다. 이 외에도 하악의 변연봉쇄를 양호하게 하기 위해 폐구인상이 적절하다는 것 등도 이유로 들 수 있습니다.

③ 대합의치 교합면의 해부학적 인상채득

하악 납의치를 삽입한 상태에서 교합면에 fit checker를 올려서 교두감합위로 다물게 합니다(그림 2-24-4). Fit checker 경화 후, 구강 내에서 인상을 제거합니다(그림 2-24-5).

2. Laboratory side

① 교합기 장착

인상의 점막면에 석고를 주입하고, 작업용 모형을 제작합니다. 인상은 작업용 모형에서 제거하지 않은 채로 두고 작업을 진행합니다. 대합의치도 인상을 채득해서 석고 모형 2개를 제작합니다.

Fit checker로 채득한 해부학적 인상면을 Check

● 무조정으로 완성시킨 의치

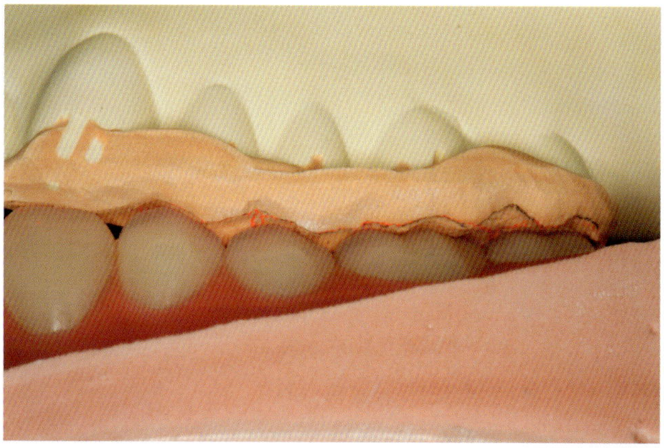

그림 2-24-7 기능적 운동로에 맞추어 인공치 배열을 수정한다. 교두감합위의 접촉이나 피개관계의 확립은 해부학적 대합치 모형을 사용한다.

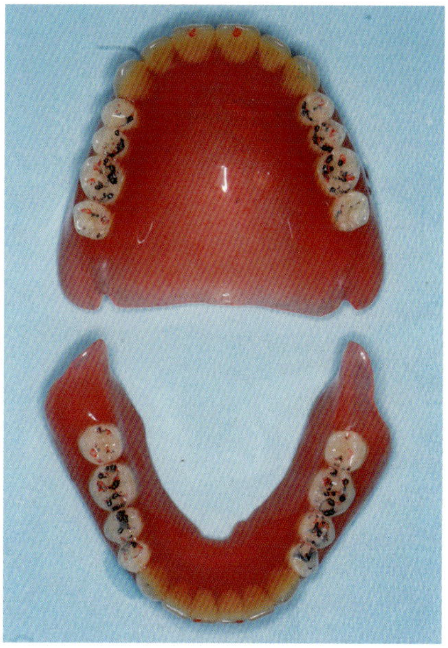

그림 2-24-8 무조정으로 양호한 교합접촉과 적합이 얻어진 완성된 의치.

bite 로서 대합 모형을 위치시키고, 위치시킨 채로 교합기에 장착합니다. 대합 모형을 2개 사용하기 때문에 split cast법에 의해 모형이 교체될 수 있도록 장착합니다. 상하악의 hinge가 견고하고 incisal pin이 있는 교합기를 사용합니다.

② 대합 모형 교합면의 개조

첫 번째 대합 모형의 교합면을 한층 삭제하고, fit checker에 팽창이 적은 초경질 석고를 주입하고, 일체화함으로써 해부학적 대합치 모형을 완성시킵니다. 충분히 경화시킨 후 2번째의 대합 모형으로 교체합니다.

첫 번째 모형과 마찬가지로 대합 모형의 교합면을 한층 삭제합니다. Fit checker를 제거해서 이번에는 FGP 묘기한 Pattern resin 상에 초경질 석고를 주입하고, 교합면을 삭제한 모형채로 교합기를 닫고, 기능적 운동로를 재현한 대합 모형을 제작합니다(그림 2-24-6).

여기까지의 조작으로 하악의 납의치는 석고 모형에서 한번도 떼어내지 않았기 때문에 정확한 대합관계를 재현할 수 있습니다.

Ⅳ 의치의 완성

대합 모형에 재현한 기능적 운동로에 맞추어 하악 납의치의 배열을 수정합니다(그림 2-24-7). 교두감합위의 접촉이나 피개관계의 확인은 해부학적 대합치 모형에 의해 확인, 조정합니다. 배열 수정 후 통법대로 중합완성시킵니다.

완성된 의치는 FBI technique에 의해 교합면, 점막면을 거의 조정 없이 장착할 수 있습니다.

여기에서 보여준 증례에서는 전혀 조정하지 않고 양호한 적합상태와 교합접촉관계를 얻을 수 있었습니다(그림 2-24-8).

Treatment Edition 25

Flange technique

I Flange technique이란

Flange technique은 1966년에 F. Lott와 B. Levin[1]이 Fish[2]의 원리를 기초로 개발한 것입니다. 일본에서는 히라네(1966)[3]가 "총의치의 근압유지법"으로서 처음으로 소개했습니다.

이 술식은 의치상 연마면이나 인공치의 순협설면을 주위 조직의 동태와 조화된 위치 및 형태로 만들기 위한 임상술식이고, 의치에 대해서 주위 조직에서 가해지는 측방압을 가능한 적게 하고, 또한 의치에 가해지는 기능압을 유지압으로 치환하여 의치의 유지를 보강하는 것이 목적입니다.

일반적으로 의치상 연마면과 그 형태에 직접 영향을 주는 인공치의 배열 위치의 기능적 형성, 즉 denture space의 측면 형성에 대해서 부여된 술식의 명칭이라고 해석하고 있습니다.

II 적응 증례

총의치 제작 시 잔존 치조제의 높이나 폭이 충분히 유지된 증례에서는 통상적인 제작으로 문제가 없습니다. 상악의 경우 잔존 치조제 흡수가 많이 진행된 증례에서도 변연봉쇄를 확실하게 함으로써 유지 안정은 양호합니다.

그러나 하악의 경우 변연봉쇄를 얻기가 힘든 경우가 많고, 특히 잔존 치조제 흡수가 매우 심하여 잔존 치조정이 명료하지 않은 경우에는 의치상 외형선의 설계나 인공치 배열 위치가 정해져 있지 않기 때문에 뭔가 쉽게 하려고 완성 후에 많은 조정을 한 것을 보인 증례가 많습니다.

이러한 증례를 만날 때에 Flange technique을 적용하면, 인공치 배열이 쉽게 될 뿐 아니라, 의치의 유지 안정에 매우 양호한 결과를 낳을 가능성이 있습니다[3~6].

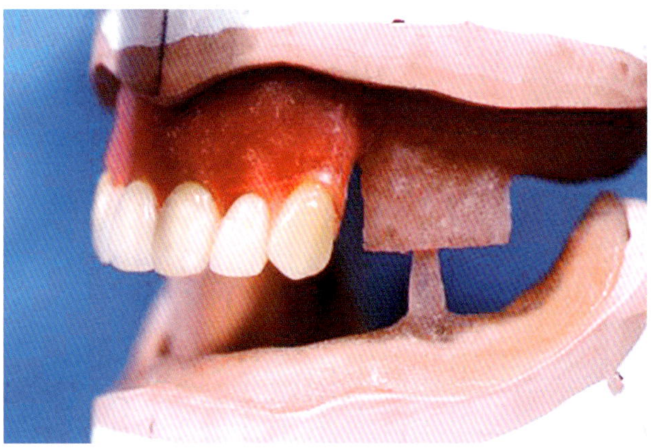

그림 2-25-1 교합채득 후에 상하악 작업용 모형을 교합기에 장착한 후, 상하 교합상의 상악 구치부에 resin block을, 하악 구치부에 resin post를 제작하고, 교합고경을 유지한다.

● Denture space의 기능적 형성

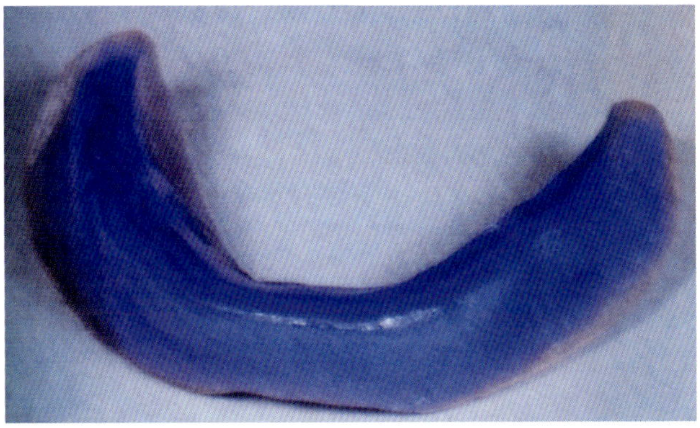

그림 2-25-2 적절한 denture space의 채득이 확인되었다면, soft plate wax를 냉각시킨 후 구강 외로 꺼낸다.

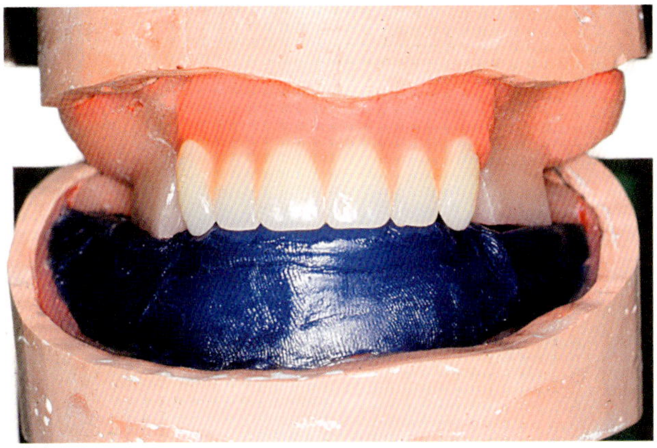

그림 2-25-3 교합기에 되돌려서 교합기의 상악을 닫아서, 수평적 악위를 확인할 수 있다.

III Denture space 형성 전 준비

무치악 환자는 상악 전치의 지지를 잃어버린 상태이기 때문에 적절한 denture space를 얻기 위해서는 상악 6전치를 심미적으로 배열하고, 입술지지에 의해 아랫입술을 전방이동시킬 필요가 있습니다[7].

또한 denture space의 채득 시에는 연하·발음 등 기능운동을 이용합니다만, 이때 교합고경을 유지해 놓지 않으면, 과하게 폐구하게 되어 적절한 채득이 불가능해지기 때문에, 상악 구치부에 resin block을 하악 구치부에 resin post를 제작하고, 교합고경을 유지합니다(그림 2-25-1).

IV Denture space의 기능적 형성

Denture space 채득에는 soft plate wax가 가장 좋습니다. 이 왁스는 온도 차에 의해 유동성이 꽤 다르기 때문에 조작 시 온도(47℃)에 충분히 주의해야 합니다.

적절한 denture space를 채득하기 위해서는 왁스의 균등한 연화가 필수적이고, 이를 위해서는 조작온도를 설정한 water bath에 8~10분 담가 놓을 필요가 있습니다[8].

입술지지를 위해 배열한 상악 6전치를 시적해보고, 필요하다면 수정 후에 하악 교합상에 soft plate wax를 올리고, water bath 내에서 균등하게 연화시킵니다. 하악 교합상만을 구강 내에 넣고, 타액연하를 중심으로 한 기능운동을 시키고, resin post에서 위로 눌러 나온 왁스를 제거합니다. 이로써 denture space 채득에 필요한 왁스양이 거의 결정됩니다.

이어서, 하악 교합상을 다시 water bath 내에 침전시켜 왁스를 균등하게 연하시키고, 이번에는 상하 교합상을 구강 내로 넣어서 연하·발음·저작운동을 시킵니다. Chair side에서 개구나 대화를 하더라도 교합상이 안정하고 있는 것을 확인가능하다면, 왁스를 냉각시키고, 구강 외로 꺼냅니다(그림 2-25-2). 꺼낸 교합상을 교합기에 되돌리고, 수평적 악위가 적정한지 아닌지를 확인합니다(그림 2-25-3).

● 인공치 배열

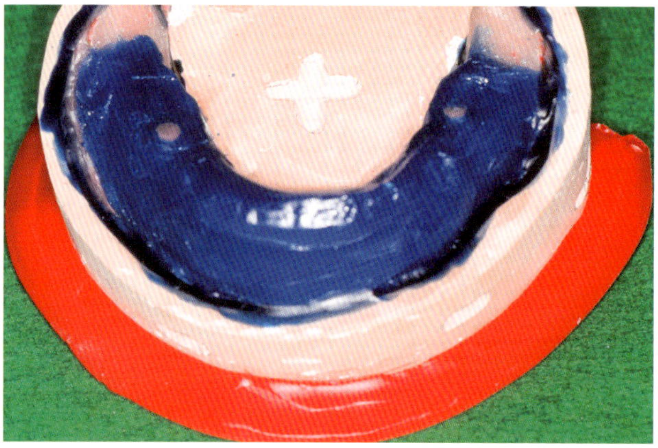

그림 2-25-4 모형의 좌우 측면과 설측에 석고 코어 적합 indentation을 형성하고, 모형과 교합상 변연을 왁스로 붙이고, 모형 기저면에 왁스로 석고받침을 제작한다.

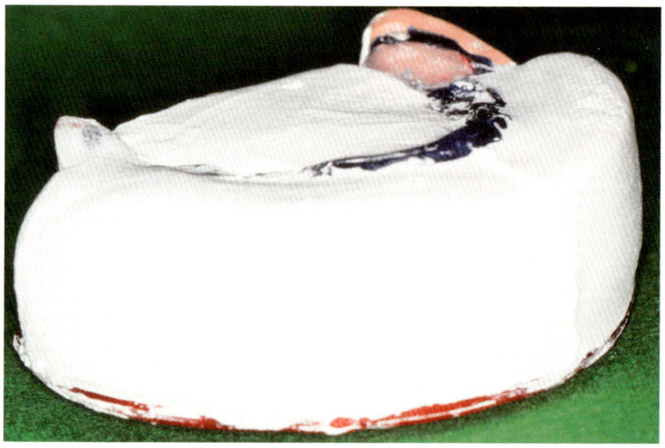

그림 2-25-5 Denture space의 코어를 채득하기 위해 하악 작업용 모형의 석고 부분에 분리재를 도포한 후 주위에 보통 석고를 올린다.

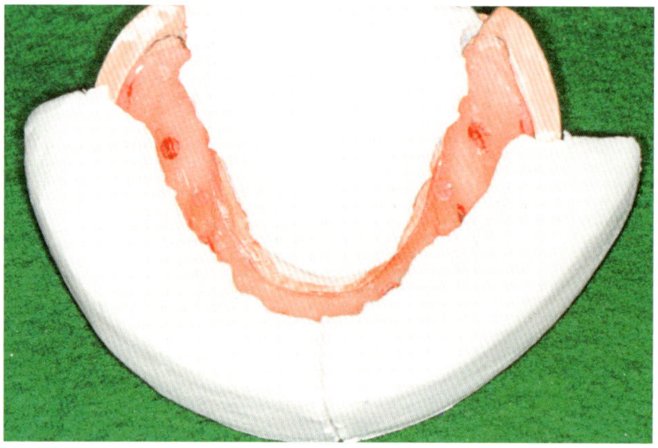

그림 2-25-6 석고 경화 후 코어를 분할 제거한다. 왁스 제거 후에 코어를 재적합하면, denture space를 확인할 수 있기 때문에 이 공간 내에 인공치를 배열한다.

V 석고 코어의 제작과 인공치 배열

모형의 좌우 측면과 설측에 석고 코어 적합 indentation을 부여하고, 모형과 교합상 변연을 왁스로 붙이고, 모형 기저면에 untility wax로 석고받침을 제작(그림 2-25-4)한 후, 모형에 석고 분리재를 도포하고, 주위에 일반 석고를 올립니다(그림 2-25-5).

석고가 경화한 후 코어를 분리제거하고, soft plate wax를 제거합니다. 코어를 재적합하면 하악 총의치를 위한 denture space를 확인할 수 있기 때문에 이 공간 내에 인공치를 배열함으로써 하악 의치의 유지 안정을 해치지 않은 배열이 가능하게 됩니다(그림 2-25-6).

VI 의치상 연마면의 기능적 형성

연화한 soft plate wax를 납의치 측면에 올리고, 내면에 바셀린을 도포한 석고 코어를 모형에 적합시켜서,

● 의치상 연마면의 기능적 형성

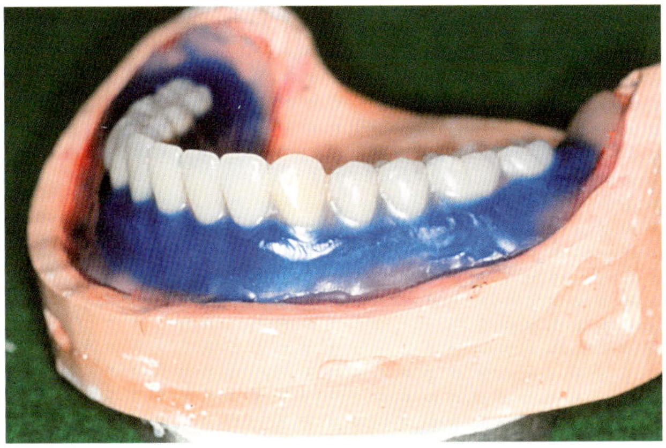

그림 2-25-7 왁스 표면을 가볍게 연화해서 기능운동을 시행하고 하악 의치가 안정되어 있는가를 확인가능하다면, 기능적 치은 형성의 완료.

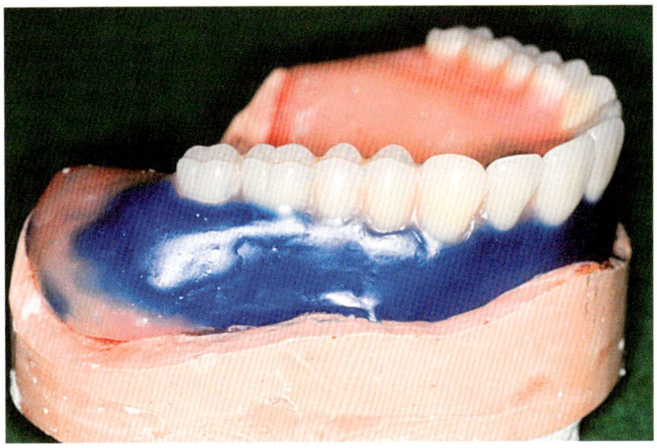

그림 2-25-8 상악 의치에 관해서도 하악의 경우와 마찬가지로 기능적 치은 형성을 시행하고 상악 의치가 안정하고 있는가를 확인한다.

눌러서 과잉의 왁스가 나오게 합니다. 과잉 왁스를 제거하고, 알코올 토치로 왁스 표면을 가볍게 연화시킨 후 water bath 중에 2~3초 집어 넣고 납의치를 구강 내에 넣어서 기능운동을 시키고, 구강 내에서 꺼내어 교합면 측으로 빠져나온 왁스를 치경부에서 트리밍합니다.

납의치를 냉각 후에 다시 구강 내로 시적하고, 여러 기능운동을 시행하더라도 하악 의치가 안정하는지 확인되었다면 기능적 치은 형성이 끝난 것입니다(그림 2-25-7).

기능적 치은 형성이 끝났다면 통법에 따라 레진을 중합합니다. 상악 의치에 관해서는 하악 의치의 인공치 배열에 대응하도록 구치부 인공치 배열 후, 하악의 경우와 마찬가지로 치은 형성을 하고(그림 2-25-8), 통법에 따라 레진을 중합합니다.

본 항에서는 flange technique에 대해서 그 목적, 임상 술식 및 기공조작에 대해서 서술했습니다.

일상의 임상에서 잔존 치조골 흡수가 매우 심하여 어려운 증례에서 이 술식을 이용함으로써 효과적으로 의치의 유지안정을 얻을 수 있다고 생각합니다. 『틀니가 움직여서 씹을 수 없다』고 말하면서 고민하고 있는 환자에 대해 기능적인 의치 제작법의 하나로서 임상에서 응용해 보십시오.

❖ 참고문헌

1. Lott, F. and Levin, B. Flange technique：An anatomic and physiologic approach to increased retention, function, comfort and appearance of dentures. 1966；J Prosthet Dent 16；394-413.
2. Fish, E. W. Principles of Full Denture Prosthesis. Staple Press, London, 1937.
3. 坪根政治．総義歯の筋圧維持法について．G-C 臨床シリーズ．26，1966；ジーシー．
4. 坪根政治，豊田静夫．筋圧維持法．総義歯臨床形態学．東京：医歯薬出版，1978；387-414.
5. 豊田静夫，守川雅男．フランジテクニックの臨床，コンプリートデンチャーその考え方と臨床．東京：クインテッセンス出版，1993；250-381.
6. 市川哲雄(編)，鱒見進一(著)．咬合を理解する．2)デンチャースペース，入門無歯顎補綴治療．東京：医歯薬出版，2006；34-41.
7. 安元和雄．上顎前歯が下顎前歯部筋圧中立帯におよぼす影響，九州歯会誌．1983；37：1040-1055.
8. Masumi, S., Hatae, M., Miyake, S. and Toyoda, S.：A study on thermal behaviors of the wax for flange technique. J Kyushu Dent Soc 1987；41：742-749.

Treatment Edition 26

발음기능을 이용한 생리학적 의치안정법 "Piezography"

I 저작인가 발음인가

하악 총의치의 유지, 안정을 얻기 위해 여러 임상 술식이 고안되었고, 임상에 응용되어 왔습니다. 이들은 의치에 가해지는 외력과 지지하는 잔존 치조제 관계를 설명한 『역학적 안정법』과 의치를 둘러싼 구강 주위 근육의 동태를 이용하려는 『생리적 안정법』으로 나눌 수 있습니다.

전자 중에는 치조정 간선법칙이 가장 유명하고, 널리 보급되어 있습니다. 후자 중에서는 flange technique이나 neutral zone technique이 알려졌고, 왁스나 컴파운드를 이용하여 denture space를 채득하는 술식으로 확립되었습니다.

그런데 의치에서 요구되는 기능으로서 『저작』이 가장 중요시 되었지만, 실제로 하루 중 저작할 시간이라는 것은 세 끼 식사시간을 모두 합쳐서 총 1시간 정도에 지나지 않습니다. 또한 의치의 선택 이유로서 저작보다도 설감이나 발음을 중요시하는 환자도 있기 때문에[1], 발음기능을 이용한 denture space의 채득법은 매우 합리적이라고 생각할 수 있습니다.

II Piezography란

Piezography란 1970년에 프랑스의 Klein 교수에 의해 고안, 제창된 발음을 이용한 보철학적 기능공간의 기록법입니다. 말할 때 근육의 수축을 이용하여 denture space를 채득하는 방법으로, Piezo-는 「압력」을, -graphy는 「기록법」을 의미하고 있어서, 「Piezography」는 「압력을 기록한다」는 이론과 술식이 됩니다.

실제 발음할 때 많은 표정근이나 구강 주위근이 활동합니다. 여기에서 발음 기능을 이용하여 구강 주위근의 동태를 기록하고, 이들에게 조화된 의치 외형을 형성함으로써 의치의 생리적 안정성과 장착감을 향상시킵니다.

이용하는 발음은 원래 방법이 프랑스어 권이나 스페인어 권에서 실시되었기 때문에 "Me", "Pe", "So", "Moo", "Te", "De", "Sis", "Sees" 등이 선택되고 있습니다. 일본에서는 오사카대학 명예교수인 노쿠비선생님이 Piezography의 개척자이고, 일본인을 위한 발음의 예시를 개발하고 있습니다[2].

III Piezography의 채득재료

Denture space 채득재료에 필요한 성질로는 무엇보다 조작성이 좋아야 하고, 자극이 적고, 어느 정도 활택한 표면을 얻어서 구강 내에서 추가보정할 수 있는 것이 바람직하기 때문에, 점막 조정재나 실리콘 인

● 임상술식

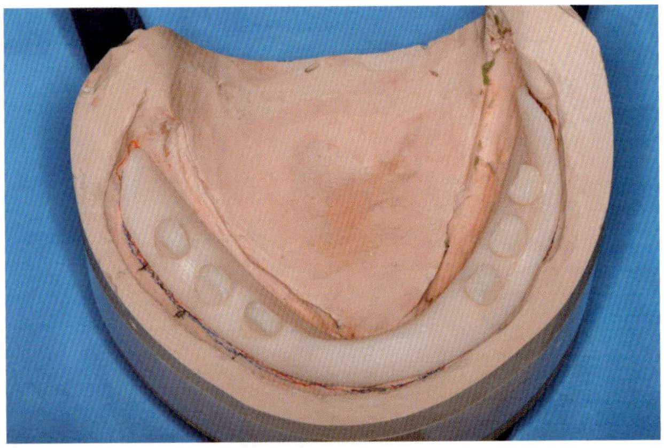

그림 2-26-1 Piezography용 트레이. 종래의 기초상보다 모든 변연이 2mm 정도 짧게 설계하고. 실리콘 유지를 위해 작은 레진 돌기를 부여한다.

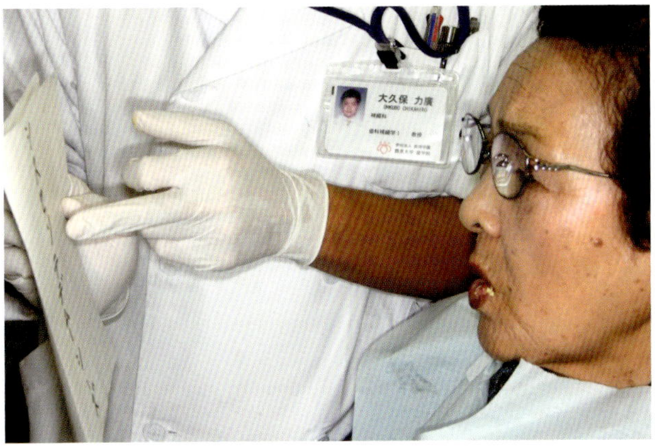

그림 2-26-2 환자에게 「시스」「세」「소」「메」「베」「테」「데-」「무-」「시-즈」등의 발음을 하게 합니다.

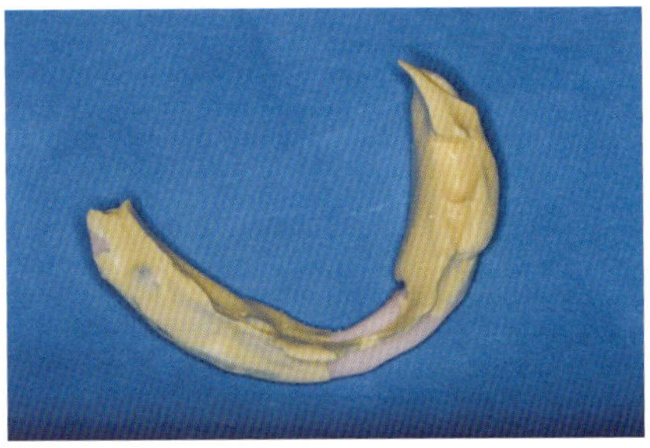

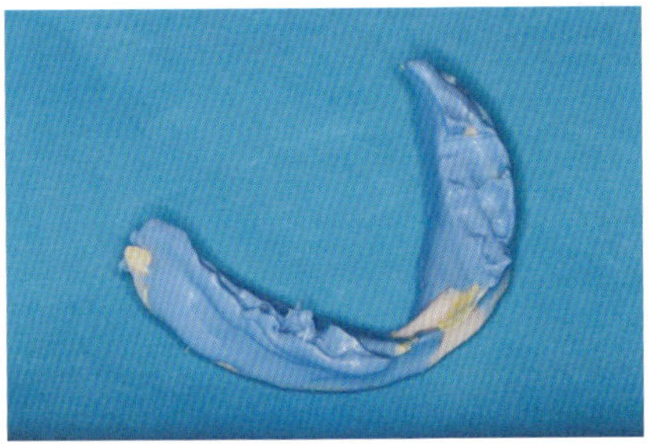

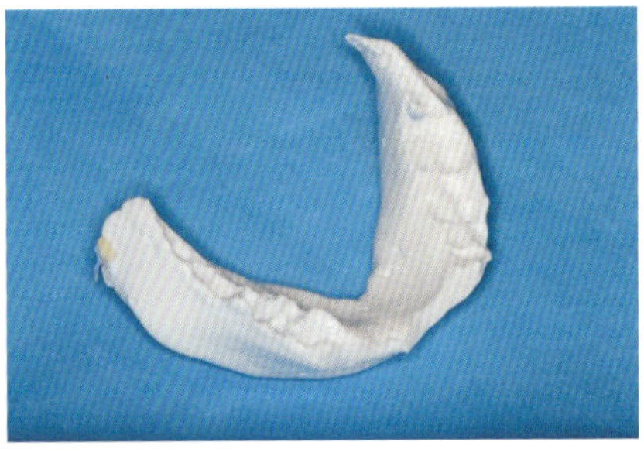

그림 2-26-3a~c Denture space의 채득은 흐름성이 다른 3종의 인상재를 이용하여 3회에 걸쳐 형성한다. a|b|c

상재가 실용적입니다.

특히 실리콘 인상재는 흐름성이 다른 형태(putty, hard, medium, soft, injection 등)들이 있고, 적층 시 사용구분이 간단합니다. 또한 사용 전 냉각, paste와 catalyst 비율의 조정, 경화지연재(retarder)의 사용으로 경화시간을 자유롭게 조절할 수 있으므로 술식을 용이하게 하겠지요. 카트리지 형태로도 시판되기 때문에 조작도 간편하고, 직접 구강 내에 사용하는 것도 가능합니다.

이상 설명드린 것처럼 필자들은 Piezography를 할 때는 점막 조정재보다도 실리콘 인상재를 선호하여 사용하고 있습니다.

IV Piezography의 임상술식

교합채득 후에 Piezography용 트레이를 제작합니다. 이 트레이는 종래의 기초상보다 2mm 정도 변연을 짧게 설계하고, 실리콘의 유지를 위해 작은 레진 돌기를 부여한 것입니다(그림 2-26-1). Piezography용 트레이를 구강 내에 시적하고, 최대 개구 시나 혀운동 시에도 트레이가 뜨지 않는지를 확인합니다. 통상 전체 변연을 2mm 정도 짧게 삭제한 기초상은 혀·구순·뺨의 기능운동 시에도 뜨지는 않습니다.

술전에 실리콘 인상재의 부착을 방지하기 위해 바셀린을 상하 구순 주위에 바릅니다. 실제 denture

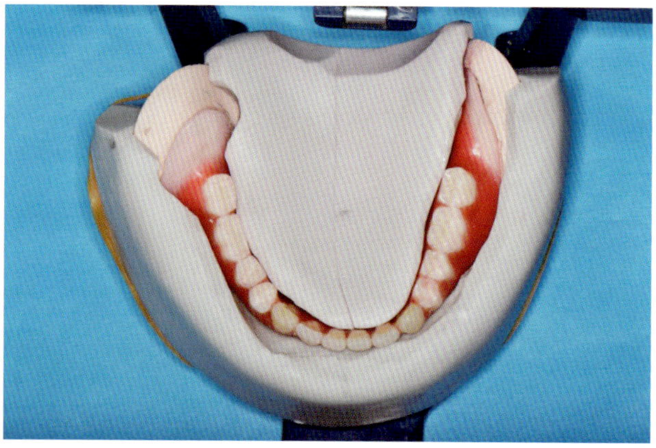

그림 2-26-4 채득된 Piezographic space 내에 인공치를 배열한다. Space를 방해하는 인공치는 삭제하고, 적합시킨다.

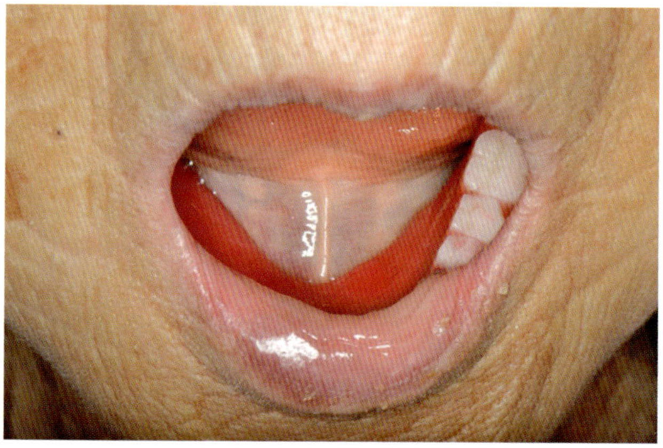

그림 2-26-5 denture space에 적합한 납의치로 의치의 유지안정을 확인한다.

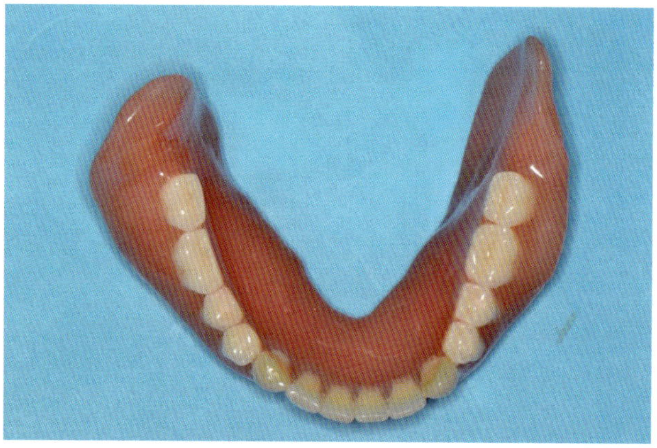

그림 2-26-6 납의치 시적 시에 의치의 안정을 확인한 후 의치를 완성한다. Piezographic space와 일치한 의치 외형을 얻을 수 있다.

space의 채득은 흐름성이 다른 3종의 인상재를 이용하여 3회에 나누어 형성합니다. 우선은 흐름성이 낮은 hard type 실리콘 인상재를 사용하여, denture space의 중심이 되는 코어를 형성합니다. 트레이에 접착재를 도포한 후에 구치부에만 hard type 실리콘 인상재를 올려서 구강 내에 장착하고, 「시스」「세」「소」「메」「베」「테」「데-」「무-」「시-즈」 등의 발음을 하게 합니다(그림 2-26-2). 실패하지 않도록 Piezography의 채득 전에 여러 번 발음을 연습시킵니다.

발음을 2~3회 반복하면, 구강 내에서 꺼냅니다(그림 2-26-3a). 매우 정밀한 인상정밀도를 요구하지는 않기 때문에 어느 정도의 초기 경화가 완료되면 제거합니다.

전치부는 트레이를 잡기 위해 마지막까지 인상재를 넣지 않습니다. 이어서 중등도의 흐름성을 갖는 실리콘 인상재(medium flow silicone)를 올려서, 같은 발음을 하게 합니다(그림 2-26-3b). 마지막으로 흐름성이 가장 좋은 실리콘 인상재(injection type)를 사용하여 전체를 두릅니다(그림 2-26-3c).

전치부는 구강 외에서 올리지 않고, 구강 내 장착 후에 시린지로 같은 부위에 주입합니다. 즉, 전치부에는 마지막까지 실리콘을 올리지 않으므로 트레이를 잡는 데 매우 편리합니다.

이들을 총 3회 조작하여 Piezography는 끝나지만, 소요시간은 7~8분입니다. Piezography용 트레이는 전체 면이 기능적 denture space와 일치하기 때문에 마지막까지 들어올려지진 않습니다.

채득된 Piezographic space 내에 인공치를 배열합니다(그림 2-26-4). 납의치를 시적하고 개구 시에 빠지지 않고, 전복시험 시에도 의치의 안정을 확인합니다(그림 2-26-5). 통법에 따라 중합, 완성하고 Piezographic space에 일치한 총의치를 장착할 수 있습니다(그림 2-26-6).

V Piezography의 장점

Piezography는 재현성이 매우 높은 술식이고, 누가 언제 시행하더라도 같은 denture space가 재현될 수 있는 것이 매우 큰 특징입니다. 실리콘 인상재는 누가 연화하더라도 흐름성의 차이는 없고, 발음도 술자가 유도하는 것이 아니라 환자가 시행하기 때문입니다.

그러므로 Piezography의 최대 장점은 술식의 편리함과 재현성이 높다는 것을 말할 수 있겠지요.

❖ 참고문헌

1. Farmy FM, Kharat DU. A study of the importance of the meutral zone in complete dentures. J Prosthet Dent. 1990 ; 64 : 459-462.
2. 野首孝祠, Klein P, Nisizaki S. 歯科治療における Piezographyの役割－無歯顎者を対象に－. the Quintessence. 1998 ; 17 (6) : 39-44.

Tea Time ⑤ 입술지지(lip support)

입술지지라는 단어를 알고 있으신가요? 인간의 하안면, 특히 구강 주위를 구성하는 조직이나 표정근은 안면 커텐 (facial curtain)이라고 비유합니다. 이 커텐은 상부는 협골궁, 하부는 하악골 하연이라는 커텐 레일로 지지하고 있고, 그 커텐을 둘러싼 실이 협근 · 구륜근 입니다. 치아가 없어지면 그 실이 수축하여 커텐은 줄어들어 입 주변이 쭈글한 노인의 얼굴을 합니다. 이 커텐을 지지하는 것이 치아나 치조골이고, 이 개념을 입술지지라고 합니다. 입술지지에 영향을 주는 것은 전치의 위치뿐 아니라 상악 의치의 변연의 두께나 치은부의 형태, 교합고경, 피개나 하순의 위치 등 많은 요소가 영향을 줍니다.

그러면 교합채득에서는 우선 상순의 입술지지를 결정합니다. 이어서 중절치 절연의 위치를 결정하고, 가상교합평면을 임시결정합니다. 그 후 하악의 교합평면을 임시결정하고 상하의 평면을 서로 맞춰 가면서 교합고경을 결정해 갑니다. 경험이 적은 선생님들은『인상채득은 알겠으나 교합채득이 어렵다』고 말합니다만, 그것은『교합채득의 처음 단계인 입술지지의 결정을 잘 모르기 때문』이지 않을까요? 교합채득은 무치악 잔존 치조제 간 넓은 denture space 중에서 교합평면이나 인공치 배열 위치를 결정해야 하는 조작입니다. 전술한 바와 같이 많은 영향인자가 있는 입술지지를 처음 단계에 결정하지 않으면 안 된다고 생각하면 많은 부담감을 느끼게 되는 것입니다.

입술지지는 처음으로『결정하자!』라고 생각하지 말고, 대강 어느 정도로 해 주십시오. 예를 들어 입술지지를 강하게 하면 교합고경이 낮더라도 안면회복이 된 것처럼 보입니다. 또한 입술지지를 강하게 하면 상순은 위로 올라가기 때문에 절연을 전방기준으로 하는 교합평면도 올라갑니다. 단지 하악 전치는 잔존 치조제나 이근의 긴장에 의해 그 위치나 경사를 제한하기 때문에 적절한 피개를 설정하기 위해서는 상악의 절연을 내측으로 넣어야 하지만, 입술지지를 약하게 하고 싶지 않은 경우에는 치은부나 의치 변연을 두껍게 하는 것으로 대응합니다. 이러한 각 요소의 양적인 관계를 염두에 두고, 입술지지를 처음에 적당하게 결정하더라도 교합채득의 조작을 진행하는 과정에서 수정이 가능하고, 의치 형태를 결정하는 각 요소를 적절하게 변동시켜 가장 확실한 위치로 결정할 수 있습니다.

동경의과치과대학 대학원 치의학 종합연구과 고령자치과학 분야 교수

미나구치 슌스케

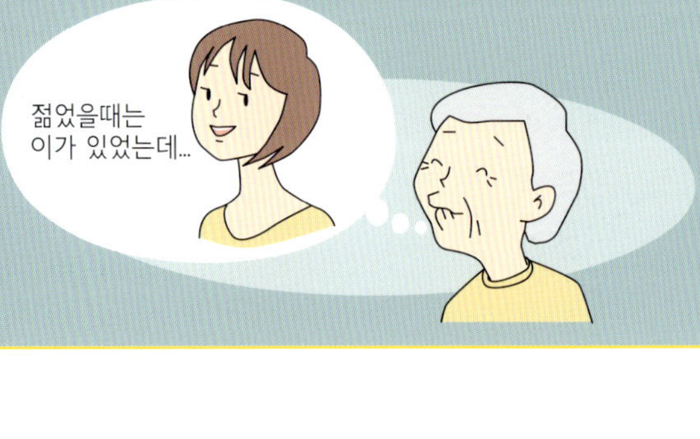

제 3 부

유지편

(Maintenance Edition)

치과의사가 공들여 만든 총의치도 적절한 취급방법을 환자에게 교육하여 조금씩 적응할 수 있도록 지도하지 않으면 장기간에 걸쳐 구강기능과 전신건강을 지키기 위한 장치가 될 수 없습니다.

그래서 유지편에서는 자신의 총의치와 공존하기 위해 환자에게 지도방법이나 의치 세정제를 포함한 총의치의 취급방법에 대해서 기술합니다.

또한 새로운 의치 장착 후에 적응할 때까지의 기간 · 발음 · 동통 · 교합 등 여러 문제가 생깁니다. 거기에 장기간 사용 시 적합불량이나 파손, 인공치 마모 등의 문제가 일어납니다.

이러한 문제들을 해결하기 위해서는 발생된 문제의 원인을 규명하고, 원인이 적절하게 해결되어야 합니다.

유지편에서는 틀니가 아프다고 말했을 때의 원인과 대처법, 틀니로 잘 씹히지 않다고 했을 때의 원인과 대처법, 점막을 씹는다고 했을 때의 원인과 대처법, 인공치가 파절, 이탈되었을 때의 원인과 수리법, 의치상이 파절되었을 때의 원인과 수리법 등 일상 임상에서 많이 만나는 사항에 대해서 설명합니다. 또한 최근 시중에 널리 판매되는 의치 안정제에 대해서도 기술합니다.

입으로 식사가 가능하다는 것은 살아가는 기쁨이고, 건강장수에 연결된다는 보고가 많이 있습니다. 야생동물이 무치악이 된다면 그 후의 운명은 상상이 되지만, 인간은 총의치라는 보철장치를 만듦으로써 무치악이 되더라도 입으로 섭취하고 저작하고 연하하는 흐름을 유지할 수 있습니다.

총의치 임상을 시행하는 중요성이나 의미를 이해하고, 장착 후 여러 문제에 대해서 해결하는 것은 고령자의 건강을 유지하기 위해 중요하다는 것을 인식해서 매일의 임상에 노력하고 싶습니다.

Maintenance Edition 1

의치와 공존하는 생활을 위한 환자에게의 조언

I 『동중정(動中靜)』을 얻는다

총의치 치료를 받은 경험이 있는 환자들은 의치에 관해 여러 오해를 합니다. 『틀니는 아무리 아프더라도 참고 사용해야 할 것』 『틀니를 사용해서 입 안의 형태를 의치에 맞춘다』.

이러한 오해에 기인한 의치 관련 증상(잔존 치조점막 동통, 불충분하거나 저하된 의치기능)을 방치하면 환자가 안고 있는 문제는 복잡해지거나 장기화되어 의치치료의 사회적 중요성을 깎아내리는 결과로 이어집니다. 그러므로 환자층에게 유포된 의치에 관한 오해를 풀어줌과 동시에 총의치에 관해 바른 이해를 하게 하는 것이 필요합니다.

총의치는 조직변위량을 가진 연조직 상에 놓이기 때문에 완전하게 정지해서 기능하지 않습니다. 그러므로 총의치에서 요구되는 것은 소위 『동중정(動中靜)』이라 말할 수 있는 안정된 평형상태라고 생각됩니다.

저작운동을 예로 들자면, 인공치 배열 위치 및 교합접촉점을 평형측 의치상의 움직임이 억제되거나 최소한이 되도록 설정하고, 의치가 탈락하지 않은 경우에는 폐구상에서 교합상에 걸친 타이밍에 의치가 정확하게 제기능을 다할 수 있는 상태라고 말할 수 있습니다(그림 3-1-1).

총의치가 『동중정(動中靜)』을 얻기 위해서는 환자 측의 의치에 대한 훈련이 필요한 경우도 있습니다만, 환자 측의 노력에서는 동적 평형상태에서 얻어지지 않은 증상도 있기 때문에, 치과의사가 개입해야 하는지 아니면 병적 증상과 경과관찰로 해야 하는지를 판단할 필요가 있습니다.

● 평형측에서의 의치 들어올려짐 방지

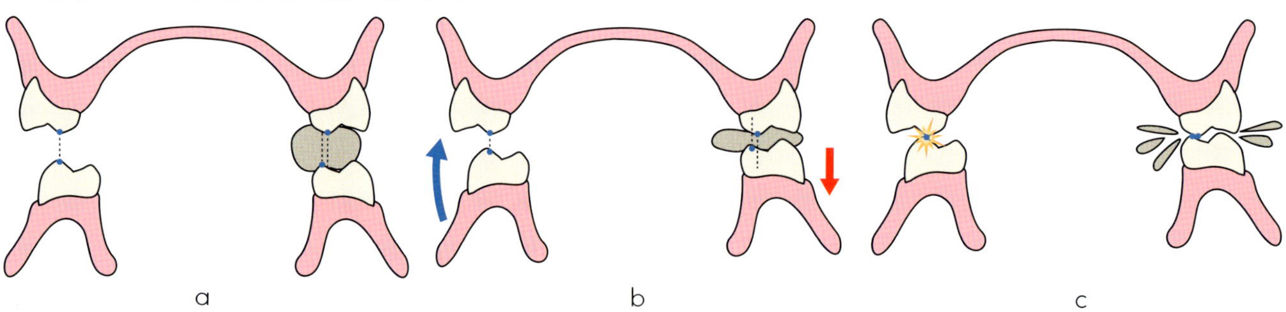

그림 3-1-1a~c 평형측에서의 의치 들어올려짐 방지(양측성 설측교합 의치). a: 작업측 교합면에 음식이 개재되어 교합을 유지하고 평형측은 교합면 사이가 이개되어 있다. 이 시점에서는 상하악 총의치와 함께 『정중정(靜中動)』인 상태이다. b: 폐구가 진행됨에 따라 작업측 의치는 점막 조직변위량의 범위 내에서 침하한다(적색 화살표). 평형측 의치상에 탈락을 야기하는 회전력(청색 화살표)이 발생한다. 이것은 『동중정(動中靜)』이라 말할 수 있는 상태이다. c: 평형측의 교합접촉에 의해 의치의 탈락이 방지되거나 탈락한 의치가 정확하게 다시 자리잡는 『동중정(動中靜)』이라고 말할 수 있는 상태를 확보한다.

● S자 형 융기

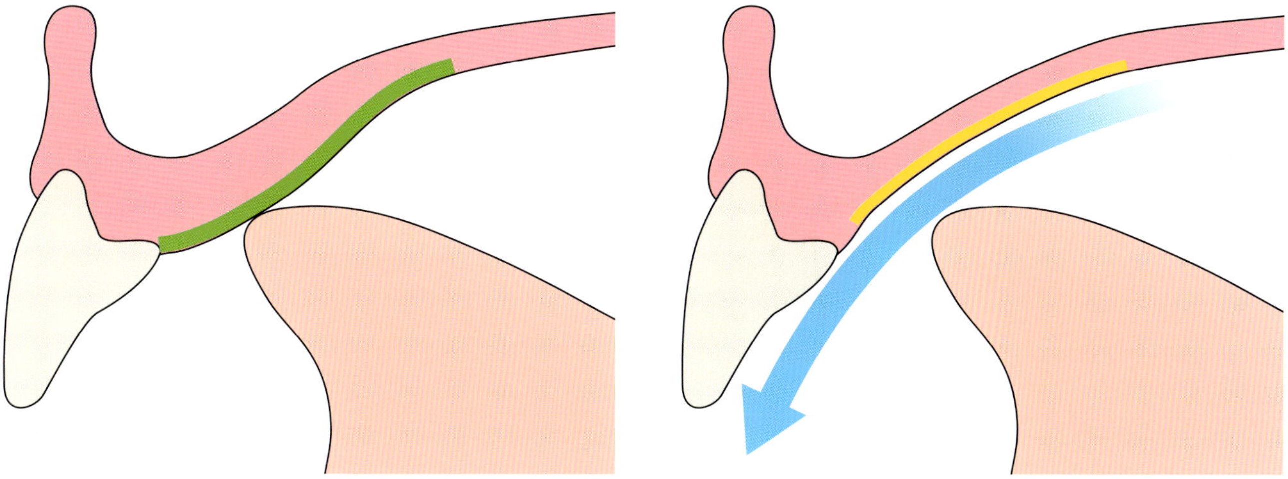

그림 3-1-2a, b S자 형 융기(녹색 선). a: 다행, 사행의 음은 S 자형 융기에 설첨이 접촉해서 구음된다. b: S자 형 융기가 충분히 부여되어 있지 않은 경우(황색선)에는 간격이 생기기 때문에 불필요한 기류가 생긴다(청색 화살표). 이러한 불필요한 기류의 음 혹은 진동이 전자기기를 통해서 본래의 음성정보를 방해할 가능성이 있다. a|b

II 새로운 의치를 장착한 직후 환자에 대한 조언

1. 전화할 때 목소리가 변했다

구개를 넓게 덮은 총의치의 경우 구개에 대한 혀의 접촉상태가 변화하고, 다행 · 사행 등의 음성이 발생하기 어려운 경우가 있습니다. 또한 환자가 전화할 때 목소리의 변화를 지적하거나 말한 것에 대해 다시 물어보는 경우가 많습니다.

이런 증상의 원인은 상악 총의치 전치부 구개면에 설감의 향상과 발음을 유리하게 하기 위한 S자 형 융기를 형성하지만[1], 이 융기의 정도가 다행 · 사행 등의 설첨을 절치유두 부근에 가볍게 접촉해서 구음하는 음의 발생에 영향을 주기 때문입니다(그림 3-1-2).

또한, 의치의 두께나 풍융 정도가 호기에 의한 발성 시 공기의 흐름을 변화시키기 때문에, 전자기기를 통한 음성에서는 음성신호전달을 위한 신호 전달처리 과정에서 원래는 들을 수 없는 주파수의 음이 강조되거나, 혹은 의치가 탈락하여 음성이 변해서 들리기 때문인지도 모릅니다.

이에 대한 대처로서 총의치의 사용경험이 없는 환자에게는 당면한 발음훈련을 권합니다. 해결되지 않은 경우나 총의치 사용 경험자에 대해서는 palatograph 검사를 근거로 해서 발음장애가 발생한 음에서의 혀와 연마면과의 접촉상태를 조정합니다.

2. 저작 시 의치상 하방 치조점막 동통

저작 시 의치상 하방의 치조점막의 동통을 호소하는 환자에 대한 조언으로는 치조점막 동통의 원인 중 하나인 점막의 조직변위량 부위에 따른 성상의 차이를 의치 제작과정에 충분히 반영하기 어렵기 때문에 산재적으로 동통 부위가 생길 수 있다는 것을 사용 전에 충분히 설명할 필요가 있습니다.

또한, 새롭게 제작한 의치의 사용 직후에는 환자의 자기판단에 의하지 않고, 단기간에 경과관찰과 조정을 위한 검진을 권합니다(그림 3-1-3).

3. 하악 의치의 탈락

동적인 연조직에 둘러싸인 하악 총의치는 변연봉쇄만으로는 충분한 평형상태를 얻을 수 없는 경우가 있

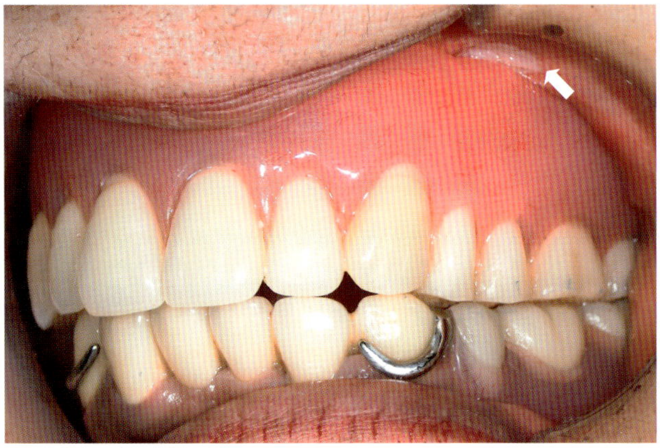

그림 3-1-3 장착 1주 후에 생긴 의치성 궤양(백색 화살표).

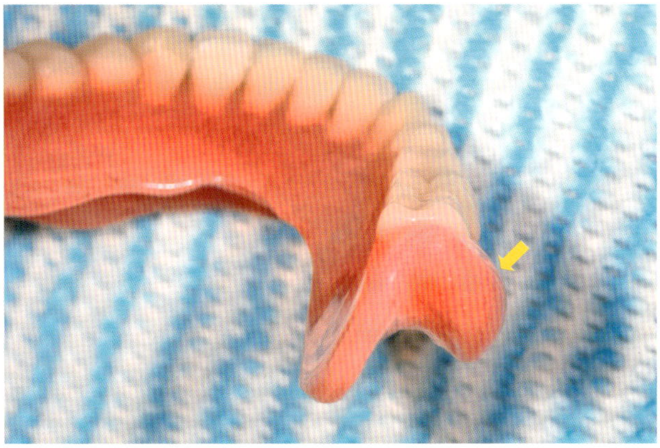

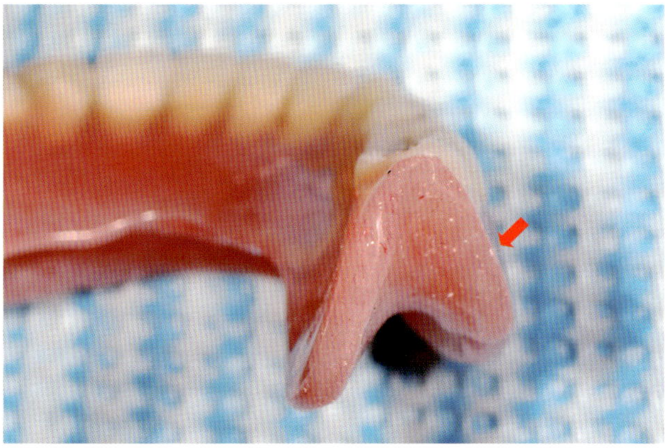

그림 3-1-4a, b 의치상 연마면에 의한 의치의 지지. a: 협측 연마면 형태가 협점막과 조화를 이루지 못했기 때문에 (황색 화살표), 의치가 탈락했다. b: 협점막에 의한 유지력이 발휘하기 쉬운 형태로 수정. 탈락이 소실되었다. a|b

습니다. 이러한 경우에는 의치상 연마면의 형태를 주위 연조직 형태와 조화롭게 하지 않으면 탈락증상이 소실되지 않습니다(그림 3-1-4).

III 장기경과 환자에 대한 조언

1. 부적합 의치에서 기인한 일상의 이악물기

장기 경과환자가 호소하는 증상으로, 부적합 의치에서 기인한 평상 시의 이악물기를 들 수 있습니다.

이 원인은 상악 총의치의 낙하, 혹은 하악 의치의 탈락이 발생하기 쉬운 경우, 환자는 낙하 혹은 탈락을 억제하고자 이악물기 동작을 빈번하게 행하기 때문입니다. 일상에서 지속적인 경도의 이악물기를 방치했을 때, 근래 발생된 악관절증에서 보이는 저작근 동통의 원인으로 부각되고 있습니다[2]. 또한, 이러한 비기능적인 이악물기의 동작은 악관절에 대해서도, 본래 가해지지 않은 부담을 주기 때문에 제거할 필요가 있습니다.

근육통에 관해서는 지속적 경도의 이악물기에 의한 피로가 지속되어 발생한다는 보고[3,4] 를 고려하면, 이전에는 자각하지 않았던 교근의 피로를 환자가 호소한 경우에도 부적합 의치에 대한 비기능적 동작이 원인일 가능성을 고려해야 합니다(그림 3-1-5).

이러한 경우에 적극적인 개입(교합상태의 개선과 수정 후의 점막 조정, 그 후의 의치재제작 혹은 이장)이 필요하다고 생각됩니다.

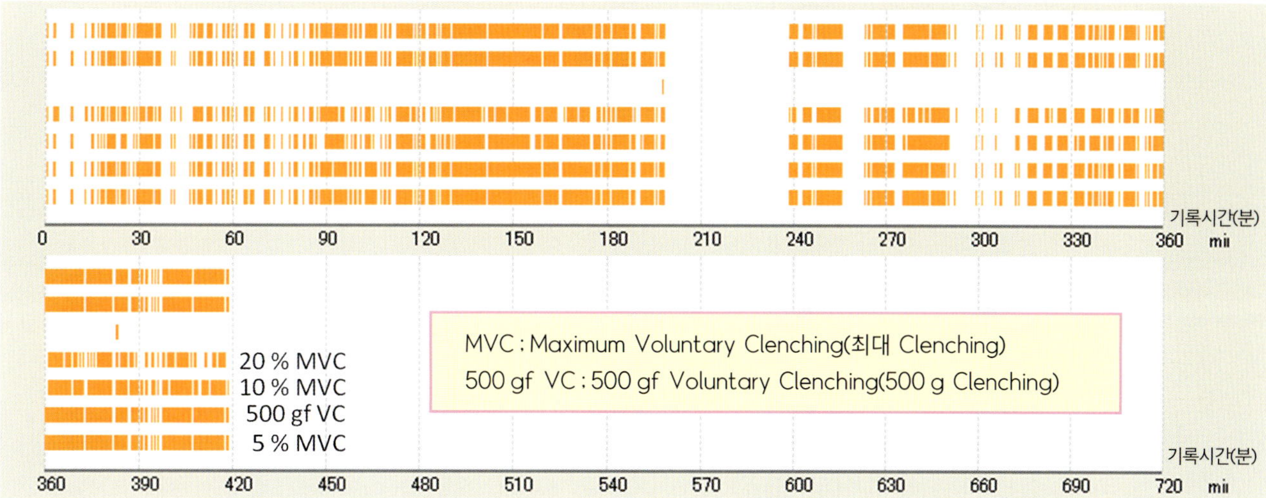

그림 3-1-5 평상 시의 EMG 데이터. 상악 총의치 탈락이 쉬워서 새로운 의치를 제작 중인 환자의 낮 동안 교근 근전도 데이터의 하나의 예[6]. 미약한 이악물기로 시작하여 비교적 강한 이악물기도 보이기 때문에 탈락방지를 위한 악습관에 비기능운동으로서의 이악물기가 발생하기 시작했음을 알 수 있다.

2. 하악 의치의 동통

의치 그 자체에 문제가 없더라도 상태가 좋지 않거나 스트레스를 자각했을 때 이악물기가 생기고, 의치상 하방 치조점막에 압박이 생깁니다. 점막비박부에서는 이러한 압박에 의해 국소적인 충혈, 거기에 증상이 지속되면 염증이 생겨 이 부위의 통증으로 인해 의치의 불편함을 호소하는 경우가 있습니다.

이러한 의치상 하방 치조점막에 대한 지속적인 압박을 방치하면 골조직의 흡수를 야기할 위험성이 있습니다[5]. 이 병태는 의치 지지조직의 변화를 의미하고, 결과적으로 의치의 안정을 해칩니다. 그러므로 이악물기가 소실되어도 의치상 하방 점막면과 잔존 치조점막과의 적합이 불량하게 되어 있기 때문에 의치의 동요는 지속적으로 발생하고, 의치 관련 문제가 복잡화됩니다.

이 증상에의 대응은 이악물기를 자각 혹은 지적한 경우에는 가능한 의치를 빼놓을 것을 권하고, 의치상 하방 점막과 의치상 점막면의 적합검사를 받도록 지시할 필요가 있습니다.

❖ 참고문헌

1. 豊田静夫, 松本直之, 森谷良彦(編). 標準補綴学総論コンプリートデンチャー 第1版, 14章歯肉形成および蠟義歯試適. 東京：医学書院, 1989；181-189.
2. Glaros AG, Burton E. Parafunctional clenching, pain, and effort in temporomandibular disorders. J Behav Med. 2004；Feb27(1)：91-100.
3. Svensson P, Burgaard A, Schlosser S. Fatigue and pain in human jaw muscles during a sustained, low-intensity clenching task. Arch Oral Biol. 2001；46(8)：773-777.
4. Torisu T, Wang K, Svensson P, De Laat A, Fujii H, Arendt-Nielsen L. Effect of low-level clenching and subsequent muscle pain on exteroceptive suppression and resting muscle activity in human jaw muscles. Clin Neurophysiol. 2007；118(5)：999-1009.
5. Mori S, Sato T, Hara T, Nakashima K, Minagi S. Effect of continuous pressure on histopathological changes in denture-supporting tissues. J Oral Rehabil. 1997；24(1)：37-46.
6. 皆木省吾. 公益社団法人日本補綴歯科学会設立80周年記念第122回学術大会 臨床リレーセッション 病態から考える欠損歯列のリスク「発生する力の評価診断プロセスを日常臨床へ」福岡, 2013年5月18, 19日(日本補綴歯科学会誌5巻第122回特別号. 85).

Maintenance Edition 2

총의치가 아프다고 말한다면

I 동통의 원인을 찾는다

환자가 동통을 호소했을 때는 우선 동통의 원인이 어디에 있는지 잘 찾아볼 필요가 있습니다. 여기에는 환자의 불편감을 잘 듣고, 점막이나 의치를 잘 보고 촉진하는 것이 중요합니다.

동통은 ① 의치 점막면에서 기인한 동통, ② 교합에서 기인한 동통을 생각해 볼 수 있습니다.

II 의치 점막면에서 기인한 동통

의치 변연이 너무 길거나 의치상 하방 점막의 적합이 맞지 않은 부위가 존재하는 것이 원인입니다. 이것은 적합 시험재를 이용하여 알아볼 수 있습니다. 또한 동통이 일어나기 쉬운 부위는 대부분 정해져 있기 때문에 이것들을 잘 알아놓으면 진료시간의 단축으로 이어집니다.

1. 동통이 일어나기 쉬운 부위

상악은 소대부(상순 소대, 협소대), 상악결절, 구개융기이고(그림 3-2-1), 하악은 설소대, 치조정, 이근(mentalis m.) 기시부, 교근 영향 부위(교근절흔), 악설골근선(mylohyoid ridge) 부위에서 동통이 일어나기 쉽습니다(그림 3-2-2).

2. 적합 시험재의 사용 구분 방법

적합 시험재에는 실리콘계와 Paste계가 있습니다(그림 3-2-3). 이들 특징을 이해하고, 용도에 따라 구분하여 사용하는 것이 중요합니다.

실리콘계로는 의치상과 점막의 적합을 검사합니다. 경화 후 실리콘의 두께로서 의치상 점막면과 잔존 치조 점막과의 공간을 정량적으로 평가하거나, 변연의 길이나 두께를 조사할 수 있습니다.

한편, Paste계는 의치상 점막면의 "닿는 부분"을 보기 위한 것입니다. "닿는 부분"이 있는 경우, 해당 부위의 점막을 촉진하여 여기가 정말 아픈가를 확인한 후

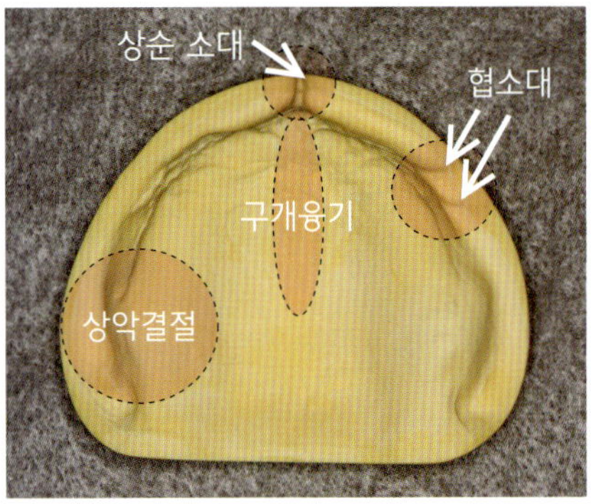

그림 3-2-1 상악에서 동통이 일어나기 쉬운 부위.

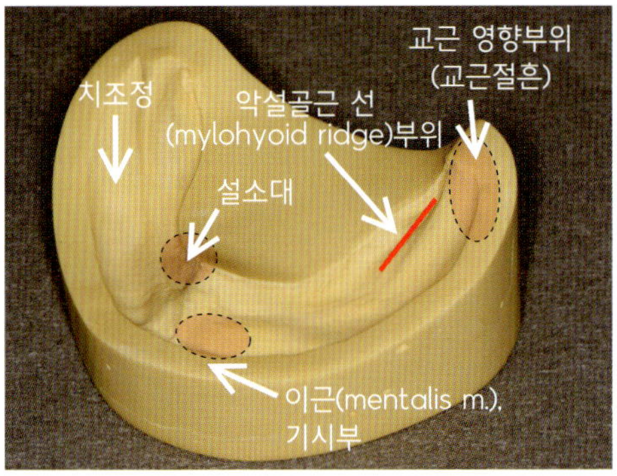

그림 3-2-2 하악에서 동통이 일어나기 쉬운 부위.

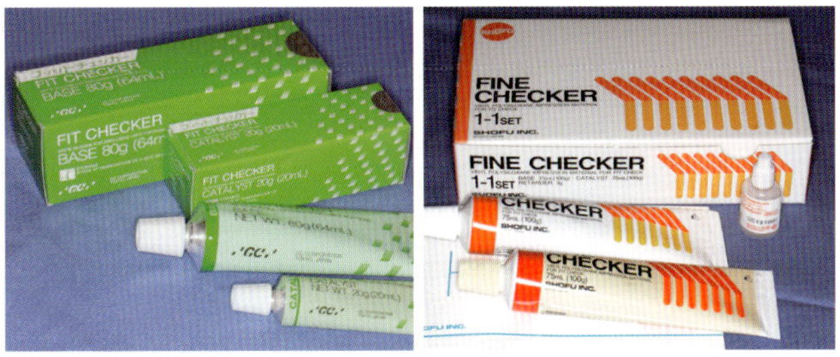

그림 3-2-3a, b 실리콘계 적합 시험재. a|b
a: fit checker(GC). b: fine checker(Shouhu).

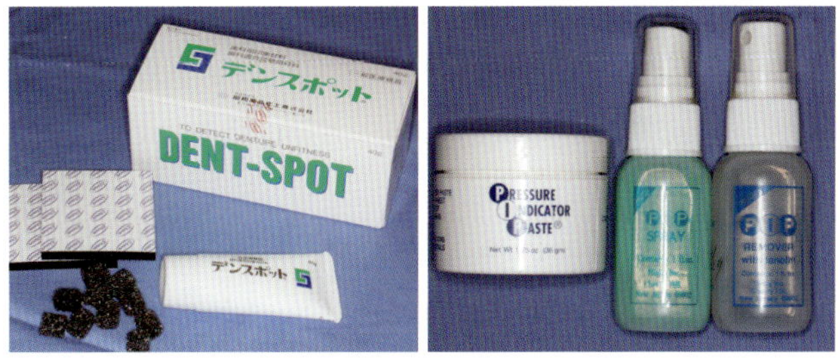

그림 3-2-3c, d Paste계 적합 시험재. a|b
c: Dent spot(쇼와약품화공업). d: PIP(Mizzy).

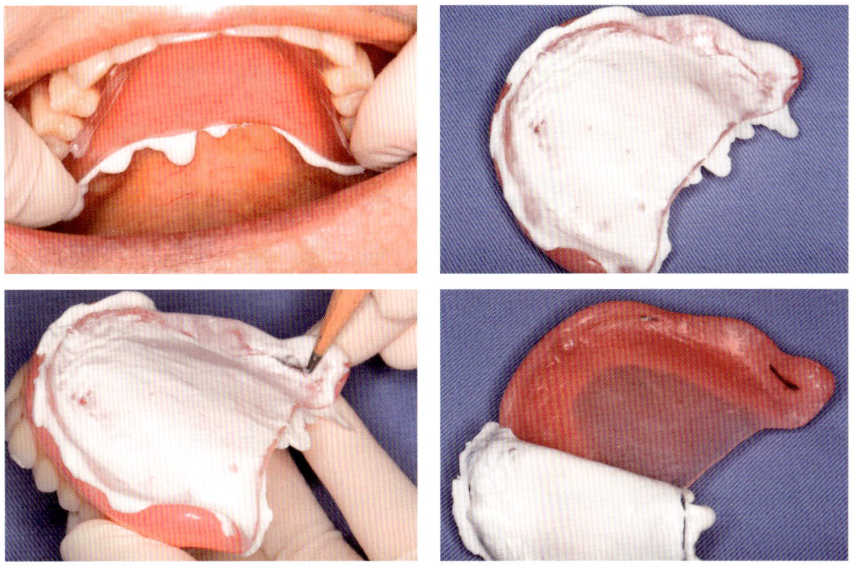

a|b
c|d

그림 3-2-4a~d 실리콘계 적합 시험재의 사용방법. a: 실리콘을 내면에 올리고, 수직으로 누른다. b: 잘 관찰한다. c: 실리콘이 없어진 부분을 연필로 그린다. d: bur로 삭제한다.

에 의치상 점막면의 '닿는 부분'을 bur로 삭제합니다. 그리고 저작 시나 운동 시 '닿는 부분'을 고려에 넣었기 때문에 구치부 교합면을 손가락으로 강하게 누르거나, 비틀어보는 힘을 가해서 조사할 필요가 있습니다.

3. 적합 시험재의 비교

실리콘계의 적합 시험재의 장점은 적합의 정량적인 평가가 가능하다는 것입니다만, ① 적합시험에 시간이 걸린다, ② 의치의 어느 한순간의 적합만을 평가하게 된다, ③ 두께가 두꺼워져서 실패할 경우가 있다는 등의 단점이 있습니다.

Paste계 적합 시험재의 특징은 ① 적합시험에 시간이 걸리지 않는다, ② 기능 시 닿는 부위를 볼 수 있다, ③ 두께가 얇기 때문에 실패가 적다는 장점이 있지만, 적합의 정량적인 평가는 불가능하다는 단점이 있습니다(그림 3-2-4~6).

III 교합에서 기인한 동통

의치상 점막면에서 기인한 동통을 해결한 후에 생각해 보아야 할 것은 교합에서 기인한 동통입니다. 교합관계에 부조화가 생겨서 교합 시에 의치가 움직이는 것이 원인입니다.

교합관계의 부조화는 잘못된 하악위의 설정이나 인공치의 교합조정 부족에 의해 일어납니다. 교합에 의한 동통은 의외로 많지만, 이것을 바르게 판단하지 못하면, 아무리 의치 변연이나 점막면을 삭제하더라도 오히려 의치의 적합을 나쁘게 할 뿐, 동통의 개선이 이루어지지 않습니다.

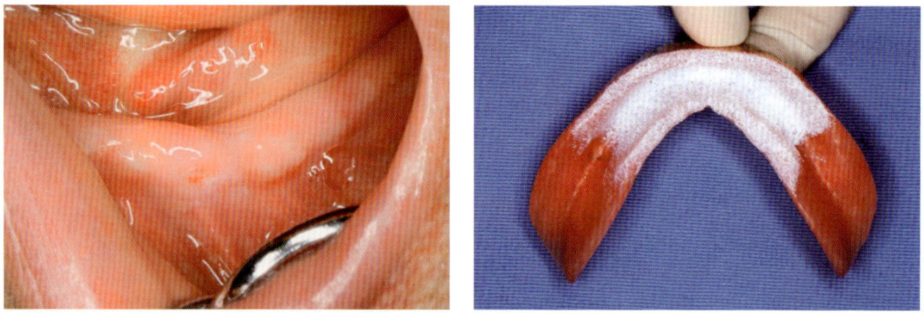

a|b

그림 3-2-5a, b Paste계 적합 시험재의 사용방법. a: 우선 점막의 상처를 잘 관찰한다 b: paste계 적합 시험재는 스펀지를 이용하여 균일하게 바른다. 스펀지의 흔적이 없어진 점막면이 있다면, 의치가 강하게 닿고 있는 부위이다.

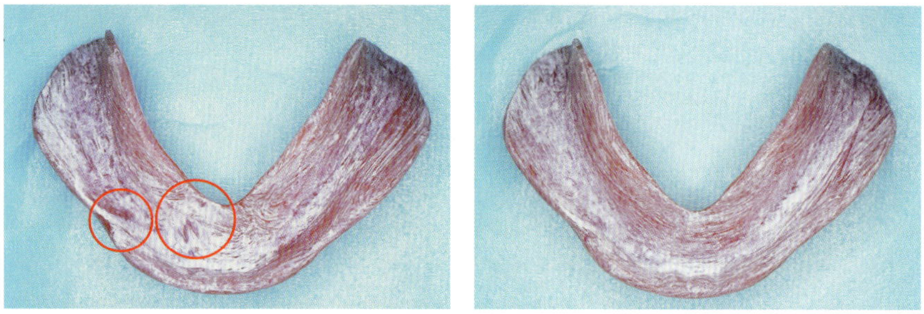

a|b

그림 3-2-6a, b 적합 시험재에 의한 조정 전후. a: 조정 전, b: 조정 후.

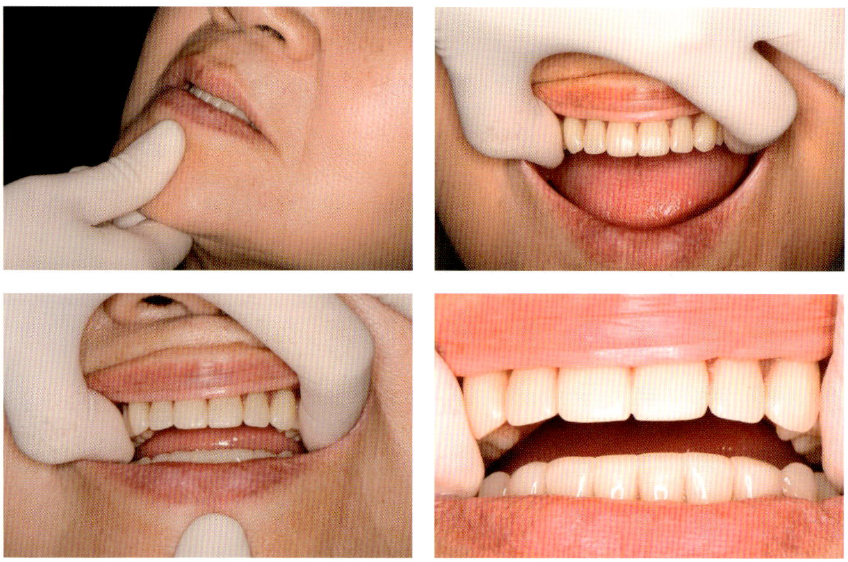

a|b
c|d

그림 3-2-7a~d 하악위의 검사. a: 우선 하악에 손을 대고 부드럽게 유도해 본다. 정중이 맞는지 확인한다. b, c: 이어서 하악의 의치를 왼손의 손가락을 사용하여 협측에서 확실하게 잡고, 오른손의 엄지를 하악 이부에 대면서 의치가 탈락하지 않도록 하악을 중심위로 유도한다. d: 상하의 인공치가 접촉하기 직전에 한번 하악을 유지하고, 천천히 폐구시켜서 중심위와 교두감합위가 어긋나지 않는가를 검사한다.

1. 하악위의 검사

우선 하악위에 잘못이 없나 확인합니다. 왼손의 검지와 중지를 사용하여 상악 의치를 협측면에서 확실하게 잡습니다. 오른손의 엄지와 중지로 이부를 좁게 하면서 하악을 유도합니다. 유도된 상태에서 상하의 인공치가 접촉하기 직전까지 한번 하악을 멈추게 합니다. 여기서부터 천천히 폐구시키고, 상하 인공치의 접촉상태, 정중의 위치, 수평피개, 수직피개 등을 보면서 하악위와 교두감합위에 부조화가 없는지를 검사합니다(그림 3-2-7).

특히 새로운 의치를 장착한 후에 이 방법으로 검사하면 의치의 유지, 안정이 좋은 상태에서 하악을 유도하기 때문에, 하악위의 오차를 발견하기 쉽습니다. 하악위의 오차가 큰 경우에는 Check bite를 채득하여 그림 3-2-8처럼 교합기에 다시 마운팅하여 조정할 필요가 있습니다.

2. 교합접촉 관계의 조정

하악위에 큰 오차가 없는 것을 안 후에는 조기 접촉 부위를 확인하여 조정할 필요가 있습니다(그림 3-2-

a|b
c|d

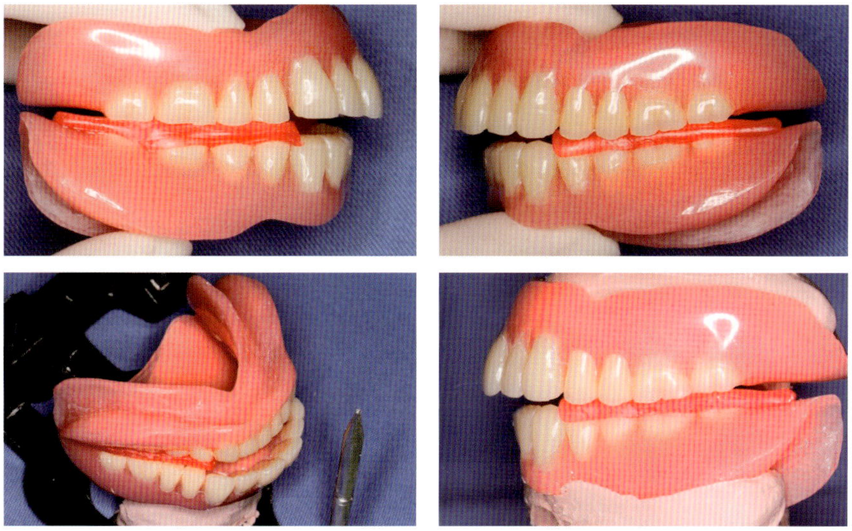

그림 3-2-8a~d Remount. a, b: 파라핀 왁스를 연화시켜 Check bite를 채득한 상태. c, d: 중심위 bite를 개재시켜 상하 의치를 교합기에 마운팅한 상태. 하악이 크게 후퇴하고 있음을 알 수 있다.

a|b

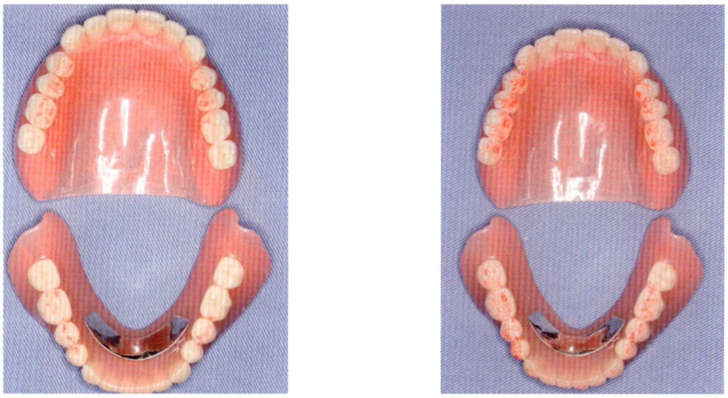

그림 3-2-9a, b 교합접촉 관계의 조정. a: 교합조정 전. 소구치 부위에 먼저 닿는 부위가 강하다. b: 교합조정 후. 구치부에서의 교합접촉 부위가 증가하고 있다.

9). 조기 접촉 부위는 인공치에 교합지의 색이 묻어 버리면 정확하게 검사할 수 없는 경우가 많습니다.

왜냐하면, 총의치의 경우, 점막이 변위하고 의치 자체가 쉽게 움직일 수 있기 때문에, 조기 접촉이 있더라도 인공치로 유도되어 상하 인공치는 감합할 수 있기 때문입니다. 이 경우 교합지의 인기 부위가 반드시 삭제할 부위는 아닙니다.

교합접촉을 바르게 판단하고, 조기 접촉을 발견하는 것은 손가락의 감각이나 tapping 시 음을 확인하는 것도 중요합니다. 하악위를 검사할 때와 마찬가지로, 왼손의 손가락을 상악의 인공치 협측에 대어서 교합 시키고, 어디가 강하게 닿는지를 확인하면서, tapping 시에 좌우가 거의 균등하게 교합접촉하도록 인공치 교합을 조정합니다. 균등하게 접촉한 후에도 점막면에 동통이 있는 부위는 약간 교합을 약하게 하는 경우도 있습니다.

Tapping 시의 교합접촉이 안정되면, 이어서 측방운동, 전방운동 시에 의치의 동요나 인공치의 교두간섭이 없나를 확인합니다. 편심운동 시에 간섭이 있는 경우, 의치가 동요하여 점막에 동통을 일으키기 때문입니다.

❖ 참고문헌

1. 水口俊介, 飼馬祥頼. きちんと確実にできる全部床義歯の印象. 東京：ヒョーロンパブリシャーズ, 2011.
2. 水口俊介, 飼馬祥頼. きちんと確実にできる全部床義歯の咬合採得. 東京：ヒョーロンパブリシャーズ, 2013.
3. 鈴木哲也. よい義歯だめな義歯. 鈴木哲也のコンプリートデンチャー 17 のルール. 東京：クインテッセンス出版, 2011
4. 村田比呂司, 土屋賢司(編). 補綴臨床別冊 クラウンブリッジ・インプラント・デンチャー補綴臨床のトラブルシューティング. 東京：医歯薬出版, 2011.

Maintenance Edition 3

의치가 잘 물리지 않는다고 말했을 때의 원인과 대처법

I 교합불량의 원인

의치가 잘 물리지 않는 원인에는 몇 가지를 생각할 수 있습니다. 그 원인을 알기 위해서는 언제, 어떠할 때 맞지 않는다고 느끼는 지를 문진할 필요가 있습니다.

교합불량의 원인으로서는 ① 하악위의 부정확, ② 전후조절만곡의 부족, ③ 전치부 배열 위치의 부정확, ④ 측방운동 시 간섭, ⑤ 잔존 치조제 형태와 교합력 방향의 불일치 등을 열거할 수 있습니다.

II 하악위의 부정확

항상 의치가 교합되지 않는다고 호소한 경우에는 하악위의 부정확이 의심됩니다. 수평적인 하악위의 위치에 잘못이 있는 경우, 상하악 인공치는 교두경사면끼리 접촉합니다.

그리고 씹을 때는 교두와 소와가 감합하고, 외견 상의 중심교합위가 됩니다. 그러면 하악위가 수평적으로 어긋난 상태에서 맞물리게 되어, 교합되지 않는다고 느끼게 됩니다. 경우에 따라서는 의치상이 회전하여 교두 감합함으로써 의치상 하방 점막과 마찰하여 동통을 발생시킨 경우도 있습니다.

하악위가 부정확한 경우의 대처법은 조기접촉 부위를 확인하고, 교두 대 소와가 되도록 조정하는 것입니다. 조기접촉 부위를 확인할 때 주의해야 할 것은 하악위가 어긋난 채로 순응하기 때문에 환자가 하악을 어

● 의치가 잘 교합되지 않았던 증례

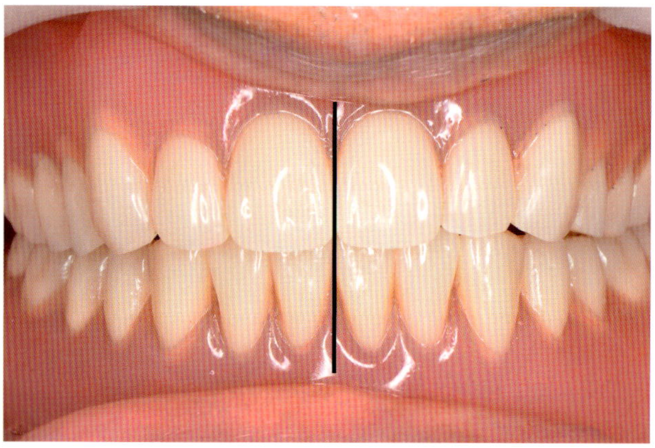

그림 3-3-1 의치가 잘 물리지 않는다고 호소한 증례. 보통은 정중이 맞도록 교합하지만 본래의 중심교합위에서 정중이 맞지 않았다.

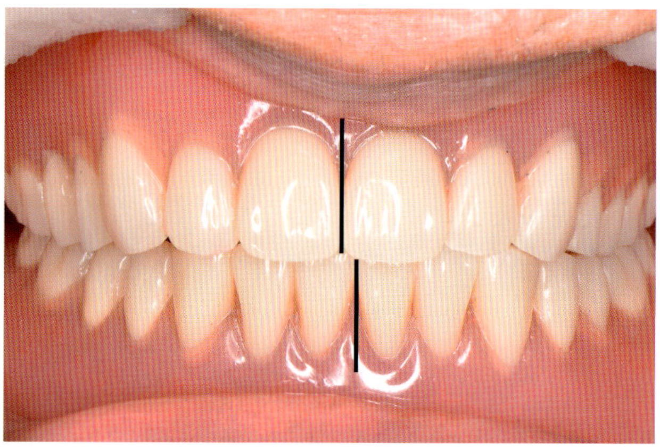

그림 3-3-2 상악 의치를 첨상하고 교합조정에 의해 하악위를 수정한 결과 상하악 중절치 정중선이 어긋났지만, 오히려 안정되고, 저작 시에도 안정되어 씹을 수 있게 되었다.

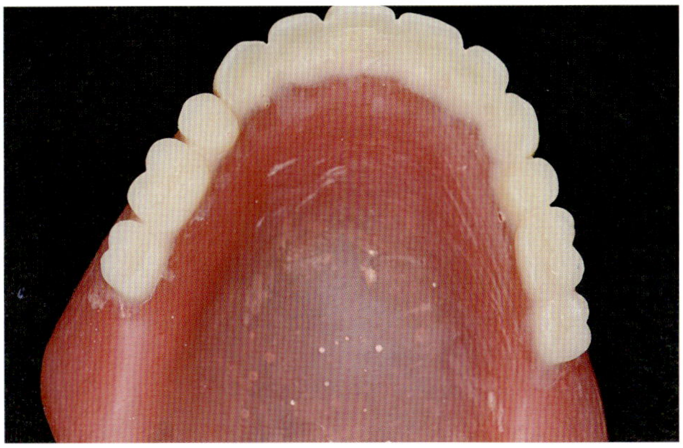

그림 3-3-3 복제의치를 제작함으로써 인공치 배열 위치를 수정하는 편이 사용 중인 의치를 조정하는 것보다 쉽다.

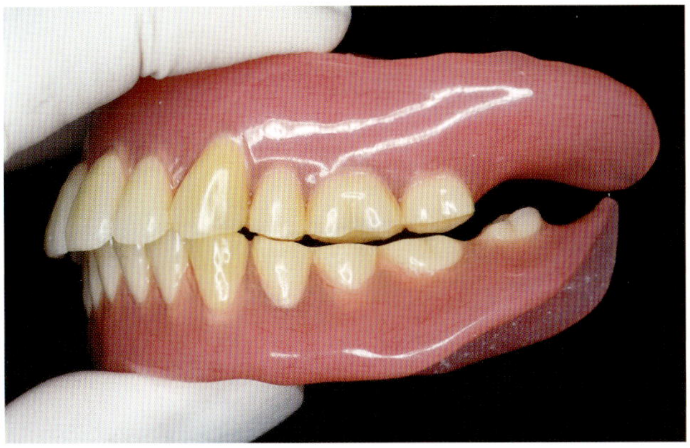

그림 3-3-4 약간 전방운동을 시키면 구치부가 이개하고, 이것으로는 전치부에서 씹을 수가 없기 때문에 조정이 필요하게 된다.

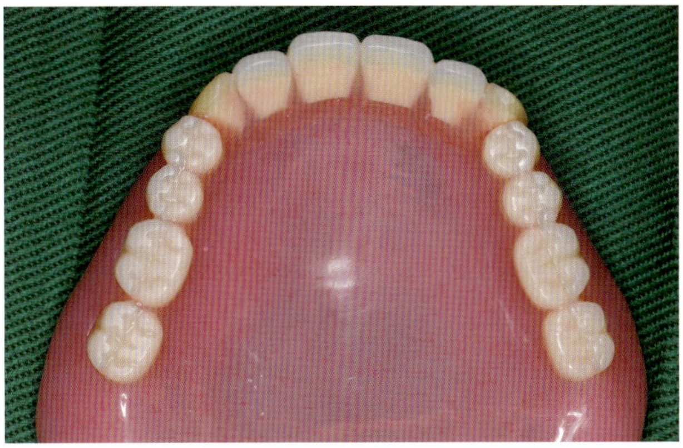

그림 3-3-5 전치부 인공치 배열 위치를 설측으로 수정한 증례. 약간 전방운동 시켰을 때 전치부, 구치부 모두 교합이 접촉하게 되었다.

긋난 채로 물지 않는가를 직접 보면서 중심교합위로 잘 물고 있는가를 확인할 필요가 있습니다.

Tapping 시에 안모를 관찰하고, 외견 상 중심교합위로 물리고 있는가 의심된 경우에는 일단 의치를 꺼내서 재장착한 후에 tapping 운동을 시킴으로써, 본래의 중심교합위가 재현될 수 있게 됩니다(그림 3-3-1, 2).

또한 세게 물라고 하면 조기 접촉점에서 더 세게 물어 버리기 때문에 조기 접촉점의 인기를 얻을 수 없습니다. 이때문에 조기 접촉점의 확인은 light tapping으로 교합시키도록 주의해 주십시오.

상하악 모두 파우더 형태의 의치안정제를 바르고, 크게 개구한 후에 빠른 속도로 폐구시켰을 때 접촉하는 점을 순차적으로 제거해 나가는 것도 좋은 방법입니다.

III 전후 조절만곡의 부족

총의치에서는 중심교합위에서 상하악 전치를 교합접촉시키는 것에 대해서 다양한 생각이 존재합니다. 일반적으로는 총의치에서는 중심교합위에서 상하악 전치를 교합접촉시키지 않고, 약간 전방운동 시킨 시점에서 접촉하도록 배열하는 경우가 많습니다. 이 경우에 전후의 조절만곡이 잘 설정되지 않으면 구치부의 이개가 일어나고, 전치부만 접촉됩니다. 그러면 상악 총의치는 안정되지 않고, 전치로 씹을 수 없다는 호소를 합니다.

무치악에서 전후 조절만곡은 의치를 측방에서 봤을 때 유치악자의 spee curve에 준해서 배열하는 것이 바

● 잔존 치조제 형태와 교합력 방향의 관계

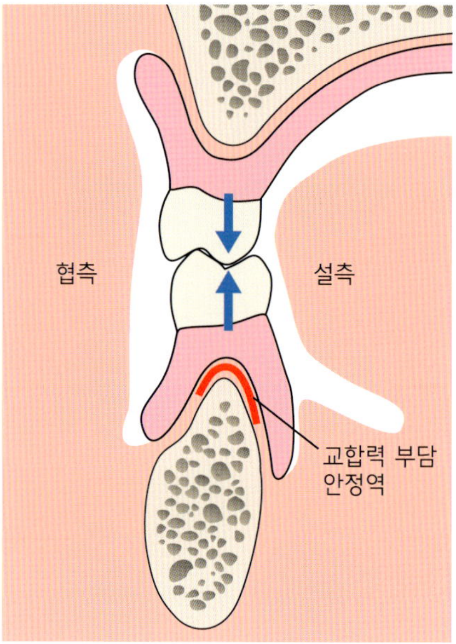

그림 3-3-6 치조골이 비교적 잔존하고 있는 경우에는 교합평면에 수직 방향으로 힘이 가해지도록 함으로써 의치가 안정된다. 또한 이 경우에 약간 설측 방향으로 힘을 가하더라도 의치는 전복되지 않고 안정된다.

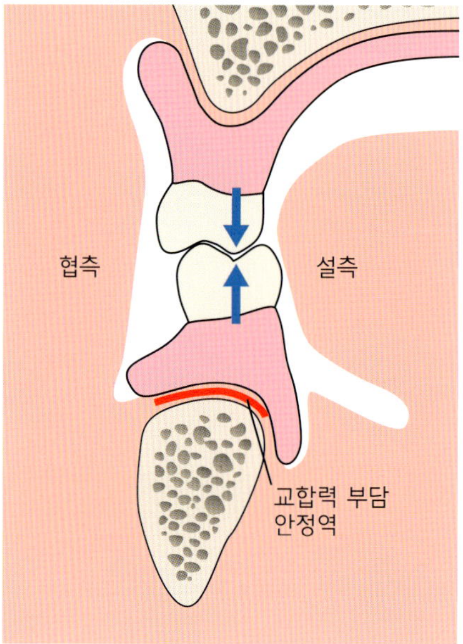

그림 3-3-7 설측과 협측의 치조골이 평탄하게 되어 있는 경우에는 교합평면에 대해 수직 방향으로 교합력이 가해지도록 조정함으로써 안정된다.

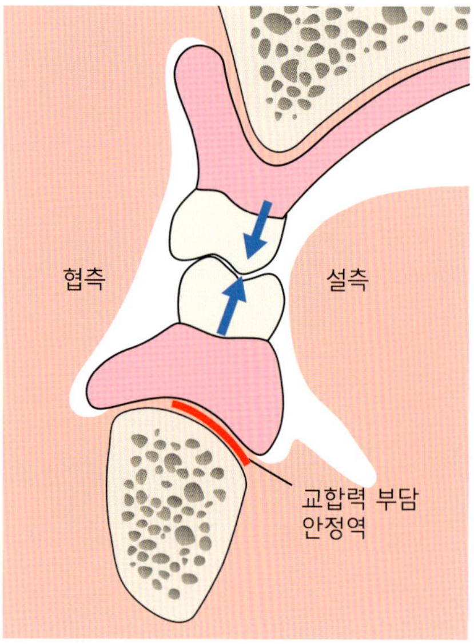

그림 3-3-8 골흡수가 심한 경우에 비교적 치조골이 잔존하고 있는 협측방향으로 교합력이 가해지도록 조정할 필요가 있다.

람직합니다.

또한 구치부의 교두가 교모로 인해 감소됨으로써 전방운동 시 구치부가 이개되어 버리는 경우도 있습니다. 이러한 경우에는 구치부 교합면에 레진을 첨가하여 교두를 회복시키거나 인공치를 교환합니다. 그러나 레진 첨가 시에는 곧바로 교모되어 버리기 때문에 증상의 개선이 확인된다면 인공치를 교환합시다.

인공치 배열 위치를 많이 수정하지 않으면 안 되는 경

우에는 사용 중의 의치에서 조정하는 것이 어려운 경우가 있습니다. 이 경우에 복제의치(그림 3-3-3)를 제작함으로써 쉬우면서도 인공치 배열 위치를 많이 수정할 수 있습니다.

Ⅳ 전치부 배열 위치의 부정확

또한 구치부 배열상태가 적절하더라도 상악 전치부가 전후적으로 위치가 좋지 않다면, 잘 씹을 수 없습니다(그림 3-3-4). 앞 절『III. 전후조절만곡의 부족』과 마찬가지로 식사하더라도 전치부로 먹을 수 없다고 호소합니다.

이 대처법으로 전치부 인공치의 배열 위치를 설측으로 수정하거나(그림 3-3-5), 전치부 인공치 설측에 레진을 첨가하여 풍융을 조정하면 좋습니다. 이 조정에 의해 전방 운동 시에 전치부에서 교합될 수 있게 됩니다.

Ⅴ 측방운동 시 간섭

평소에는 잘 맞는데, 식사할 때 씹히지 않는다고 호소하는 경우에는 측방운동 시 간섭이 존재하고, 저작하기 어려운 상태로 되어 있을 가능성이 있습니다. 이 경우에는 간섭 부위를 조정할 필요가 있습니다. 측방운동 시 간섭은 교두의 사면 부위에서 일어나기 쉽기 때문에 그 부위를 특히 주목해서 보면 좋겠지요.

의치 간섭을 교합지로 인기할 때 의치가 동요하면 잘 인기되지 않습니다. 그래서 교합지로 간섭 부위를 인기할 때 반드시 의치를 누르면서 측방운동을 시키도록 합시다.

또한 강한 간섭이 존재하는 경우에는 측방운동이 곤란하고, 간섭 부위의 검사를 할 수 없는 경우가 있습니다. 이 경우에는 구강 외에서 상하악 의치를 감합시키고, 손가락으로 측방운동을 시켜서 간섭 부위를 확인하면 좋겠지요. 강한 간섭 부위를 제거한 후에 구강 내로 위치시켜서 잔존하는 간섭 부위를 검사·조정해 주세요.

Ⅵ 잔존 치조제 형태와 교합력 방향의 불일치

환자 각자의 치조골 흡수상태가 다르고, 잔존 치조제의 형태도 다릅니다. 잔존 치조제 형태에 맞추어 의치의 교합력이 가해지게 하지 않으면 의치는 동요하고, 씹히지 않는다고 호소합니다.

상악에서는 내측으로 교합력이 가해짐으로써 안정되지만, 하악에서는 잔존 치조제 형태를 확인하여 교합력이 가해지는 방향을 설정할 필요가 있습니다. 하악의 잔존 치조제 형태는 세 가지 형태로 나눌 수 있습니다.

우선 치조골 흡수가 비교적 적은 경우입니다. 이 경우에는 교합평면에 수직 방향 혹은 약간 설측 방향으로 힘을 가함으로써 안정을 얻을 수 있습니다(그림 3-3-6).

단, 설측 방향으로 교합력이 가해지는 경우에는 상악에는 치조정보다도 반드시 내측으로 교합력이 가해지도록 해 주세요. 이것이 불가능한 경우에는 교합평면에 대해 수직 방향으로 교합력이 가해지게 하는 것이 좋겠지요.

이어서 치조정 부위까지 골흡수가 진행된 경우에는 설측과 협측의 치조골이 평탄하게 되어 있습니다. 이 경우에는 교합평면에 대해서 수직 방향으로 교합력이 가해지도록 조정함으로써 의치가 안정됩니다(그림 3-3-7).

마지막으로 골흡수가 심한 경우, 설측의 치조골 흡수가 크게 됩니다. 이 때문에 비교적 치조골이 잔존하고 있는 협측방향으로 교합력이 가해지도록 의치를 조정할 필요가 있습니다(그림 3-3-8).

Maintenance Edition 4

점막이 씹힌다고 말한다면

I 교상의 원인

새로 제작한 의치에서 협점막이나 설연부에 교상이 생기는 경우가 있습니다. 상처가 생긴 볼이나 혀의 위치에서 원인치아의 교합관계를 추정합니다. 의치에 의한 교상에는 몇 가지 원인을 생각할 수 있습니다.

1. 구치부에서 수평피개의 부족

구치부의 교합상태를 전두면에서 보면, 상악치아의 협측 교두가 하악 치아보다 교두반 정도 협측으로 나와 있습니다. 이것은 상악 설측 교두가 기능교두로서 하악 구치의 교합면 중앙으로 교합함으로써 효율 좋은 교합력을 발휘할 수 있기 때문이고, 상악 구치의 교두가 반 정도 협측으로 나와 있음으로써 저작운동 시 뺨이 물리는 것을 피할 수 있기 때문입니다.

이러한 기본적인 상하악의 교합관계에서 벗어난 교합관계가 되면, 볼이나 혀를 씹게 됩니다(그림 3-4-1).

2. 의치 협측 연마면 형태의 불량

의치상 후연부의 길이에 과부족이 있는 경우나 협측 연마면의 풍융이 부족한 경우, 인공치가 의치상보다도 외측으로 위치함으로써 협점막이 말려들기 쉽게 되어 볼을 씹게 됩니다.

3. 구치부의 협설적 배열 위치에 문제가 있는 경우

하악 구치부의 인공치 배열 위치가 협측으로 너무 치우친 경우에는 볼을 씹기 쉽고, 설측으로 너무 치우쳐 혀 공간이 좁아진 경우에는 혀를 씹기 쉽습니다.

● 협점막의 교상

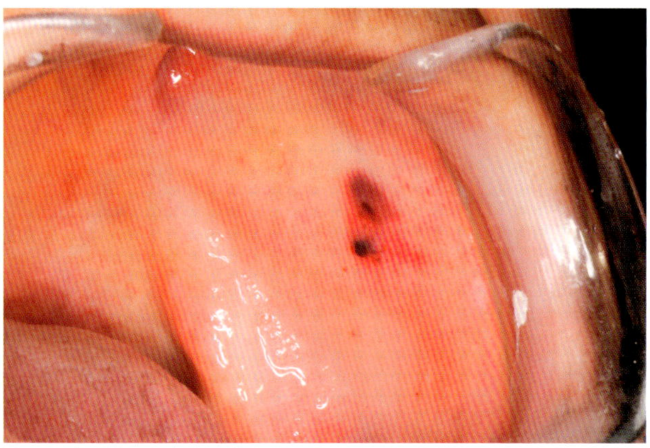

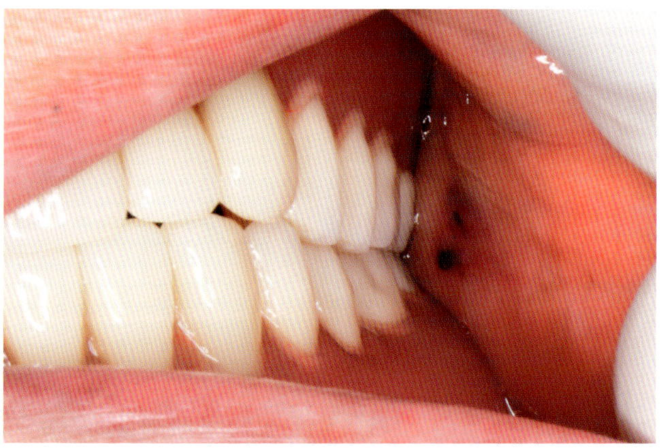

그림 3-4-1a, b Cheek bite. 구치부 협측의 수평피개의 부족에 의해 발생한 Cheek biting. 약간 피개가 필요한 증례이다. a|b

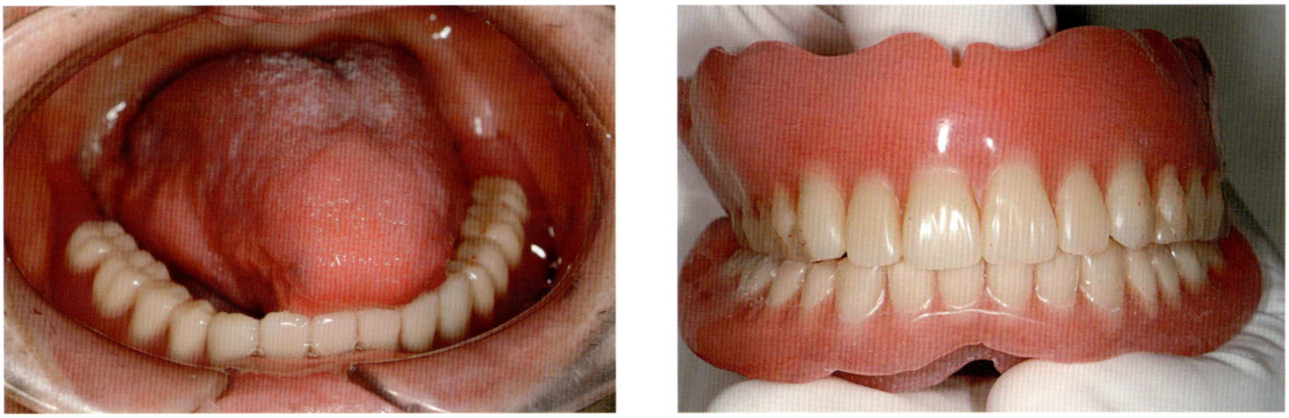

그림 3-4-2a, b 교합평면이 너무 낮다. 교합평면이 설배보다도 낮은 경우, 혀의 변연이 교합면으로 올라가기 쉬워서 혀를 씹는 경우가 있다 (참고문헌 3에서 허가받아 인용발췌). a|b

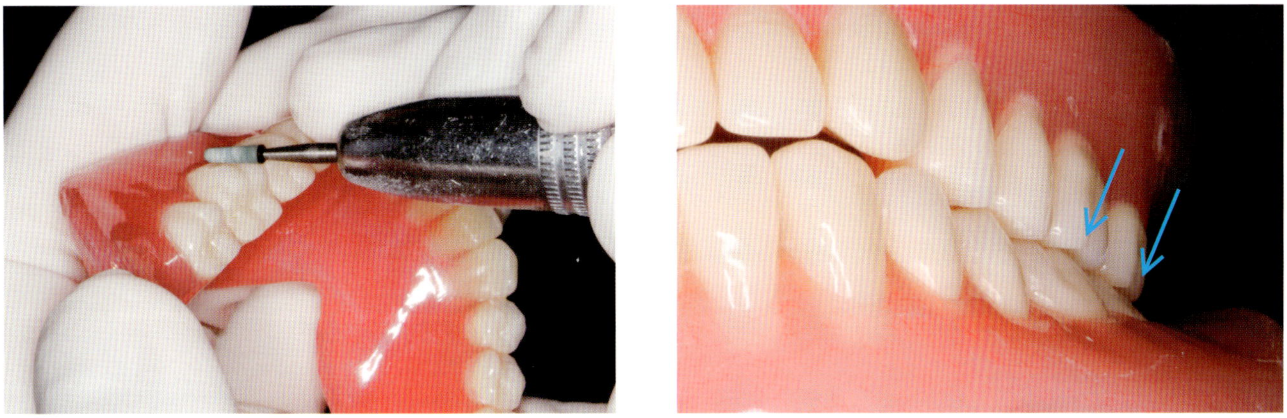

그림 3-4-3a, b 수평피개의 개선. 하악의 협측교두 외사면을 삭제하고, 수평피개를 크게 한다. 수 mm 조절로 해소되는 경우도 있다. a|b

4. 교합고경이 너무 낮은 경우

교합고경이 너무 낮은 경우, 인공치나 의치상으로 협점막이 말려 들어가서 협점막을 씹는 경우가 있습니다.

5. 교합평면이 불량인 경우

교합평면이 설배보다 낮은 경우, 혀의 변연이 교합면에 놓이기 쉬워져 혀를 씹는 경우가 있습니다(그림 3-4-2).

6. 이 외의 원인

장기간에 걸쳐 치아의 결손을 방치하고, 의치를 장착하지 않은 경우나 너무 작은 의치를 장착한 경우, 협점막이 늘어지거나 혀의 비대 등의 형태적인 변화가 생기고 새로운 의치 장착 시 교상을 일으키기 쉬운 상태로 되는 경우가 있습니다.

II 대처법

1. 교합조정이나 구치부 수평피개의 개선

교합조정이 부족한 경우에는 적절한 교합접촉관계가 되도록 교합을 조정합니다. 수평피개가 부족한 경우에는 하악의 협측 교두면 외사면을 경사지게 삭제하

● 의치 완성 후의 인공치 재배열

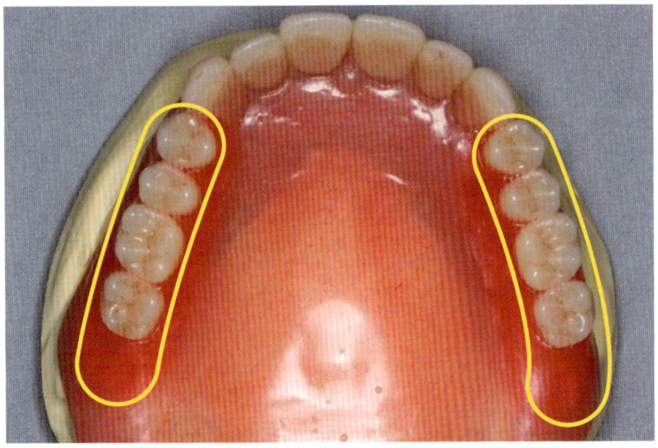
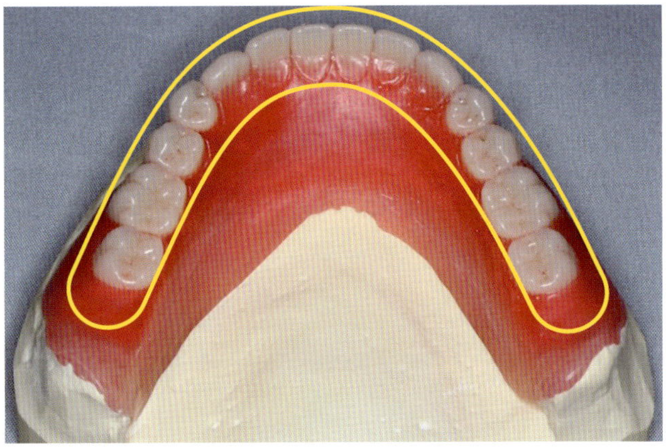

그림 3-4-4a, b 의치상은 그대로 두고 인공치부위만을 왁스로 치환하여 새로운 인공치로 재배열한다. 새로운 의치를 완성한 후에 기공실에서 인공치 배열만을 수정하는 것도 가능하다. a|b

고, 상하 인공치에 수평피개를 만듭니다. 삭제한 면은 실리콘 포인트 등으로 부드럽게 연마해 놓는 것이 중요합니다(그림 3-4-3).

2. 의치상 연마면 형태의 개선

연마면 풍융부족이 보이는 경우, chair-side에서 상온 중합레진을 첨가하고, 적절하게 풍융을 부여할 수 있습니다.

3. 인공치에 상온 중합레진의 첨가

교합고경이 너무 낮은 경우나 상하 인공치의 수평적인 위치관계가 부적절한 경우, 인공치에 상온 중합레진을 첨가하여 교합거상이나 배열 위치를 수정합니다.

4. 의치를 맡겨서 기공실에서의 인공치 배열수정이나 새로운 의치 제작

인공치의 배열 위치를 대폭 수정할 필요가 있는 경우에는 의치를 맡기게 해서, 기공실에서 인공치만을 재배열하는 것도 가능합니다. 또한 적절한 배열 위치로 의치를 새로 제작하기도 합니다(그림 3-4-4).

❖ 참고문헌

1. 早川　巖．コンプリートデンチャーの理論と臨床　―総義歯をイメージする―．東京：クインテッセンス出版，1995．

2. 村田比呂司，土屋賢司(編)．補綴臨床別冊　クラウンブリッジ・インプラント・デンチャー補綴臨床のトラブルシューティング．東京：医歯薬出版，2011．

3. 水口俊介．総義歯の形態－人工歯配列，粘膜面，研磨面とのかかわりあいにおいて－，村岡秀明，渡辺信孝，榎本一彦(編)．総義歯という山の登り方．臨床のベスト・ルートを求めて．東京：医歯薬出版，2009；138-152．

Tea Time ⑥ 『씹을 수 있다』『씹히지 않는다』를 좌우하는 환자와의 신뢰관계

대학원 시절에 당시 교수님의 진료 보조를 하고 있었을 때의 일입니다. 완성된 의치를 장착하던 날, 교수님이 최종 조정을 한 후에 연마를 의뢰했습니다. 연마 후, 교수님이 다른 환자를 진료하면서 『장착해 주세요』라고 말씀하셔서 저는 환자에게 상하 총의치를 장착하고, 『물어 보세요. 어떠세요?』 라고 물어보았는데, 『씹히지 않아』라고 말씀하셨습니다. 당황해서 교수님께 말씀드렸더니, 교수님은 의치를 구강 내에서 꺼내어, 다시 구강 내로 장착하여 똑같이 질문하였습니다. 이번에는 『응, 잘 물려. 이 상태로 지내볼게요』라고 대답하셨습니다. 『이게 뭐지? 마술인가?』라고 생각했습니다.

이러한 경험은 그때부터 여러 번 있었습니다만 임상 경험이 쌓이면서, 그 이유는 술자와 환자와의 신뢰관계임을 알았습니다. 술자와의 신뢰관계가 형성되어 있지 않으면, 완성된 의치를 장착하여 마지막 점검을 하여도, 그 의치로 씹어 보지도 않고 다른 치과의원에서 재제작하는 행동패턴을 보이는 환자가 있다는 것을 알았습니다. 과거에 저희 교실에서 기획으로 지역의 노인 시설에서 총의치 재제작 희망 환자를 지원자로 모집하여, 일반개원의 선생님에게 TBI 방법을 습득하는 세미나를 개최하였습니다. 주말을 이용하여 8일간 코스였다고 기억합니다만, 완성된 의치를 장착 후에 저희들이 각 노인 시설을 방문하여 사용 상황을 조사하였을 때, 어떤 환자의 방을 방문하면 TV 위에 상하 총의치가 놓여 있었습니다. 질문해 보면『대학병원에서 만든 소중한 틀니이기 때문에 지금 사용하고 있는 틀니를 못쓰게 되었을 때 사용하려고 생각하고 있습니다.』라는 미소를 머금게 하는 이야기를 했습니다. 그렇게 소중하게 생각해 주시니 기쁘게 생각되는 반면, 이 상태로라면 사용할 수 없게 된다고 생각하여 지금 사용하여 적응하지 못하면 안 된다는 설명을 한 기억이 있습니다.

치과를 내원한 환자들은 모든 것을 의심하는 환자, 100% 신뢰한 환자 등 사람 나름입니다. 즉, 술자가 아무리 애를써도『씹을 수 있는』틀니를 만들더라도 신뢰관계가 없다면 그 틀니는『씹을 수 없는』 혹은,『씹고 싶지 않은』 틀니로 되어 버립니다. 이런 의미에서 초진 시 문진이 매우 중요하고, 여기에서 신뢰관계가 형성되지 않으면, 그 후의 노력이 물거품이 되는 경우도 있다는 것을 이해할 필요가 있습니다. 관계가 형성되지 않은 경우의 적절한 대처법은 주치의를 바꾸는 것 외에는 방법이 없다고 생각합니다.

큐슈치과대학 구강기능학 강좌 악구강결손 재구축학 분야 교실 / 마스미 신이치

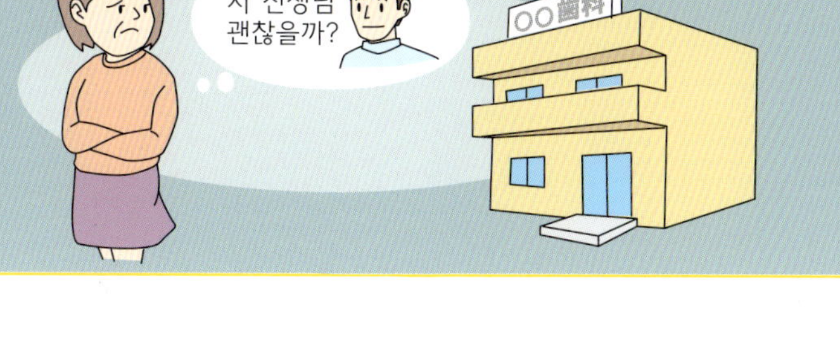

Maintenance Edition 5

인공치가 파절되거나 탈락했을 때의 원인과 수리방법

I 인공치의 파절, 탈락의 원인

인공치의 파절(그림 3-5-1)이나 탈락의 원인은 의치를 떨어뜨려서 생긴 우발적 사고, 재료의 피로, 교합의 부조화, 기공조작의 잘못 등을 생각할 수 있습니다.

교합의 부조화는 교합조정 부족, 구치의 교모에 의한 전치부의 조기접촉, 인공치 교모에 의해 생깁니다.

인공치의 교모는 저작효율을 저하시키지만, 적절한 조정을 하지 않고 장기간 의치를 사용한 경우에는 교합면이 Anti-Monson curve(그림 3-5-2)를 보여 교합고경이 저하될 뿐 아니라, 의치의 안정불량 및 의치파절을 유발합니다.

또한 기공조작의 잘못으로는 인공치 기저면의 레진 분리재의 부착, 중합조작의 불량, 기공 시 왁스 제거 부족 등을 생각할 수 있습니다.

II 수리방법

1. 인공치의 교환에 의한 수리

의치에 남아 있던 인공치의 파절 편을 모두 제거하고 의치상 레진을 삭제하여 깨끗한 면이 노출되게 합니다. 이어서 파절된 인공치의 재질 · 형태 · 색조 · Mold가 일치하는 인공치를 선택합니다(그림 3-5-3).

새로운 의치를 제작할 때 사용한 인공치 종류 등을 챠트에 기록해 놓으면 인공치 선택을 확실하게 할 수 있습니다. 레진치 및 경질레진치의 경우에도 인공치에 언더컷을 부여함으로써 기계적 결합을 얻고, 접착면적도 넓어지기 때문에 유지력이 향상됩니다.

파라핀 왁스 등을 이용하여 대합관계 및 심미성에 조화된 위치에 임시적으로 고정하고, 치은 형성을 합니다. 실리콘 퍼티 등으로 순면 코어를 채득한 후, 파라핀

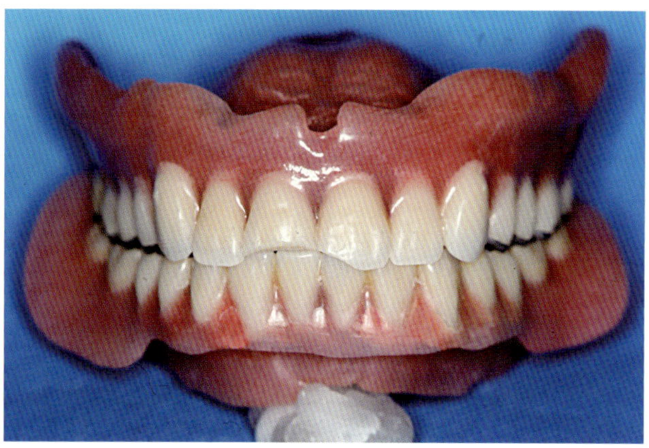

그림 3-5-1 상악 전치부의 인공치 파절.

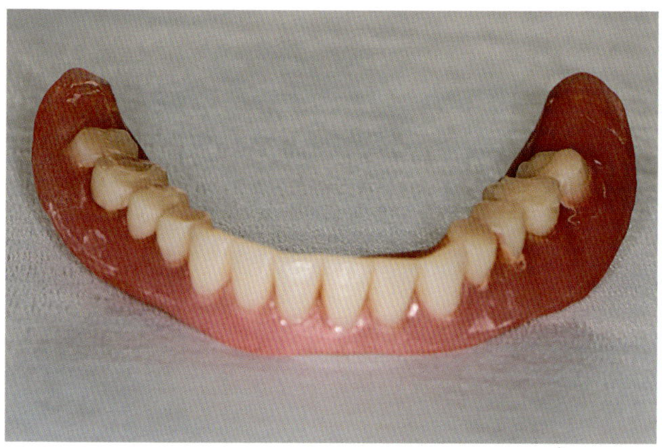

그림 3-5-2 Anti-Monson curve를 보이고, 교합면에 레진첨가를 반복하고 있는 증례.

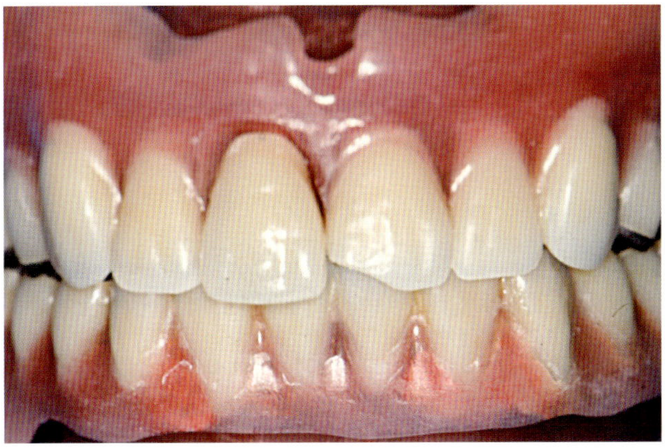

그림 3-5-3 파절한 인공치에 조화로운 인공치 선택.

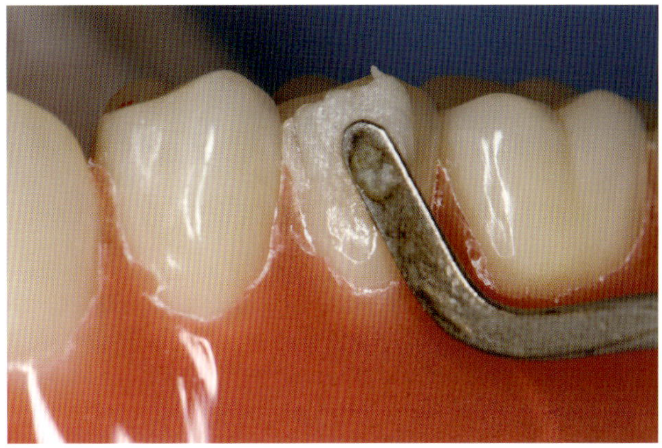

그림 3-5-4 광중합형 레진의 첨가.

왁스를 완전히 제거하고, 레진 상의 신선면을 노출하여 접착제로서 dichloromethan 등을 도포합니다. 순면 코어를 사용하여 인공치를 바른 위치에 위치시키고, 즉시 중합레진으로 의치에 고정합니다.

의치상의 파절 수리와 마찬가지로 레진 접착면에 monomer를 도포하여 레진을 충분히 침투시킬 것, 폴리에틸렌 필름 등으로 monomer의 증발을 막을 것, 가압중합기로 가압하면서 중합 시킴으로써 수리한 부위의 레진을 매끈하게 할 수 있습니다.

2. 광중합형 레진에 의한 수리

인공치의 절연이나 순측 부위의 작은 파절, 교두의 일부 파손의 경우에는 전장관용의 광중합형 레진을 사용하여 수리할 수 있습니다(그림 3-5-4). 수리할 부위의 처리로는 주위 레진을 거칠게 하여 접착면적이 넓어지게 하도록 삭제합니다.

Repair bond를 도포하는 등 적절하게 접착처리를 시행한 후 상아질색, 에나멜색의 광중합형 경질 레진을 첨가합니다. 중합 후에 통법에 따라 형태수정, 연마함으로써 심미적인 수리가 가능합니다. 그러나 재파절하기 쉬운 것도 부인할 수 없으므로 교합접촉에 충분한 주의를 기울입시다.

3. 즉시 중합레진에 의한 수리

인공치의 교환 시 적절한 인공치가 없고, 경질레진에 의한 수리도 불가능한 경우에는 인공치 파절 부위에 즉시 중합레진을 직접 첨가하여 쉽게 수리할 수 있습니다.

그러나 인공치와의 색조를 일치시키기 어렵고, 변색도 발생할 수 있기 때문에 심미적이진 않습니다. 또한 즉시 중합레진은 마모량이 크고, 교합접촉 상태가 변화하기 쉽기 때문에 어디까지든 응급적인 처치입니다.

Maintenance Edition 6

의치상이 파절되었을 때의 원인과 수리방법

I 의치 장착 후의 잔존 치조제와 의치의 변화

생체는 연령이 증가하면 상하악 모두 골흡수를 동반하는 잔존 치조제의 지속적인 생리적 변화를 보입니다. 거기에 골다공증이나 당뇨병 등 전신질환이 있는 경우에는 심한 잔존 치조제 흡수를 조장하기도 합니다.

한편, 의치의 부적합은 교합압의 부담분포가 균일하지 않아서 잔존 치조제의 흡수를 촉진시키고, 동통을 유발합니다. 이때는 수지압으로 의치를 수직으로 가압한 상태에서 적합을 테스트하고, 가압 부위를 릴리프할 필요가 있습니다.

또한 의치 장착 후에는 인공치의 교모·마모가 생깁니다. 교두가 마모하면서 교합접촉이 변화되고, 저작능력이 저하되는 등 의치 기능이 저하합니다.

II 의치상 파절의 원인

의치상 파절(그림 3-6-1)의 원인으로는 의치를 떨어뜨려서 생긴 사용자의 부주의, 의치상용 레진의 피로, 의치상의 두께 부족, 의치상 점막면의 부적합, 교합의 부조화, 과잉 교합력, 인공치 마모 등을 생각할 수 있습니다.

장기간 의치를 사용하면 잔존 치조제 흡수를 일으켜 의치는 부적합하게 됩니다. 거기에 인공치가 마모됨으로써 교합면이 Anti-Monson curve를 보이면, 의치의 정중부에 응력이 집중되고, 정중부 파절을 야기합니다.

의치의 낙하 등 의치 사용자의 부주의나 의치상용 레진의 피로에 대해서는 단순하게 파절 수리만으로 대

● 의치상의 파절

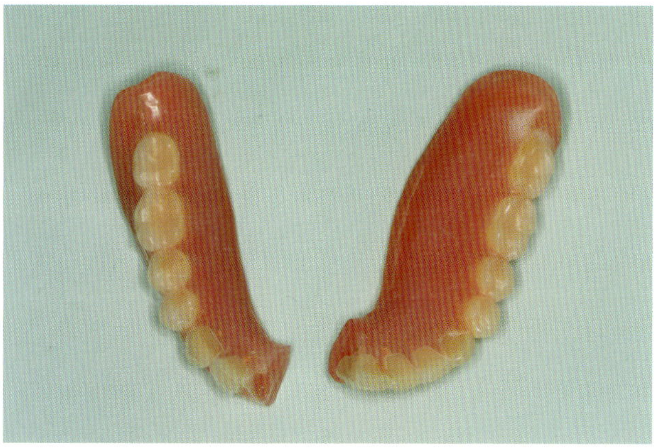

그림 3-6-1 하악 의치의 파절.

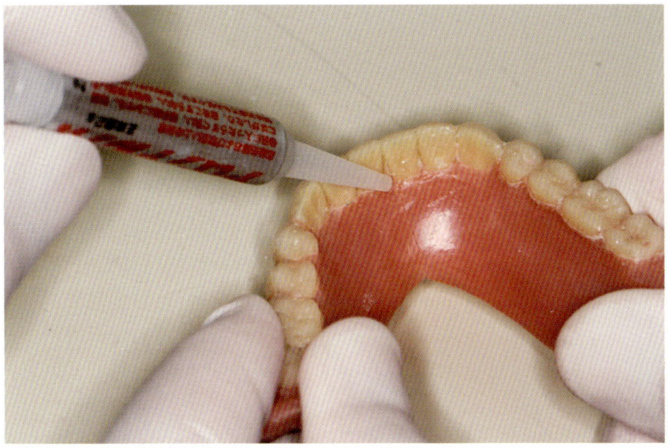

그림 3-6-2 순간접착제로 파절 부위 고정.

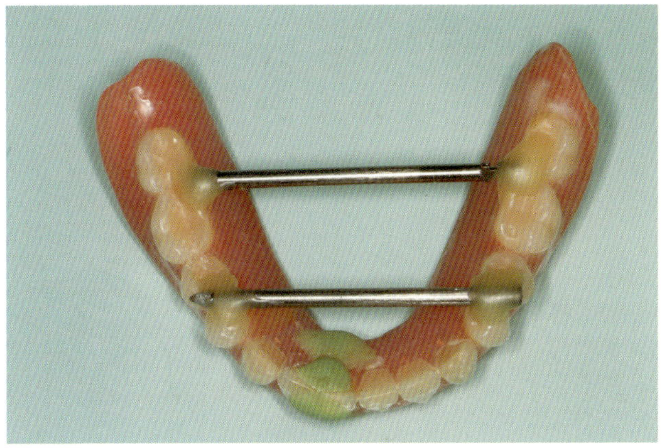

그림 3-6-3 레진을 이용하여 구강 내에서 임시 접합시키고 여기에 금속 바로 고정한 하악 의치.

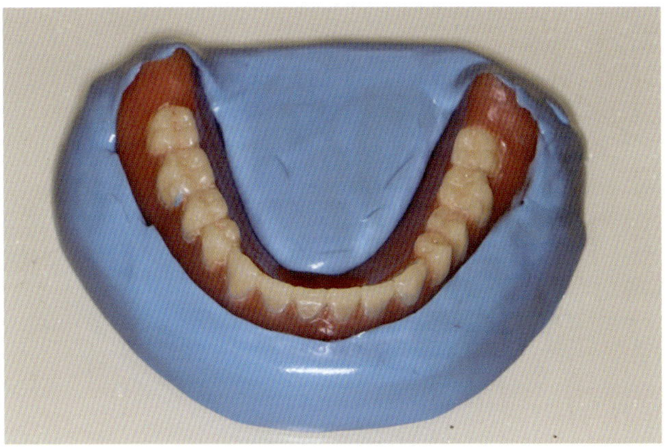

그림 3-6-4 실리콘 퍼티에 의해 코어 제작.

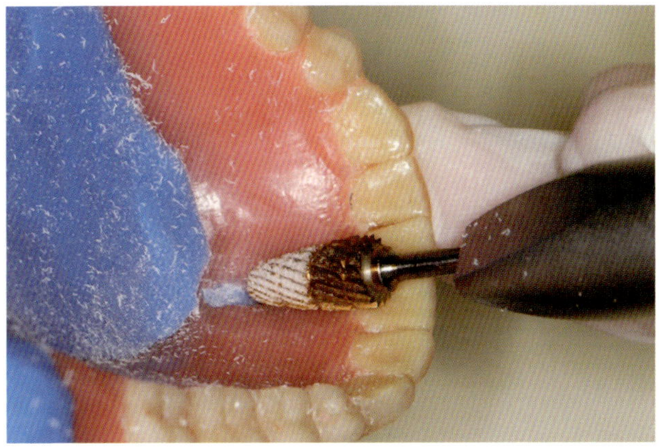

그림 3-6-5 파절부 레진의 제거.

처할 수 있습니다. 그러나 의치 부적합, 의치상의 두께나 교합 등의 원인으로 파절된 경우에는 원인을 제거할 필요가 있습니다. 그러므로 의치상이 파절한 경우에는 파절 원인을 진단하고 필요에 따른 처치를 시행하는 것이 중요합니다.

III 의치상의 파절 수리

의치상의 수리에는 상온중합법과 가열중합법이 있습니다만, 가열중합법은 조작 시간이 길고 가열에 의한 변형도 생기기 때문에 상온 중합법에 의한 sprinkle method나 flask method가 많이 사용됩니다.

또한 강도를 얻기 위해 보강선을 삽입하는 것도 효과적입니다. 아래에 파절 수리의 순서를 설명합니다.

1. 파절 부위의 고정과 파절 부위 레진 제거

파절면이 일치하고, 의치 변화가 없이 쉽게 고정할 수 있는 경우에는 순간접착제로 임시로 접합합니다(그림 3-6-2). 파절면이 일치하지 않은 경우나 임시고정 시 의치의 변위가 생기는 경우에는 파절 부위의 레진을 제거한 후 구강 내로 파절 편을 위치시키고, 위치를 확인한 후에 즉시 중합레진을 이용하여 구강 내에서

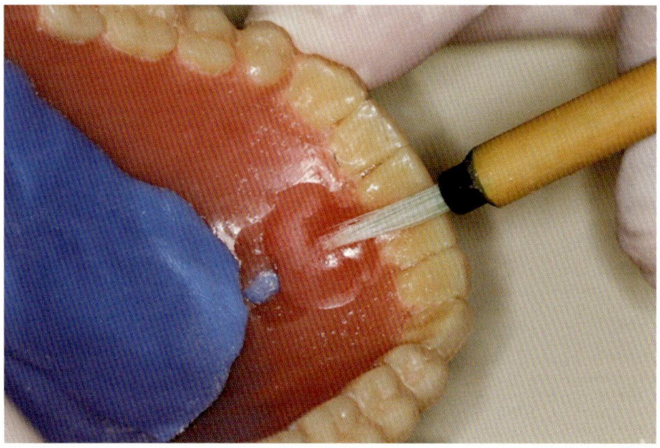

그림 3-6-6 상온 중합레진 첨가.

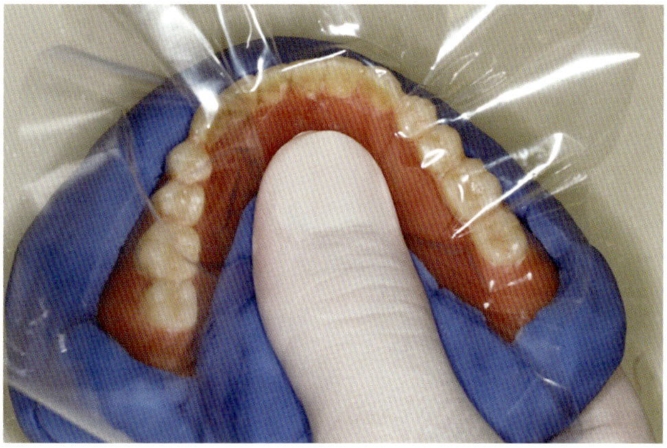

그림 3-6-7 폴리에틸렌 필름을 이용하여 쉽게 가압과 monomer 증발을 방지할 수 있다.

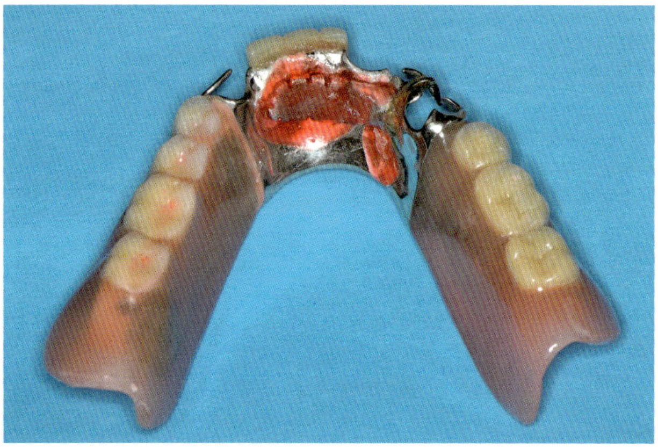

그림 3-6-8 금속상 의치 framework의 임시 접합에는 중합 변형이 적은 pattern resin을 사용하여 강하게 붙인다.

임시 고정합니다.

파절면이 일치하지 않고, 구강 내에서 임시 접합을 시행한 경우에는 의치의 위치가 변하기 쉽기 때문에 강하게 고정하는 것이 중요합니다(그림 3-6-3). 또한 수리 시에 파절 편의 변위가 생기지 않도록 의치상 기저면에 실리콘 퍼티나 석고를 이용하여 코어를 제작합니다(그림 3-6-4).

코어 제작을 생략하는 것도 가능하지만, 이어서 시행하는 레진 제거 및 상온 중합레진의 첨가를 여러 번에 나누어서 시행할 필요가 있고, 수리 시에 위치가 변할 가능성이 높습니다.

이어서 round bur를 사용하여 파절면의 레진을 모두 제거합니다. 이때 접착면적을 크게 하고, 수리부위가 두드러지지 않도록 경사지게 삭제합니다(그림 3-6-5).

파절선 주변의 레진은 모두 삭제하고 완전하게 레진의 깨끗한 면을 노출시키는 것이 중요합니다.

2. 상온 중합레진의 첨가

수리 부위의 레진 표면에는 dichloromethane 등의 접착제를 도포합니다. 보강선이나 framework의 금속이 노출된 경우에는 샌드블라스팅한 후 metal primer를 바른 후 붓을 이용하여 상온 중합레진을 첨가합니다(그림 3-6-6).

이때, 삭제면은 MMA monomer로 적신 후 레진을 첨가하면 의치상 레진과 수리용 상온 중합레진의 접착 강도를 향상시킵니다. 상온 중합레진의 중합 시에는 가압중합기를 사용하여 기포의 발생을 억제할 수 있습니다.

가압중합기가 없는 경우에는 상온 중합레진의 monomer의 증발을 막고 쉽게 가압할 수 있도록 상온 레진을 첨가하여 경화되기까지 polyethylene film으로 덮고, 손가락으로 가압하는 방법도 효과적 입니다(그림 3-6-7).

충분하게 레진이 경화한 후에 형태수정 및 연마를 시행하면 파절 수리는 끝나게 됩니다.

3. 보강선의 삽입

Chair side에서 간편하게 재파절을 방지하는 방법으로서 보강선을 추가할 수 있습니다.

의치상 내에 기성의 보강선을 삽입할 때 파절선에 대해 수직 방향으로 보강선을 삽입할 것, 응력이 집중하여 파절된 지점에 가까운 부위에 보강선을 삽입할 것, 의치와의 일체화를 위해 샌드블라스팅을 하거나 metal primer를 도포하는 등 표면처리를 시행함으로써 강도를 향상시킬 수 있습니다.

또한 의치상의 두께가 확보되지 않아 보강선을 사용할 수 없는 경우에는 주조의 금속보강판이 효과적입니다.

4. 의치의 장착

교합상태 및 적합상태에 이상이 없나를 확인하고, 의치상 두께의 부족, 의치상 점막면의 부적합, 교합의 부조화 등이 파절의 원인이라고 생각되는 경우에는 반드시 의치를 조정합시다.

IV 금속상의 파절과 수리

충분한 금속량을 사용한 금속상 의치라도 부적절한 설계라면 의치는 파절됩니다. 그러므로 금속상 의치의 파절은 드물기는 합니다만, 금속 부위의 파절 수리는 매우 어렵습니다.

직접법으로 상온 중합레진으로 쉽게 응급처치를 할 수는 있습니다. 그러나 기계적 강도가 뛰어난 금속상이 파절된 의치에 대해 상온 중합레진에 의한 수리는 단기간에 재파절될 위험성이 높다고 생각됩니다. 충분한 강도를 부여한 수리방법으로서 welding, 레이저 용접이 효과적입니다.

단, welding은 인공치나 주위의 의치상용 레진을 열에 의해 약화시켜 버립니다.

Framework의 재용접만을 목적으로 한다면 레이저 용접이 좋겠지요. 또한 새롭게 금속 부분을 제작하고 레이저용접에 의해 일체화시키는 방법도 효과적입니다.

어느 경우든지 금속상 의치의 welding, 용접수리는 기공실에서 시행하기 때문에 임시접합의 정밀도가 매우 중요합니다. 실패를 피하기 위해 중합 변형이 적은 pattern resin을 사용하여 강하게 임시 접합될 수 있도록 합시다(그림 3-6-8).

Maintenance Edition 7

의치가 탈락할 때의 원인과 대처 방법

I 유지가 문제인가? 교합관계가 문제인가?

상악 총의치가 탈락하는 원인은 의치상의 유지에 문제가 있는 경우와 교합관계에 문제가 있는 경우, 양자 복합의 문제가 있는 경우로 나눌 수 있습니다. 우선 문제점을 파악하기 위해 환자의 주소에 주의를 기울입시다(표 3-7-1).

환자에 따라서는 매우 세심하게 호소하는 경우도 있습니다만, 단지 『윗틀니가 떨어진다』고 호소하는 경우도 많습니다. 어떤 경우에 잘 탈락되는지, 적극적으로 정보를 끌어내는 것이 해결을 위한 첫걸음입니다.

II 의치상의 유지에 문제가 있는 경우

내면의 적합이나 의치상 형태의 문제에 의해 개구 시 쉽게 탈락되거나 아무것도 하지 않아도 의치가 탈락된 경우가 있습니다. 표 3-7-1에 보여준 치료순서에 따라 의치 변연의 체크·내면의 적합도 검사를 시행하고, 문제점을 알아냅니다.

1. 유지력이 있는 의치를 제작한다.

흡수 정도가 다른 잔존 치조제를 그림 3-7-1a~c에 보여줍니다. 상악 치조골이 매우 심하게 흡수된 증례는 의

표 3-7-1 상악 총의치가 빠질 때의 환자의 호소와 이에 준한 대응. 유지력에 관한 문제와 교합에 관한 문제로 크게 나뉠 수 있지만, 양자가 복합된 경우가 많다.

환자의 호소	구강 내 검사	문제	의치 검사	대응
아무것도 하지 않아도. · 항상 틀니가 빠진다 · 안정제가 없으면 안정되지 않는다 · 가끔 빠질 때가 있다.	의치의 유지(흡착)는 충분한가?	의치의 유지력에 관한 문제	내면의 적합 denture base 변연~연마면 형태	가동성 잇몸 부위의 릴리프 긴 변연 부위 삭제 첨상 개상 연마면 레진 첨가
보통 때는 괜찮지만 · 입을 크게 벌리면 틀니가 빠진다. · 말하고 있으면 틀니가 빠진다. · 식사할 때 틀니가 빠진다.	교합접촉의 균형은 좋은가? 교합이 안정되어 있나?	교합에 관한 문제	인공치 배열 위치 중심교합위의 교합접촉 균형교합 편측성의 평형교합의 확립	인공치 배열의 수정 교합조정 교합수정(레진 첨가)

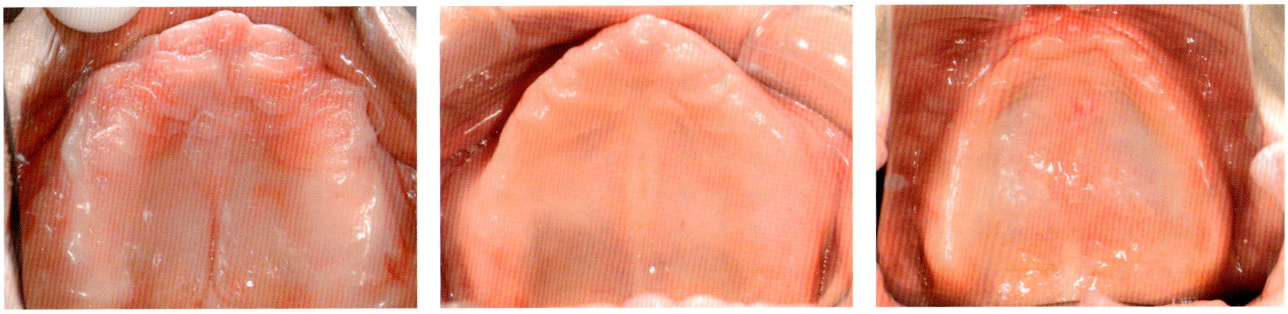

그림 3-7-1a~c 잔존 치조제의 높이나 형태도 여러 가지이다. 잔존 치조제가 얼마나 잔존해 있느냐에 따라 상악 의치 제작의 난이도도 결정된다. c의 잔존 치조제가 가장 많이 흡수되어 있다. a|b|c

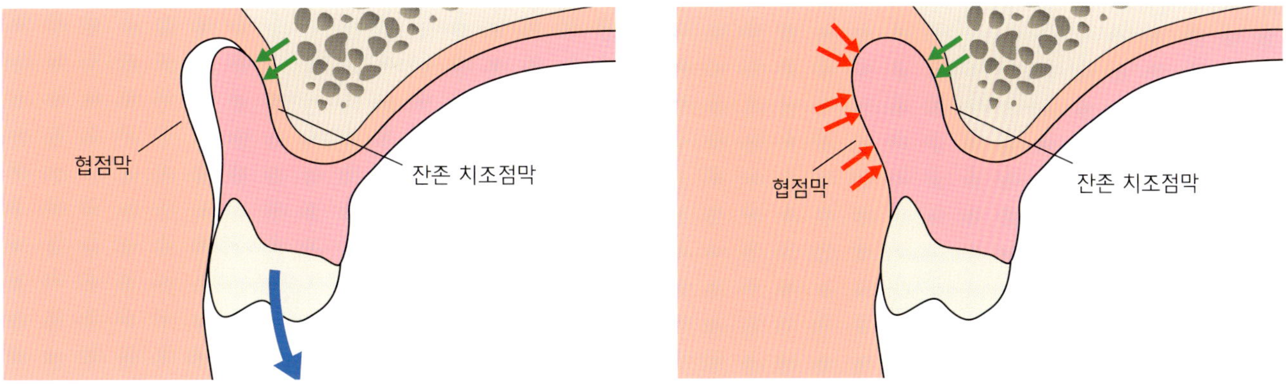

그림 3-7-2a, b 긴밀한 변연봉쇄를 얻기 위해서는 의치 내면의 점막과의 봉쇄뿐 아니라 의치 변연에서 연마면과 주위 점막과의 봉쇄도 중요하다 (참고문헌 1에서 인용발췌) a|b

치의 유지가 매우 곤란한 경우가 있습니다(그림 3-7-1c).

상악의 의치흡착에 가장 필요한 것은 의치의 변연 전체에 걸친 변연봉쇄입니다. 그러나 의치는 기능 시 적지 않게 동요가 발생되므로, 잔존 치조제가 심하게 흡수된 경우에는 기능 시 의치의 전복에 대한 저항력이 적게 되어 탈락하기 쉽습니다.

기능 시에 동요하더라도 변연봉쇄를 유지하기 위해 중요한 것이 의치 변연의 두께와 협근·구륜근에 의한 근압유지를 가능하게 하는 연마면 형태입니다. Denture space를 적절하게 의치의 유지력에 이용합시다(그림 3-7-2).

Denture space의 채득에는 soft wax, 실리콘 인상재, tissue conditioner, 알지네이트 인상재가 이용됩니다. 각각 물성에 특성이 있고, 조작성도 다르기 때문에 사용하기 쉬운 것을 선택합시다. 교합채득의 조정이 끝난 교합상이나 denture space 채득용의 교합상, 납의치를 이용하여 연마면에 해당하는 부위에 채득할 재료를 올려서, 『우-』『이-』의 발음법을 이용하여 순협측의 denture space를 채득합니다(그림 3-7-3, 4).

완성 직후에 의치상의 유지력에 문제가 없게 하기 위해서 시적 시에 연마면 형태를 포함하여 신중하게 검사합니다. 모형 상에서 쉽게 탈락하거나 변연의 두께·길이가 모형 상에서도 부족한 납의치에서는 시적 시 아무리 잔존 치조제가 충분하게 있더라도 탈락되는 경우도 있습니다(그림 3-7-5a). 이러한 경우에 의치안정제를 사용하거나 손가락으로 지지하지 않으면 검사할 수 없는 납의치에서는 유지력에 문제가 없다고 판단할 수 없습니다. 필자들은 의치 변연 부위와 구개부를 왁스로 적합시킨 납의치를 이용하고 있습니다(그림 3-7-5b).

기초상 레진은 기공조작 시 왁스 수축에 의해 변연에 변형을 일으키지만, 왁스로 변연을 모형에 적합시킴으로써 납의치라도 완성의치와 같은 유지력을 부여할

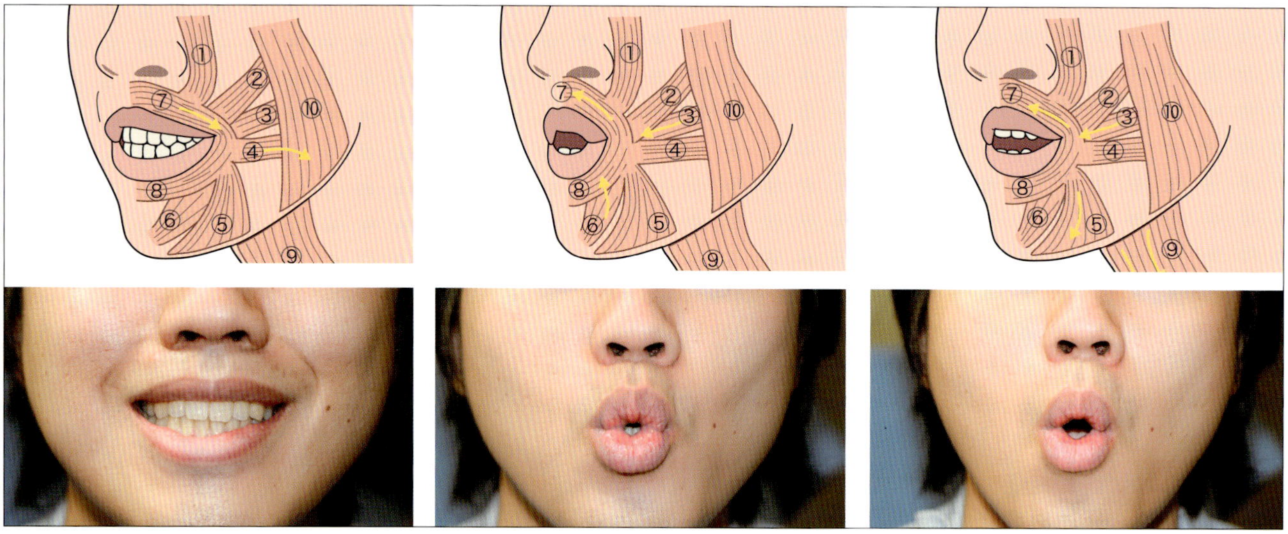

그림 3-7-3 「이-」「우-」「오-」 발음 시 구강 내 주위근의 움직임. ①상순 거근(levator labi superious m.), ②대협골근(zygomatic major m.), ③협근(buccinators m.), ④미소근(risorius m.), ⑤구각하제근(depressor anguli oris m.), ⑥이근(mentalis m.), ⑦구륜근 (상순부) (orbicularis oris m.), ⑧구륜근(하순부), ⑨광견근(platysma), ⑩교근(masseter m.) (그림: 참고문헌 2에서 인용발췌).

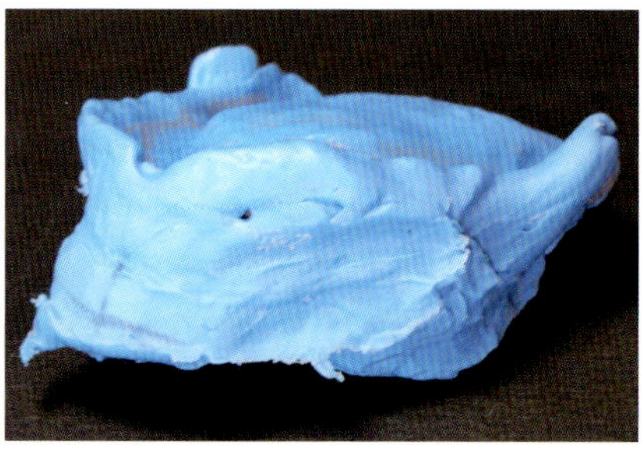

그림 3-7-4 실리콘 인상재로 폐구인상을 채득하면서 동시에 denture space도 채득한 상태. 구륜근·협근 주행을 관찰할 수 있다.

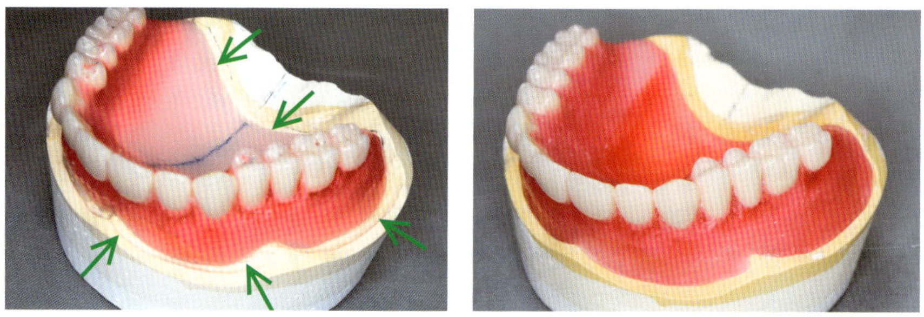

그림 3-7-5a, b a: 흔히 볼수 있는 상악 납의치. 시적 시에 흡착 불량이었기 때문에 재시적하였다. 인상 시 변연이 재현되지 않았고(녹색 화살표 부분), 모형 상에서도 안정되지 않았다. b: 부족했던 변연부와 구개부를 왁스로 형성하여 모형에 적합시켰다. 재시적 시 흡착이 양호한 것을 확인할 수 있었다. 시적 시 탈락한다고 해서 인상을 다시 뜨지 않고 대응할 수있었다.

a|b

수 있게 됩니다.

시적 시에 흡착되어 있다면, 남은 기공조작에 실패가 없는 한 장착 시 쉽게 탈락되지 않습니다.

2. 유지력에 문제가 있는 경우의 대응

우선 의치상 외형이 적절한가를 눈으로 확인합니다. 소대부의 길이가 너무 길거나 후연이 너무 짧지 않나 체크합니다. 유지력이 부족한 경우에는 의치 변연이 짧은 경우가 많습니다(그림 3-7-6).

이어서 적합 시험재로 검사합니다. Paste 타입의 적합 시험재로 주로 점막 가압 부위를, 실리콘 타입의 적합 시험재로는 의치 변연의 불량부위를 확인합니다.

점막면 전체의 개선을 위해 첨상이 필요한 경우에는 의치상 외형을 어떻게 수정할까를 염두에 둡니다. 후연의 연장이 필요한 경우나 연마면 형태의 추가가 필요한 경우에는 필요량에 따라 첨상 전에 수정할 필요가 있습니다. 또한 교합접촉의 불량이나 하악 위의 전방이동이 의심된 경우에는 첨상 전에 교합을 개선시켜야 합니다.

의치 내면과 연마면의 양측을 많이 수정해야 하는 경우에는 간접법인 개상(rebasing) 도 고려해 주세요.

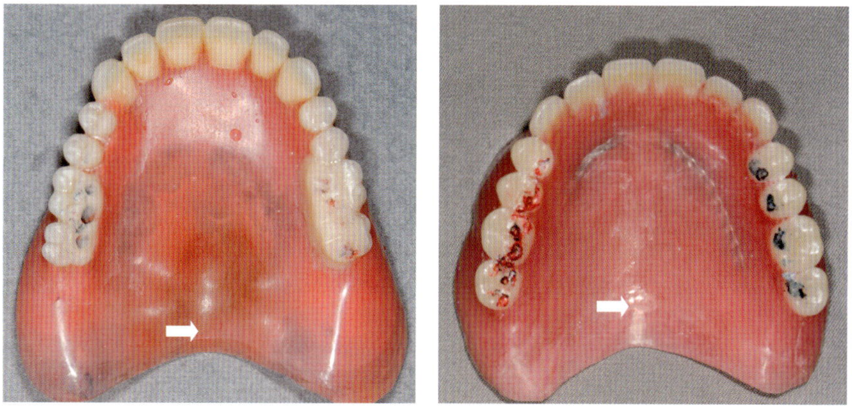

그림 3-7-6a, b 상악 의치가 잘 탈락한다는 주소로 내원한 두 증례. 부족했던 후연을 연장함으로써(그림 안의 흰색 화살표보다 후방) 유지력을 얻을 수 있었다. a: 대구치 부위에 레진을 첨가하였다. b: 설측교합이 되도록 교합을 조정하였다.

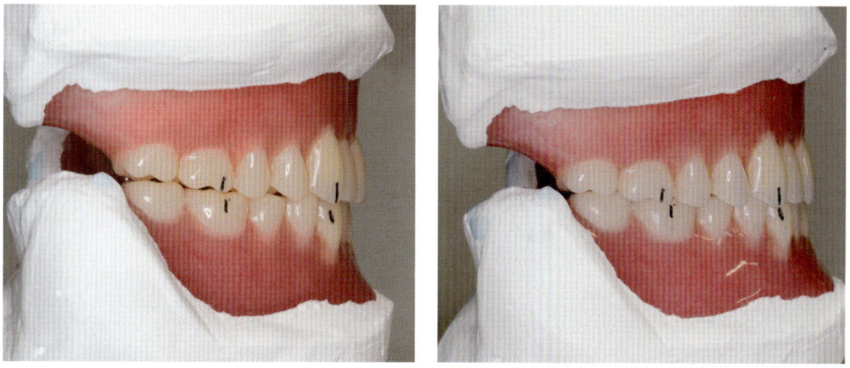

그림 3-7-7a, b 상악 의치가 저작 시 잘 탈락한다는 주소로 내원한 증례. 의치 형태에 의한 유지력은 충분했지만, 전치부에서의 교합접촉이 강하고, 의치의 동요가 심하였다. a: 교합기 재부착 시의 교합상태. b: 교합조정 후의 교합상태. 교합조정량이 많은 경우에는 교합기 상에서 조정할 필요가 있다.

Ⅲ 교합관계에 문제가 있는 경우

의치의 흡착이 얻어지고, 보통 때는 탈락하지 않지만, 저작이나 말할 때 등 기능 시에 탈락한 경우에는 교합이 주요 원인입니다. 우선 중심교합위에서 의치의 변위가 없는지, 좌우 균형이 잡혀 있는지를 확인합니다. 교합지의 교합 접촉점의 투과 강도뿐 아니라 손가락으로 의치의 변위를 느끼고, 조기접촉 부위를 조정합니다(그림 3-7-7).

측방·전방운동 시에는 균형교합이 이루어져 있지 않으면, 저작 시에 의치가 탈락하는 원인이 됩니다. 특히 견치~소구치의 교합평형이 매우 중요합니다. 딱딱하게 구운 전병을 씹어 쪼갤 때를 상상해 보세요. 힘을 꽉 주어서 물어서 깰 때, 중절치보다도 좌우 어느 쪽인가의 견치~소구치 부위를 사용하는 경우가 많습니다. 이 때문에 같은 부위에서 편측 저작한 경우에 의치가 탈락하지 않을 균형교합이 필수적입니다.

견치는 심미성에도 중요하므로 배열 위치는 심미우선으로 할 수밖에 없지만, 소구치에 대해서는 편측성 균형교합을 달성하기 위해서도 배열 위치를 약간 설측으로 위치하게 하거나, 대합의 위치관계에 의해 교차교합배열이 되게 함으로써 상악 의치의 저작 시 안정을 얻을 수 있습니다. 물론 잔존 치조제가 있는 경우라도 배열 위치 상 저작 시 탈락하기 쉬울 가능성이 예상되는 경우에는 협측의 연마면 형태의 근압을 이용하여 기능 시에 안정을 도모할 필요가 있습니다.

❖ 참고문헌

1. 阿部二郎, 小久保京子, 佐藤幸司. 4-STEPで完成 下顎吸着義歯とBPSパーフェクトマニュアル. 東京：クインテッセンス出版. 2011.

2. 近藤 弘, 近藤博保, 布川 澄. Quality Controlから見直す総義歯治療入門. 東京：医歯薬出版. 2007.

Maintenance Edition 8

의치 세정제에 대해서

I 의치 청소의 중요성

의치 청소는 의치기능의 유지와 구강조직의 보전에서 매우 중요합니다[1]. 대다수의 의치 장착자에게 보이는 의치성 구내염의 발생빈도는 60세 이상의 총의치 장착자의 65%[2], 의치 장착자의 68% 이상[3]이라고 알려져 있습니다.

주요한 원인으로는 캔디다균의 감염이나 의치의 기계적 자극을 들 수 있습니다. 불결한 의치로는 denture plaque 형성이 많고, denture plaque 중에 미생물이 검출되면 인두 점막면에서도 동종의 미생물이 검출되는 경향이 있거나[4], 수발이 필요한 고령자의 denture plaque에서 호흡기 감염을 일으키는 가능성이 있는 미생물이 검출되는[5] 등의 보고도 있다는 것을 생각하면, denture plaque control 은 매우 중요하고, 일본치과보철학회의『유상의치 보철진료의 가이드라인』에서도 추천하면서 장려하는 것은 Grade b로 되어 있습니다[6].

의치 청소법은 의치용 브러시나 초음파 세정기를 사용하는 기계적 청소법과 의치 세정제를 이용하는 화학적 청소법으로 나눌 수 있지만, 기계적 청소만으로는 다공성인 의치용 재료에 부착된 균을 완전히 제거할 수 없기 때문에 정기적으로 의치 세정제를 이용하여 청소할 필요가 있습니다.

II 의치 세정제의 분류(표 3-8-1)

1. 차아염소산계

알칼리성 성분이 매우 강하고, 표백·살균효과가 우

표 3-8-1 시판되는 의치 세정제의 형태별 분류

성분	상품명
차아염소산	피카(적), 라바락크 D
과산화물	폴리덴트, 스테다덴트, 스카이덴트, 에파덴트, 에파크린, 라이오덴트 정, 덴쳐 크리너, 선 덴트
과산화물 + 산소	산소함유 폴리덴트
산소	파샬 덴트, 피카(청), 크린소프트, 프라킥크
효소 + 이산화치탄	피지오크린 키라리
은계무기 항균제	부드러운 커렉트
산	덴쳐 더티30, 닥터 오하, 퀵 덴쳐 크리너
생약	스파덴트
계면활성제	크린덴쳐 막스

※목적에 따라 적절한 의치 세정제를 선택한다.

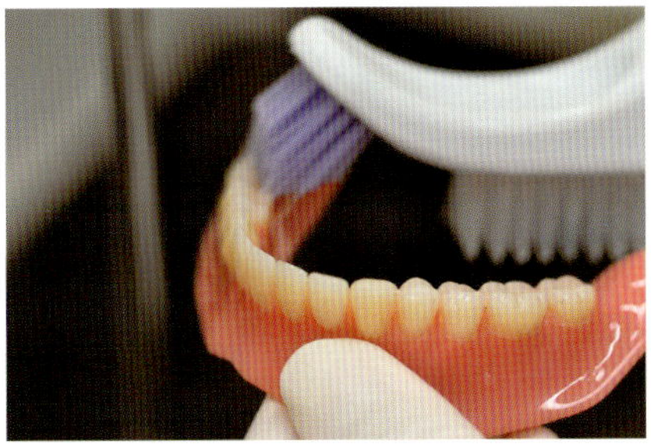

그림 3-8-1a 흐르는 물에서 의치용 브러시를 사용하여 기계적 청소를 한다.

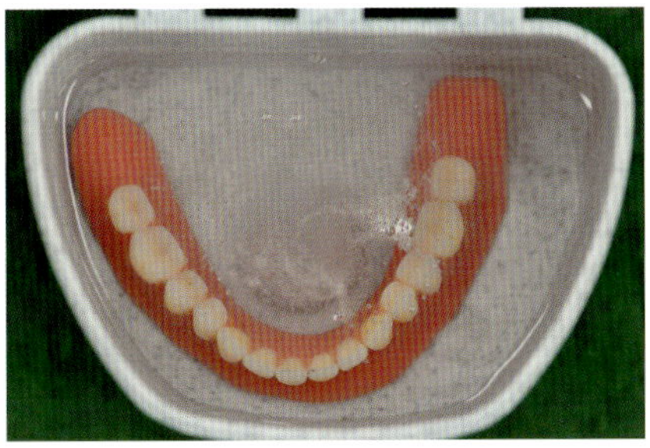

그림 3-8-1b 물을 넣은 전용용기에 의치 세정제를 넣고, 의치를 잠기게 한다.

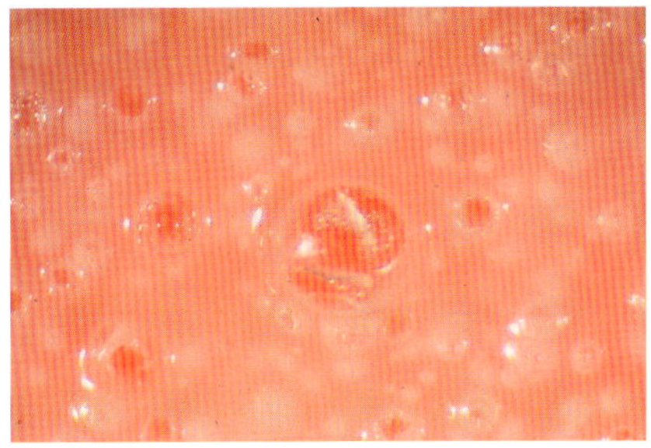

그림 3-8-1c 의치 세정제의 발포작용으로 tissue conditioner의 면이 거칠어졌다.

수합니다. 강력한 세정 성분인 반면, 의치의 소재를 약하게 하는 단점이 있습니다.

2. 과산화물계

의치성 세정제 중에서도 가장 많이 사용합니다. 차아염소산계와 비교하면 세정력은 떨어지지만, 안심하고 사용할 수 있습니다. 그러나 의치에 금속이 있는 경우 변색할 가능성이 있습니다.

3. 산소계

산소는 단백질 분해를 촉진하므로 음식물 잔사 등의 분해·탈취효과가 높은 세정제입니다만, 표백효과 등은 기대할 수 없습니다.

4. 생약

탈취나 살균효과에 뛰어나고 안정성이 가장 높은 의치 세정제이지만, 심한 오염원은 제거하기 어렵습니다.

Ⅲ 의치 세정제의 작용과 사용방법

의치 세정제에는 살균, 세균막(biofilm) 제거, 치석 제거, 탈취를 기대합니다만, 현재 시판되는 것 중에서 이러한 작용을 모두 갖고 있는 것은 없기 때문에 목적에 맞게 선택할 필요가 있습니다.

적절한 denture plaque control로서는 우선 취침 전에 의치를 빼서 의치용 칫솔로 세심하게 의치를 닦은 후(그림 3–8–1a), 물을 넣은 전용용기에 세정제를 넣어 의치를 담굽니다(그림 3–8–1b). 다음 날 아침 의치를 꺼내어, 물로 씻고 의치용 칫솔을 이용하여 약제가 남지 않도록 닦은 후 장착하는 방법이 추천됩니다. 또한 초음파 세정기와 겸하여 사용하는 것도 좋습니다.

Tissue conditioner 등으로 이장한 의치 등은 의치 세정제의 발포작용에 의해 표면이 거칠어지기도 하기 때문에 주의가 필요합니다(그림 3–8–1c).

❖ 참고문헌

1. 佐藤博信, 竹内敏洋, 鱒見進一. 義歯裏装材および機能印象材に対する義歯清掃剤の影響(第1報). 補綴誌. 1982 : 26 : 840-848.
2. Budtz-Jørgensen, E., Stenderup, A., Gtabowski, M. An epidemiologic study of yeasts in elderly denture wearers. Community Dent. Oral Epidemiol. 1975 ; 3 : 115-119.
3. 浜田泰三. デンチャープラークコントロール. 日歯評論 1981 ; 466 : 87-103.
4. 大村直幹, 引田克彦, 蟹谷容子ほか. デンチャープラークと咽頭の微生物叢との関連性. 補綴誌. 2002 ; 46 : 530-538.
5. Sumi Y, Miura H, Sunakawa M et al. Colonization of denture plaque by respiratory pathogens in dependent elderly. Gerodontology. 2002 ; 9 : 25-29.
6. 日本補綴歯科学会. 有床義歯補綴診療のガイドライン. 補綴誌 51. 2007 ; 503-504.
7. Budtz-Jørgensen, E. : Materials and methods for cleaning dentures. J. Prosthet. Dent. 1979 ; 42 : 619-623.

Maintenance Edition 9

의치 안정제는 환자에게 권해야만 하나?

I 의치 안정제는 권해야만 하나?

모든 치과의사는 의치 안정제를 사용하지 않고 유지 안정이 양호한 총의치 환자가 장착하여, 기능을 회복시키기 위해 최대의 노력을 기울입니다. 장착 후에는 적절하게 유지하고, 첨상이나 재제작을 시기 적절하게 검토하여 구강기능을 유지관리합니다.

그러나 유지안정에 불만을 가진 환자는 치과의사에게 의지하는 것을 그만두고, 독자적인 판단으로 의치 안정제를 사용합니다. 또한, 내원이 곤란하거나 어쩔 수 없이 의치 안정제를 사용하는 환자도 있습니다(그림 3-9-1).

『의치 안정제를 사용해도 괜찮습니까?』라는 환자의 질문에 대해 선생님은 어떤 대답을 하시겠어요?

대다수의 치과의사는 부정적입니다. 왜일까요? 누구라도 자신이 제작한 의치에 의치 안정제를 사용하도록 하고 싶지 않습니다. 또한 예로부터 의치 안정제는 잔존 치조제의 병적인 흡수를 일으키거나 점막 질환을 일으킬 가능성이 있고, 환자에게 추천할 수 없다는 생각이 있었습니다.

일본치과보철학회에서는 의치 안정제의 사용에 대해서 가이드라인[1]을 홈페이지 상에 기재하였고, 『불량한 잔존 치조제 형태나 구강건조증 등의 의치 사용에 불리한 구강 내 상태의 고령자에 대해서는 효과적이라고 추천하고, 장기간 사용에 의한 위해작용을 막기 위해서 치과의사 관리 하에 단기간의 사용이 바람직하다』라고 합니다.

의치 안정제의 과학적인 재검토가 진행되어 밀착형태(home retainer)에 대해서는 부정적이지만, 점착형태의 의치 안정제 사용에 대해서는 긍정적입니다. 의치 안정제는 100억 엔의 시장규모이고, 많은 의치 사용 환자가 의치 안정제를 구입하고 있다고 생각합니다.

환자가 부적절하게 사용하는 것을 방지하기 위해서는 우리 치과의사들이 최신 정보에 근거하여 환자에게 적절한 지도를 해야 합니다.

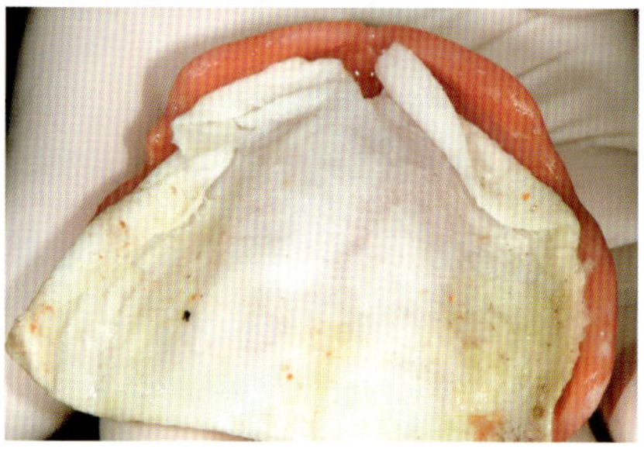

그림 3-9-1 치과의원에 내원하지 않고 어쩔 수 없이 시트 형태의 의치 안정제를 사용하고 있다.

II 의치 안정제를 권하는 증례

의치의 유지 안정성을 확보할 수 없는 증례에 대해서 치과의사는 소위 기술이나 재료를 동원하여 무엇인가 하려고 합니다. 그러나 아무리 하더라도 환자의 만족

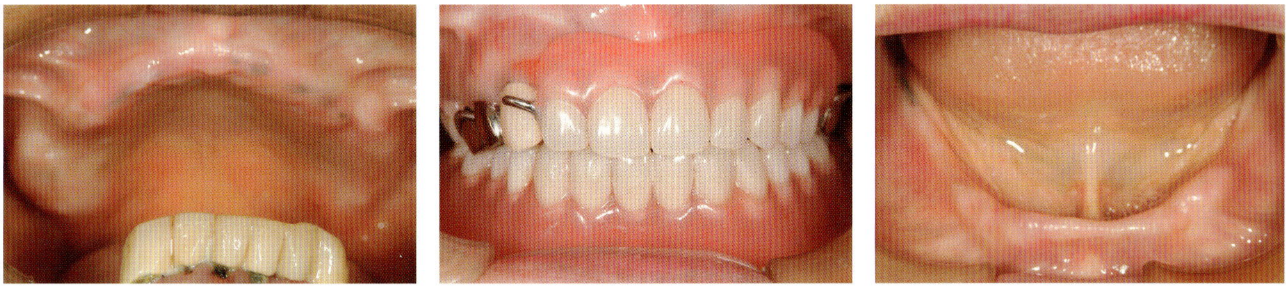

그림 3-9-2a~c a: 해부학적 이유나 대향관계 때문에 저작 시 유지안정을 얻기 어려운 상악 무치악 증례. a|b|c
b, c: 의치의 안정성에 대해 환자의 기대가 큰 하악 총의치 증례.

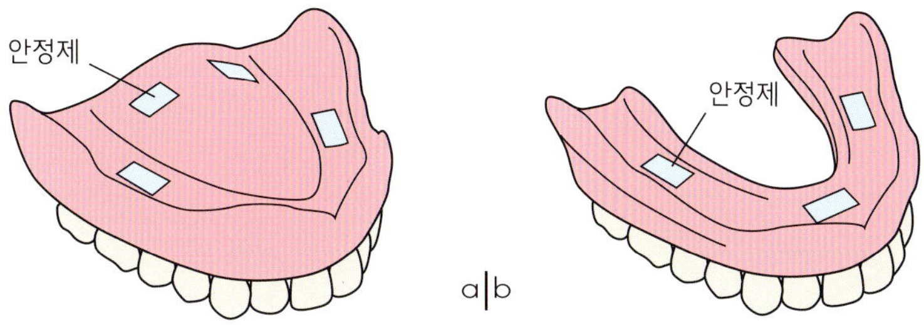

그림 3-9-3a, b 크림 형태는 그림처럼 이장하도록 지도한다. 의치가 큰 경우에는 양을 늘린다. 주변으로 빠져 나오는 경우에는 양이 많다는 기준이 된다.

을 얻을 수 없는, 혹은 의치에 대해 적응할 수 없는 환자를 경험합니다.

의치 안정제의 사용은 ① 유지력에 대한 환자의 기대와 현재 상황에 괴리가 있는 증례, ② 구강 건조증 증례(약물의 부작용, 방사선 치료, 전신성 질환, 타액선 질환 등), ③ 어떠한 방법으로 제작하더라도 유지 안정성을 확보할 수 없는 증례, ④ 의치 안정제의 사용을 강하게 희망하고 있는 증례에 대해서 효과적인 방법입니다(그림 3-9-2).

III 필요한 설명사항

의치 장착 시에는 의치의 조정, 의치 관리에 필요한 지도와 함께 의치 안정제의 종류, 사용방법 및 주의 사항 등에 대해 적절한 정보를 환자에게 제공해야 합니다.

1. 의치 안정제의 종류

크림 형태는 이장에 주의가 필요하지만, 추천하기 쉬운 재료입니다. 분말 형태는 소량으로 유지력을 얻고, 안정도 빠르고, 의치나 점막에서의 제거가 가능해서 환자에게 사용이 불편한 느낌은 없습니다. 그러나 유지력의 지속시간이 짧은 것이 단점입니다.

2. 사용방법

적절한 유지력을 얻기 위해서는 최소량을 사용하는 것이 중요합니다. 크림 형태는 점막면을 건조시키고 분말 형태는 점막면을 젖게 하여 사용합니다.

크림 형태는 균등하게 이장하는 것이 어렵기 때문에 반복 사용하여 적정량을 조정해서 사용하도록 합니다.

3. 사용 상 주의사항

의치 안정제 사용 시 ① 매일 교환할 것, ② 의치에 부착한 안정제는 완전하게 제거할 것 (물에 잠시 담가 두면 제거하기 쉽다). ③ 구강 점막에 부착한 안정제는 삼키지 않도록 확실하게 제거할 것을 환자에게 교육합니다.

Ⅳ 환자의 선택권과 바른 정보 정기검진

1. 환자에게 선택권을 준다

사용할지 말지 또는 사용하는 의치 안정제의 종류는 환자 자신에게 선택하게 합니다.

치과의원에 여러 종류를 준비해서 사용해 보도록 하는 것이 좋겠지요. 사용을 허가한 경우에는 사용할 때 느낌이나 사용방법 등을 듣고 적절한 지도를 합시다.

2. 바른 정보의 갱신

의치 안정제는 간단하게 얻을 수 있지만 고령자에게 정보제공은 충분치 않습니다. 치과의사는 의치 안정제에 대해서 최신의 정보를 갱신하고, 부적절한 정보에 대해서는 배제하며 적절한 정보에 대해서는 의치 사용 환자에게 제공해야 합니다.

3. 정기검진을 반드시 시행하자

의치 안정제는 환자의 불만을 해소해 줍니다. 환자는 일시적으로 기뻐하고, 환자의 기쁨은 치과의사의 기분을 좋게 합니다. 그러나 의치 안정제 사용에 따른 문제점은 의치의 부적합에 의한 문제점을 숨길 가능성이 있다는 것입니다. 그러므로 의치 안정제를 사용하는 환자는 반드시 정기적으로 내원하게 해서 의치 및 구강 내를 체크합시다.

❖ 참고문헌

1. 社団法人日本補綴歯科学会医療委員会診療ガイドライン作成部会. 歯の欠損の補綴歯科診療ガイドライン. 2008.

색인

INDEX

색인

INDEX

ㄱ

ㄷ

ㄹ

ㅁ